IMUNOLOGIA CLÍNICA

Revisão técnica:

Liane Nanci Rotta
Doutora e Mestre em Bioquímica
Especialista em Análises Clínicas
Graduada em Farmácia Bioquímica
Graduada em Biomedicina

Emiliana Claro Avila
Doutora e Mestre em Ciências da Saúde
Especialista em Agentes Infecto-Parasitários
de Interesse Humano
Graduada em Biomedicina

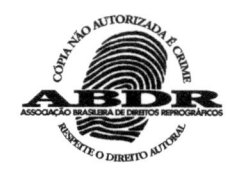

I34   Imunologia clínica / Helem Ferreira Ribeiro... [et al.] ; [revisão técnica: Liane Nanci Rotta, Emiliana Claro Avila]. – Porto Alegre : SAGAH, 2019.

ISBN 978-85-335-0070-9

1. Biomedicina. 2. Imunologia clínica. I. Ribeiro, Helem Ferreira.

CDU 577.27

Catalogação na publicação: Karin Lorien Menoncin — CRB 10/2147

IMUNOLOGIA CLÍNICA

Helem Ferreira Ribeiro
Doutora e Mestre em Genética e Biologia Molecular
Graduada em Biomedicina

Lisiane da Silva Vaz
Especialista em Análises Clínicas
Especialista em Filosofia e Sociedade
Graduada em Ciências Biológicas

Carla Zanelatto
Mestre em Microbiologia Agrícola e do Ambiente
Especialista em Reprodução Humana Assistida — Módulo Laboratorial
Graduada em Biomedicina

Priscila Perez Domingos
Doutor e Mestre em Ciências Médicas
MBA em Gestão de Pessoas
Graduada em Biomedicina

Porto Alegre,
2019

sagah+

© Grupo A Educação S.A., 2019

Gerente editorial: *Arysinha Affonso*

Colaboraram nesta edição:
Editora: *Dieimi Deitos*
Preparação de original: *Daniela Costa*
Capa: *Paola Manica | Brand&Book*
Editoração: *Ledur Serviços Editoriais Ltda.*

> **Importante**
>
> Os *links* para *sites* da *web* fornecidos neste livro foram todos testados, e seu funcionamento foi comprovado no momento da publicação do material. No entanto, a rede é extremamente dinâmica; suas páginas estão constantemente mudando de local e conteúdo. Assim, os editores declaram não ter qualquer responsabilidade sobre qualidade, precisão ou integralidade das informações referidas em tais *links*.

Reservados todos os direitos de publicação ao GRUPO A EDUCAÇÃO S.A.
(Sagah é um selo editorial do GRUPO A EDUCAÇÃO S.A.)

Rua Ernesto Alves, 150 – Floresta
90220-190 Porto Alegre RS
Fone: (51) 3027-7000

SAC 0800 703-3444 – www.grupoa.com.br

É proibida a duplicação ou reprodução deste volume, no todo ou em parte, sob quaisquer formas ou por quaisquer meios (eletrônico, mecânico, gravação, fotocópia, distribuição na Web e outros), sem permissão expressa da Editora.

IMPRESSO NO BRASIL
PRINTED IN BRAZIL

APRESENTAÇÃO

A recente evolução das tecnologias digitais e a consolidação da internet modificaram tanto as relações na sociedade quanto as noções de espaço e tempo. Se antes levávamos dias ou até semanas para saber de acontecimentos e eventos distantes, hoje temos a informação de maneira quase instantânea. Essa realidade possibilita a ampliação do conhecimento. No entanto, é necessário pensar cada vez mais em formas de aproximar os estudantes de conteúdos relevantes e de qualidade. Assim, para atender às necessidades tanto dos alunos de graduação quanto das instituições de ensino, desenvolvemos livros que buscam essa aproximação por meio de uma linguagem dialógica e de uma abordagem didática e funcional, e que apresentam os principais conceitos dos temas propostos em cada capítulo de maneira simples e concisa.

Nestes livros, foram desenvolvidas seções de discussão para reflexão, de maneira a complementar o aprendizado do aluno, além de exemplos e dicas que facilitam o entendimento sobre o tema a ser estudado.

Ao iniciar um capítulo, você, leitor, será apresentado aos objetivos de aprendizagem e às habilidades a serem desenvolvidas no capítulo, seguidos da introdução e dos conceitos básicos para que você possa dar continuidade à leitura.

Ao longo do livro, você vai encontrar hipertextos que lhe auxiliarão no processo de compreensão do tema. Esses hipertextos estão classificados como:

Saiba mais
Traz dicas e informações extras sobre o assunto tratado na seção.

> **Fique atento**
>
> Alerta sobre alguma informação não explicitada no texto ou acrescenta dados sobre determinado assunto.

> **Exemplo**
>
> Mostra um exemplo sobre o tema estudado, para que você possa compreendê-lo de maneira mais eficaz.

> **Link**
>
> Indica, por meio de *links* e códigos QR*, informações complementares que você encontra na *web*.
>
> https://sagah.maisaedu.com.br/

Todas essas facilidades vão contribuir para um ambiente de aprendizagem dinâmico e produtivo, conectando alunos e professores no processo do conhecimento.

Bons estudos!

---

* Atenção: para que seu celular leia os códigos, ele precisa estar equipado com câmera e com um aplicativo de leitura de códigos QR. Existem inúmeros aplicativos gratuitos para esse fim, disponíveis na Google Play, na App Store e em outras lojas de aplicativos. Certifique-se de que o seu celular atende a essas especificações antes de utilizar os códigos.

PREFÁCIO

A imunologia clínica é o ramo da imunologia que estuda as patologias provocadas por distúrbios do sistema imunológico. Tais distúrbios ocorrem devido a falha, ativação anormal, ou crescimento descontrolado dos componentes que integram o sistema imunológico. Os componentes devem ser detectados quando são evidenciadas respostas exacerbadas ou suprimidas decorrentes de um possível desequilíbrio imunológico. A imunologia clínica também é responsável pelo estudo de vacinas e outros agentes que alteram a reação imune aos microrganismos.

A imunologia clínica laboratorial consiste em uma importante e atualizada ferramenta de apoio ao diagnóstico, a partir da realização de testes que utilizam metodologia fundamentada na reação antígeno-anticorpo, permitindo, também, o monitoramento de patologias.

Neste livro, você irá adquirir conhecimentos sobre a teoria e a prática laboratorial associadas ao diagnóstico imunológico, contribuindo, desta forma, com diagnósticos específicos, sensíveis e precisos, que são fundamentais para a medicina contemporânea.

Liane Nanci Rotta

SUMÁRIO

Unidade 1

Introdução à Imunologia Clínica 13
Helem Ferreira Ribeiro
    Imunologia Clínica: resposta imune e tipos de soro.. 14
    Reação sorológica e titulação... 19
    Biossegurança em Imunologia Clínica 23

Interação antígeno-anticorpo e anticorpos monoclonais 31
Helem Ferreira Ribeiro
    Anticorpos: os efetores da resposta imune 32
    Anticorpos monoclonais: aplicações e usos 39
    A técnica de hibridomas para a produção de anticorpos monoclonais 43

Unidade 2

Controle de qualidade em imunoensaios 51
Helem Ferreira Ribeiro
    Medicina baseada em evidências e exames diagnósticos 52
    Resultados possíveis em um teste sorológico e parâmetros de qualidade.......... 56
    Taxa de probabilidade: como o resultado de um exame
        altera as probabilidades? 61

Avaliação da imunidade celular 67
Lisiane da Silva Vaz
    Avaliação da imunidade.. 68
    Linfócitos 71
    Funções fagocíticas: oxidação e quimiotaxia 77

Ensaios de aglutinação 89
Carla Zanelatto
    Princípios dos ensaios de aglutinação... 90
    Técnicas de aglutinação.. 92
    Principais testes de aglutinação utilizados na prática clínica laboratorial 99

Unidade 3

Imuno-hematologia 109
Carla Zanelatto
- Tipos sanguíneos: sistemas ABO e Rh 110
- Determinação laboratorial da tipagem sanguínea 112
- Transfusão e incompatibilidades sanguíneas 115

Ensaios conjugados 127
Priscila Perez Domingos
- Metodologia dos ensaios conjugados 127
- Tipos de ensaios conjugados 132
- Resultados dos testes de ensaios conjugados 136

Imunoensaios automatizados 143
Helem Ferreira Ribeiro
- Espectrofotometria e automação laboratorial 144
- Nefelometria 150
- Citometria de fluxo: detectando antígenos em células vivas 152

Unidade 4

Diagnóstico sorológico das hepatites 159
Priscila Perez Domingos
- Hepatites 160
- Marcadores sorológicos das hepatites 165
- Identificação sorológica dos diferentes tipos de hepatites 167

Diagnóstico sorológico do HIV 173
Lisiane da Silva Vaz
- Vírus da imunodeficiência humana (HIV) 174
- Patogenia do HIV 180
- Diagnóstico da infecção pelo HIV 185

Diagnóstico sorológico da dengue 195
Lisiane da Silva Vaz
- O vírus da dengue 195
- Aspectos clínicos da dengue 201
- Diagnóstico laboratorial 203

Sistema imune das doenças 211
Lisiane da Silva Vaz
   Reações de hipersensibilidade 212
   Imunodeficiência 218
   Doenças autoimunes 221
   Imunologia dos tumores 224
   Imunologia dos transplantes 228

Imunoterapia e imunoprofilaxia 235
Helem Ferreira Ribeiro
   Manipulação da resposta imune 235
   Imunomoduladores: modificando a resposta imune 242
   Vacinas: prevenindo infecções antes que elas ocorram 246

UNIDADE 1

Introdução à Imunologia Clínica

Objetivos de aprendizagem

Ao final deste texto, você deve apresentar os seguintes aprendizados:

- Diferenciar plasma e soro, caracterizando os homólogos e heterólogos.
- Identificar os tipos de soro, a reação sorológica cruzada e as soluções.
- Listar as boas práticas e a biossegurança em laboratório de imunologia.

Introdução

A Imunologia é uma disciplina dentro das ciências biológicas que investiga o sistema de defesa humano, incluindo as células e as moléculas participantes desse processo. Algumas dessas células e moléculas do sistema imune, uma vez produzidas, permanecerão para sempre no organismo que a produziu e, por essa razão, podem ser utilizadas no diagnóstico de doenças, principalmente das doenças autoimunes e infectocontagiosas.

O setor de imunologia de um laboratório clínico é um dos mais movimentados, pois é nele que são feitos diferentes exames, como testes de gravidez, pesquisas de anticorpos para doenças como Hepatite B e HIV (vírus da imunodeficiência humana), além da busca por anticorpos importantes em doenças autoimunes, como o fator reumatoide (FR).

Neste capítulo, você vai entender como o sistema imune pode ser utilizado, principalmente em métodos de diagnóstico de doenças infectocontagiosas, diferenciando plasma de soro e aprendendo sobre reações sorológicas cruzadas e como elas podem ser evitadas. Além disso, você irá relembrar as medidas de biossegurança que são importantes para o trabalho seguro em laboratórios clínicos.

Imunologia Clínica: resposta imune e tipos de soro

A imunidade pode ser dividida em dois braços principais: inata e adaptativa. A imunidade **inata** não promove o surgimento de memória imunológica, tem ação rápida e está pronta para agir desde o nascimento do indivíduo. Esse ramo imunitário compreende barreiras físicas, como a pele, e químicas, incluindo saliva, lágrimas e secreções ácidas do estômago e do trato vaginal. Quando um microrganismo consegue atravessar essas barreiras, outros componentes da imunidade inata entram em ação, sendo estes os componentes celulares, como os macrófagos, os neutrófilos, os eosinófilos e as células dendríticas, ou componentes acelulares, incluindo proteínas do sistema complemento e citocinas pró-inflamatórias (LEVINSON, 2016).

A imunidade **adaptativa** depende da ação inicial da imunidade inata para que possa ocorrer. Ela é consideravelmente mais complexa e, portanto, sua ação é um pouco mais lenta, no entanto, é muito mais específica e eficiente no combate a patógenos e infecções. A imunidade adaptativa compreende, principalmente, os linfócitos T $CD4^+$ (auxiliares), os linfócitos T $CD8^+$ (citotóxicos), os linfócitos B e os plasmócitos, apresentando, ainda, a capacidade de formar a memória imunológica. O ponto final da resposta imune adaptativa é a produção de anticorpos específicos contra o antígeno (Ag) inicialmente apresentado (SOARES; ARMINDO; ROCHA, 2014).

A interação entre as respostas inata e adaptativa se dá por um grupo de células da imunidade inata com intensa atividade fagocítica, ambas representadas pelos macrófagos e pelas células dendríticas, que são coletivamente conhecidas como células apresentadoras de antígenos (APCs, do inglês *antigen presentation cells*) (CRUVINEL et al., 2010). Depois da fagocitose, as APCs quebram o patógeno em pequenos pedaços e os apresentam à principal célula da imunidade adaptativa — o linfócito T $CD4^+$ (auxiliar ou *helper*) — por intermédio da molécula de MHC (complexo principal de histocompatibilidade, do inglês *major histocompatibility complex*) de classe II (Figura 1). O linfócito T $CD4^+$, quando ativado, *liga* toda a resposta adaptativa, estimulando o linfócito T $CD8^+$ a ocasionar a morte celular por apoptose em células infectadas com o Ag, além de estimular os linfócitos B a se diferenciarem em plasmócitos secretores de anticorpos (LEVINSON, 2016). Após a resolução da infecção, permanecerão no organismo os linfócitos de memória tanto para os linfócitos B como para os linfócitos T $CD4^+$ e $CD8^+$, que dispararão uma resposta imunológica muito mais rápida e eficaz no segundo contato com o Ag.

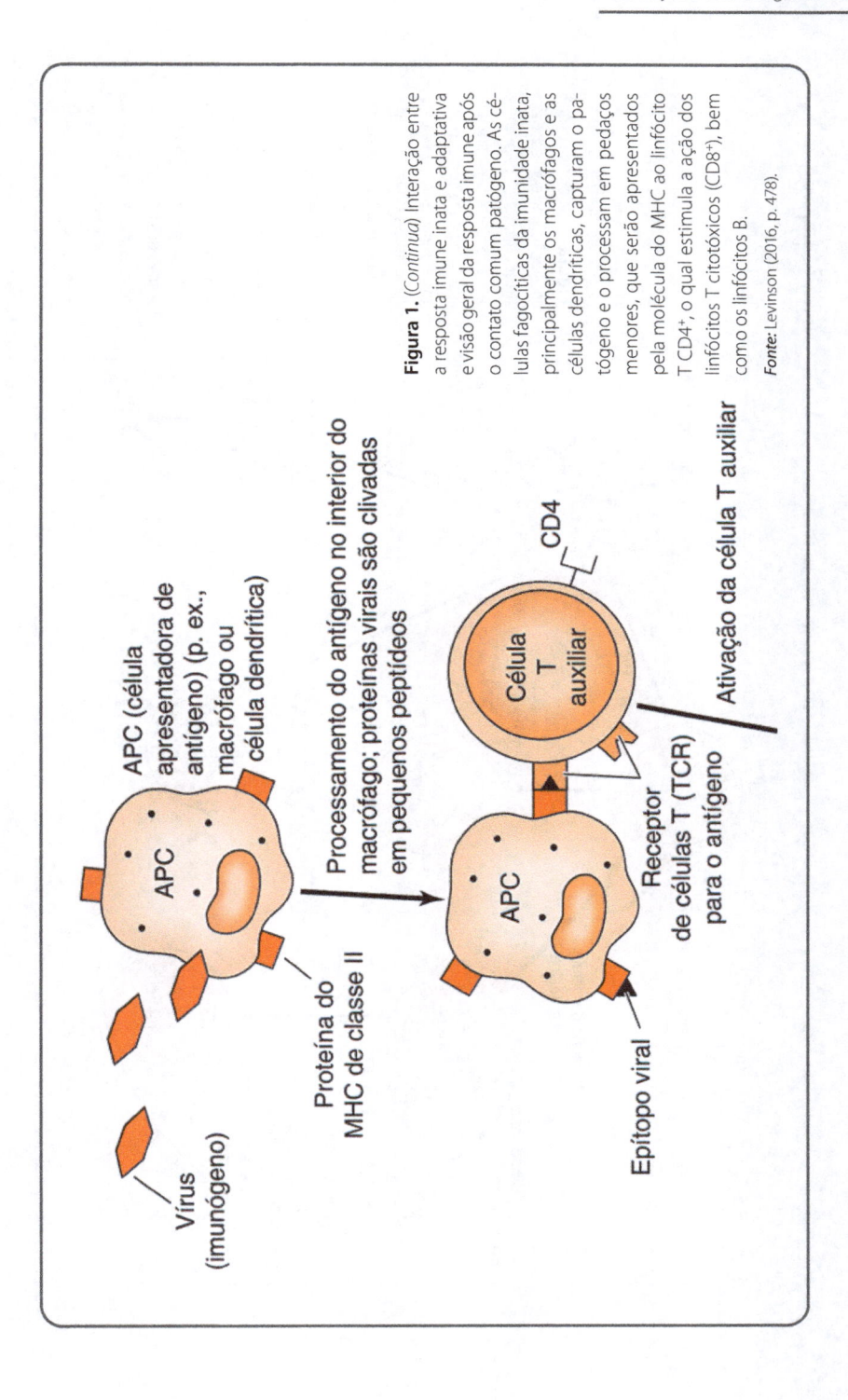

Figura 1. *(Continua)* Interação entre a resposta imune inata e adaptativa e visão geral da resposta imune após o contato comum patógeno. As células fagocíticas da imunidade inata, principalmente os macrófagos e as células dendríticas, capturam o patógeno e o processam em pedaços menores, que serão apresentados pela molécula do MHC ao linfócito T CD4+, o qual estimula a ação dos linfócitos T citotóxicos (CD8+), bem como os linfócitos B.

Fonte: Levinson (2016, p.478).

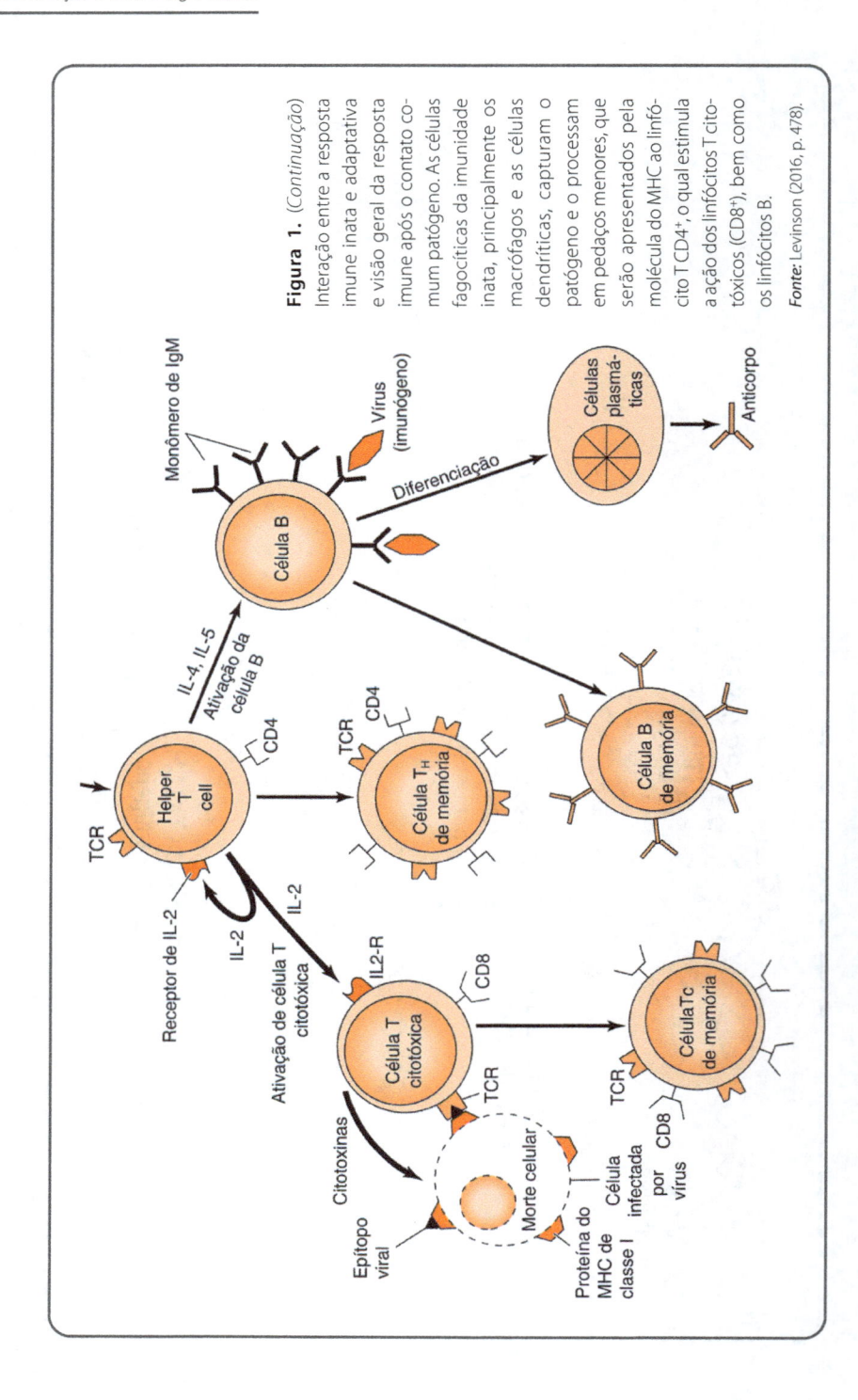

Figura 1. (*Continuação*) Interação entre a resposta imune inata e adaptativa e visão geral da resposta imune após o contato comum patógeno. As células fagocíticas da imunidade inata, principalmente os macrófagos e as células dendríticas, capturam o patógeno e o processam em pedaços menores, que serão apresentados pela molécula do MHC ao linfócito T CD4+, o qual estimula a ação dos linfócitos T citotóxicos (CD8+), bem como os linfócitos B.

Fonte: Levinson (2016, p. 478).

> **Fique atento**
>
> Neste capítulo, você pode acessar as imagens em cores por meio do *link* ou do código a seguir.
>
> https://qrgo.page.link/3g7T5

O sangue é o principal líquido corporal, pois circula por todo o organismo e transporta muito mais do que oxigênio, além disso, ele é o principal meio de transporte e distribuição de anticorpos para todo o organismo, sendo assim, para investigar os anticorpos ou Ags presentes no corpo de um indivíduo, a melhor amostra biológica para esse fim é o sangue. Depois de ser centrifugado, o sangue pode ser separado de acordo com sua parte sólida (celular), composta por hemácias, plaquetas e leucócitos, e sua parte líquida, conhecida como plasma sanguíneo. O plasma é composto, principalmente, por água, na qual estão dissolvidos íons, gases como O_2 e CO_2, e moléculas orgânicas, incluindo, entre outras, glicose, ureia, creatinina e proteínas. As principais proteínas presentes no plasma sanguíneo são a albumina, o fibrinogênio e as imunoglobulinas, ou seja, os anticorpos (HOFFBRAND; MOSS, 2018).

Por se tratar de um material com uma elevada quantidade de fibrinogênio, o plasma não é a amostra de sangue mais indicada para análises em Imunologia, pois o fibrinogênio pode interferir em reações imunológicas, especialmente as de aglutinação, causando a ocorrência de resultados falsos positivos (SOCIEDADE BRASILEIRA DE PATOLOGIA CLÍNICA E MEDICINA LABORATORIAL, 2010). Dessa forma, a melhor amostra para análises imunológicas é o soro, que é o plasma desprovido de fatores de coagulação, principalmente o fibrinogênio. Além de prejudicar análises imunológicas e possivelmente causar resultados falsamente alterados, a presença de fibrinogênio no soro pode entupir os aparelhos utilizados em análises clínicas, o que prejudica a análise de todas as amostras e atrasa a liberação dos resultados (SOCIEDADE BRASILEIRA DE PATOLOGIA CLÍNICA E MEDICINA LABORATORIAL, 2018). Para a obtenção de soro, deve-se sempre utilizar tubo de coleta com gel separador e/ou ativador de coágulo (tampas vermelhas ou amarelas).

> **Fique atento**
>
> Há uma ordem que deve ser respeitada durante a coleta de sangue para análises, que é a cor das tampas dos tubos coletados, haja vista que essas cores representam os diferentes tipos de anticoagulantes utilizados. O primeiro frasco é para a análise de hemocultura, quando requisitada, seguido pelo tubo contendo citrato (tampa azul clara), pelo tubo do soro (com ou sem ativador de coágulo — tampas amarelas ou vermelhas, respectivamente), da heparina (verde), do EDTA (do inglês *ethylenediaminetetraacetic acid*) ou ácido etilenodiaminotetracético (rosa) e do fluoreto (cinza).

Soros e seus tipos

O termo **soro** pode ser utilizado ainda para aplicações terapêuticas e que apresentam anticorpos prontos para utilização. Esses soros podem ser chamados de homólogos, quando são produzidos e utilizados pela mesma espécie, e heterólogos — são produzidos em uma espécie, mas utilizados em outra. Os soros com aplicação terapêutica contêm uma grande variedade de anticorpos diferentes para o mesmo Ag (anticorpos policlonais) e normalmente são obtidos a partir de animais previamente imunizados com o Ag de interesse. Um exemplo de soro heterólogo é o soro antiofídico, que é utilizado em pacientes que sofreram picadas de cobra. Em geral, esse soro é produzido em cavalos, de forma que são administradas baixas doses do veneno da cobra, apenas o suficiente para a produção de anticorpos e não para adoecer o animal. Depois de alguns meses, o sangue desses animais é coletado, filtrado e purificado para que possa ser utilizado em pacientes.

Um excelente exemplo de soro homólogo são os anticorpos anti-Rh aplicados em mulheres Rh negativo que engravidam de fetos Rh positivo. O objetivo é impedir o surgimento da doença hemolítica do recém-nascido por impedir a produção de anticorpos anti-Rh pelo organismo materno. Esses anticorpos anti-Rh utilizados em tratamentos são produzidos a partir do soro de outros seres humanos.

A grande vantagem dos soros é a sua possibilidade de utilização imediata e em grande quantidade, o que proporciona benefícios aos pacientes. Apesar disso, a resposta imune potencializada por estes não é duradoura, desaparecendo depois de aproximadamente três meses. No caso de soros heterólogos, há a chance de ocorrer reações de hipersensibilidade e inflamatórias sistêmicas por se tratar de material de espécie diferente da humana (quando se considera o uso pelo homem, pode ocorrer o seu uso em outras espécies animais). Já os soros homólogos, por serem obtidos a partir do sangue de outras pessoas (quando se considera o uso humano), apresentam sempre um risco residual de transmissão de doenças, como HIV, HTLV (vírus linfotrópico de células T humanas) e outras.

> **Link**
>
> Para conhecer um pouco mais sobre o Instituto Butantan, referência mundial em produção de soros e vacinas, acesse o *link* a seguir.
>
> https://qrgo.page.link/B4448

Reação sorológica e titulação

Ags são moléculas capazes de estimular a produção de anticorpos específicos ao iniciar uma resposta imune com a ativação de linfócitos e a liberação de citocinas. Os Ags interagem com o anticorpo por meio de ligações não covalentes e, portanto, reversíveis. A reação imunológica ocorre pelo reconhecimento e pelo encaixe molecular entre um Ag e seu anticorpo específico, e somente quando essa ligação ocorre forte e estável é que são ativadas as funções dos anticorpos: aumento da ativação do sistema complemento, aumento da atividade de células *natural killer* e dos granulócitos e opsonização (processo que visa a recobrir um Ag de anticorpos e/ou proteínas do sistema complemento, facilitando, assim, a fagocitose e a degranulação de neutrófilos).

É possível então dizer que, quanto maior a afinidade do anticorpo pelo seu Ag, mais forte é a ligação entre eles, porém, Ags diferentes podem apresentar epítopos (a menor fração do Ag reconhecida pelo anticorpo) semelhantes a outros Ags. Como um anticorpo pode se ligar a Ags com afinidades distintas, é possível que Ags se liguem aos anticorpos que não apresentam sua melhor complementaridade por meio de ligações mais fracas com regiões semelhantes, mas não idênticas, àquelas que o induziram. Essa ligação é chamada de reação cruzada (Figura 2).

Os anticorpos de baixa afinidade não apresentam a capacidade de disparar uma resposta imunológica robusta, mas podem, entre outras ações, causar dificuldades no diagnóstico laboratorial. Um exemplo dessa situação foi relatado por Matos *et al.* (2015), que investigaram a ocorrência de reações sorológicas cruzadas entre doença de Chagas e leishmaniose visceral em regiões endêmicas para ambas as doenças.

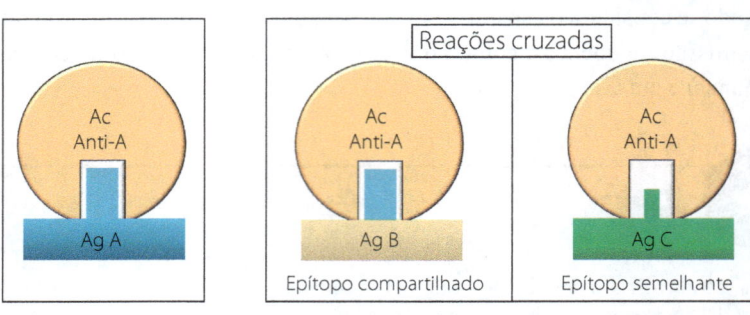

Figura 2. Reações cruzadas. O Ag A provocou a produção de um anticorpo específico anti-A. As reações cruzadas ocorrem quando o anticorpo anti-A interage com os Ags B e C, que apresentam estrutura semelhante ao Ag A.
Fonte: Adaptada de Mayer (2017).

No Brasil, uma das principais ocorrências de reações cruzadas ocorre entre os flavivírus dengue, Zika e Chikungunya. Por serem vírus da mesma família, esses patógenos apresentam estruturas muito semelhantes que podem causar confusão no diagnóstico e também apresentar importância imunopatológica. Pacientes com infecção recente por Zika produzem anticorpos IgM (imunoglobulina M) que reconhecem Ags de dengue, o que pode estar relacionado à ocorrência de complicações, como a dengue hemorrágica (LANCIOTTI *et al.*, 2008). Por serem os primeiros anticorpos produzidos no curso de uma infecção, as IgMs são a classe de anticorpos mais propensa à ocorrência de reações cruzadas. Os testes laboratoriais conhecidos como testes rápidos também são mais propensos a apresentarem reações imunológicas cruzadas.

As reações cruzadas também apresentam importância em doenças autoimunes (SOUZA *et al.*, 2010), fato que já foi documentado para a diabetes tipo 1, cuja infecção por determinados vírus apresenta relação com o desenvolvimento da doença. De acordo com Altman e Shoenfeld (2012), os Ags presentes em vírus da rubéola podem estar envolvidos no desencadeamento de autoimunidade contra ilhotas pancreáticas, levando ao diabetes tipo 1. Esse mecanismo envolveria uma reação cruzada entre os anticorpos produzidos contra o vírus da rubéola e as células do pâncreas, que seriam atacadas e destruídas, causando a doença. Nunes e Cordova (2017) elencam, ainda, uma possível reação cruzada com o leite de vaca como um dos responsáveis pela produção de anticorpos autorreativos com o pâncreas, uma vez que a albumina bovina tem uma sequência de aminoácidos semelhante a certas proteínas das células β-pancreáticas, proporcionando a reação cruzada.

Preparo de soluções e titulação

Em laboratórios clínicos, além do soro, muitos dos reagentes utilizados são soluções que podem ser tanto preparadas como compradas prontas para uso. Em geral, elas são armazenadas na forma de uma solução mais concentrada que precisa ser diminuída, por essa razão, é fundamental que você saiba como preparar soluções e realizar diluições.

Muitos resultados de testes sorológicos são expressos na forma de título, que nada mais é do que a maior diluição em que há a presença de reação positiva. Entre os testes com resultados expostos como titulação, há o VDRL (exame para diagnosticar a sífilis, do inglês *venereal disease research laboratory*), o ALSO (antiestreptolisina O — anticorpo contra uma toxina produzida por *Streptococcus pyogenes* e aumentada na febre reumática), a PCR (proteína C reativa — marcador inflamatório produzido pelo fígado, cuja função é aumentar a opsonização) e a FR (proteína envolvida na resposta inflamatória aumentada em pacientes com artrite reumatoide e outras doenças inflamatórias). Nesses testes, quanto maior o título do anticorpo, maior a quantidade no organismo do paciente (NICOLL; LU; MCPHEE, 2019).

Para compreender a titulação, é preciso entender que o soro é uma solução, ou seja, uma mistura homogênea de substâncias com aspecto uniforme. O principal componente do soro é a água, que age como solvente (o meio no qual substâncias serão diluídas). O processo de titulação permite determinar a quantidade de um analito em uma amostra utilizando, para tal, um padrão de análise que pode ser, por exemplo, a visualização de grumos em reações de aglutinação ou uma mudança de cor.

Para fazer uma diluição, deve-se misturar o líquido de interesse com uma determinada quantidade de solvente, geralmente água, até obter a concentração desejada. O fator de diluição é o indicador de quanto o seu material será diluído. Por exemplo, se você quiser diluir um reagente na proporção 1:10 (uma parte de soluto em dez), você deverá colocar uma parte do seu reagente e nove partes do solvente. É importante sempre homogeneizar muito bem as diluições para que a concentração final seja real.

Os resultados em títulos obtidos para os testes sorológicos são feitos ao utilizar a diluição seriada, que é o número de soluções feito pela diluição de alguma substância com um solvente, fazendo, dessa forma, uma diluição da solução resultante, diluindo a segunda solução para fazer uma terceira e assim por diante. A partir da primeira diluição ou da amostra original, as subsequentes são realizadas a partir da última diluição feita, e não da amostra original.

Todas as diluições na série têm o mesmo fator de diluição, sendo que a amostra da diluição anterior é usada para fazer a diluição seguinte. Para uma diluição de 1/2, o fator de diluição é 2 e todas as diluições seguintes serão multiplicadas por 2 (1/2 * 2 = 1/4 * 2 = 1/8 * 2 = 1/16) até o final.

Exemplo

Para aprender como é feita uma diluição seriada, observe o exemplo a seguir. Digamos que você precise fazer uma diluição 1/2 com sete diluições. O primeiro passo é rotular os tubos com as diluições que serão feitas: 1/2, 1/4, 1/8, 1/16, 1/32, 1/64 e 1/128. Se o volume final da solução for 120 μL, você deve colocar 120 μL do diluente (geralmente a água) em cada um dos tubos. Para fazer a primeira diluição, você deverá colocar 120 μL da amostra original (não diluída) no primeiro tubo (1/2) e homogeneizar bem, com isso, você terá, na primeira diluição, uma concentração de metade da amostra original. Para prosseguir com a diluição seriada, transfira 120 μL do tubo 1/2 para o tubo 1/4, e a concentração do soluto será de um quarto em relação à amostra inicial. A diluição prossegue, coletando 120 μL do tubo 1/4 e transferindo para o tubo 1/8, e assim sucessivamente (Figura 3). O tubo final apresentará um volume final de 240 μL, enquanto os 120 μL adicionais deverão ser desprezados ou armazenados para a continuação da diluição, se houver necessidade.

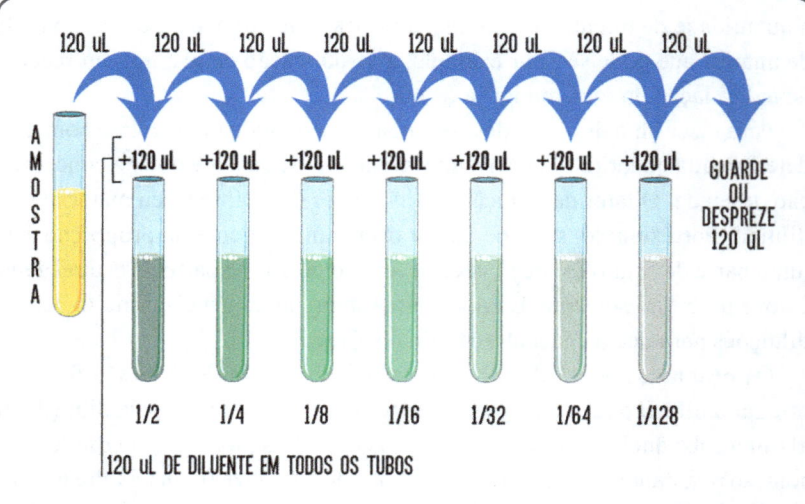

Figura 3. Diluição seriada. A partir da amostra original (não diluída), um volume constante será retirado de cada tubo, aumentando, dessa forma, o fator de diluição constantemente.
Fonte: Câmara (2016, documento *on-line*).

Biossegurança em Imunologia Clínica

O laboratório clínico é o responsável por realizar exames que auxiliam na detecção de patologias e condições fisiológicas por meio de exames em materiais biológicos. Nesse ambiente, diferentes profissionais atuam em conjunto para garantir a confiabilidade no resultado. Por se tratar de um local de manipulação de amostras biológicas, os profissionais envolvidos nas análises laboratoriais precisam estar capacitados e dispor de diferentes medidas para prevenir acidentes que possam prejudicar a sua própria segurança.

Em geral, em um laboratório, o primeiro risco que se leva em consideração é o biológico, já que as amostras estão potencialmente contaminadas com vírus, bactérias e outros patógenos, no entanto, o risco ao profissional pode ainda ser de natureza física, química e ergonômica. O conjunto de medidas de prevenção, minimização e eliminação de riscos à saúde do trabalhador é chamado de biossegurança. Ao adotar medidas de biossegurança, é possível que a manipulação dos agentes biológicos e dos equipamentos seja feita de forma segura, sem causar danos ao trabalhador e ao meio ambiente (CHAVES, 2016).

Os laboratórios são classificados em diferentes níveis de biossegurança, variando de 1 a 4. O nível de biossegurança de um laboratório será determinado de acordo com o organismo de maior classe de risco manipulado naquele local. A classificação em níveis de risco é feita com base nos seguintes critérios (SANGIONI *et al.*, 2013):

- **patogenicidade para o homem** — avaliam-se os microrganismos manipulados naquele local quanto à sua capacidade de disseminação entre pessoas;
- **virulência** — é analisada a agressividade da doença causada pelo patógeno, incluindo a letalidade;
- **modos de transmissão** — verifica-se a possibilidade de transmissão por inoculação sanguínea, espalhamento pelo ar e/ou contato direto;
- **disponibilidade de medidas profiláticas eficazes** — é confirmada a possibilidade de haver vacinação ou tratamento prévio disponíveis;
- **disponibilidade de tratamento eficaz** — avalia-se o fato de a doença poder ser curada ou controlada;
- **endemicidade** — é estudada a ocorrência comum do patógeno em questão na população da localidade onde o laboratório está instalado.

Nos laboratórios NB-1 (Nível de Biossegurança 1), o risco biológico para o trabalhador e para a comunidade ao redor é baixo, haja vista que os agentes biológicos têm pouca probabilidade de causar infecções no homem ou em animais sadios. Esses laboratórios não precisam, portanto, estar em um local separado das demais dependências do edifício, e o trabalho, nestes, é conduzido, em geral, nas bancadas. Nos laboratórios NB-1, equipamentos de contenção específicos não são exigidos. Um desenho estrutural específico para esse laboratório não é necessário, apenas uma organização espacial e funcional e a adoção de boas práticas de laboratório (BPLs).

Os laboratórios em que são executadas técnicas sorológicas são classificados como NB-2. Nestes, o risco biológico individual é moderado e os agentes potencialmente manipulados são capazes de provocar infecções no homem, mas o risco de propagação no meio ambiente é limitado. Os profissionais envolvidos nessa área devem receber treinamento técnico específico sobre a correta manipulação de agentes patogênicos, e o acesso ao laboratório deve ser limitado durante os procedimentos operacionais. Procedimentos nos quais exista a possibilidade de formação de aerossóis infecciosos devem ser realizados, preferencialmente, em cabines de segurança biológica. É obrigatória a presença de uma autoclave para a descontaminação do material antes do descarte final.

Dentro do laboratório NB-2, os funcionários devem utilizar jalecos, gorros e máscaras (EPIs — equipamentos de proteção individual), mas a saída do ambiente laboratorial com esses equipamentos é proibida. Na admissão de novos profissionais, é necessário exigir a vacinação contra microrganismos, como os causadores da Hepatite B. Na porta de entrada para a área técnica, é preciso que haja um aviso sinalizando o risco biológico, os agentes ali manipulados e o responsável técnico pelo laboratório, bem como o endereço completo e números de telefone.

Laboratórios com risco NB-3 manipulam agentes biológicos que provocam infecções graves ou trabalham com grandes volumes de organismos de risco 2. Esses locais requerem, portanto, um controle rígido de operação, inspeção e manutenção das instalações e dos equipamentos, além disso, os profissionais precisam receber treinamento específico sobre procedimentos de segurança para a manipulação desses microrganismos.

O nível mais elevado de segurança laboratorial é composto pelos NB-4. Nesses ambientes, o risco biológico para a comunidade é elevado e o microrganismo é de fácil propagação. A unidade geográfica de funcionamento do laboratório deve ser funcionalmente independente de outras áreas e barreiras geográficas, e procedimentos adicionais de descontaminação e segurança são requeridos.

As BPLs são um conjunto de atitudes e medidas que visam a diminuir o risco para o trabalhador. Essas práticas incluem:

- não comer, beber ou guardar alimentos na área técnica;
- não fumar;
- proibida a aplicação e o uso de cosméticos na área técnica;
- os cabelos devem estar presos e o uso de bijuterias e lentes de contato precisa ser evitado;
- não utilizar calçados abertos, como sandálias (pessoal técnico);
- todas as amostras biológicas devem ser consideradas como potencialmente contaminadas;
- uso obrigatório de EPIs (p. ex., luvas, jaleco, óculos e máscaras de proteção, quando houver necessidade);
- não coçar olhos e o rosto durante o trabalho;
- não realizar a pipetagem de materiais líquidos com a boca, devendo ser utilizado, portanto, pipetador manual ou automatizado para esse fim;
- descontaminação obrigatória das bancadas de trabalho antes e após as atividades;
- agulhas utilizadas jamais deverão ser novamente encapadas;
- todos os reagentes e materiais utilizados deverão estar corretamente identificados, se não estiverem, não devem ser manipulados;
- separação correta dos diferentes tipos de resíduos;
- o material utilizado deve ser descontaminado e então depositado em recipientes apropriados para a autoclavação;
- uso apropriado dos depósitos para materiais biológicos e perfurocortantes;
- todos os procedimentos devem ser realizados cuidadosamente, a fim de minimizar o surgimento de aerossóis;
- sempre higienizar as mãos.

Fique atento

A utilização de cosméticos, como sombra, rímel, base e pó compacto, além de lentes de contato, facilita a aderência de microrganismos à pele e aos olhos, favorecendo a contaminação. Além disso, as maquiagens ainda soltam pó, o que pode interferir em análises laboratoriais que medem a quantidade de material particulado em uma suspensão. Cabelos soltos podem se prender em rotores de centrífugas ou outros equipamentos, causando contaminação biológica e acidentes, por essa razão, estes devem estar sempre presos.

A lavagem das mãos com água e sabão é uma atitude simples, mas que promove a remoção de sujeiras e bactérias presentes na flora normal da pele, diminuindo bastante o risco de infecção e contaminação. A lavagem das mãos deve ser feita sempre após a retirada das luvas e ao final do trabalho (Figura 4).

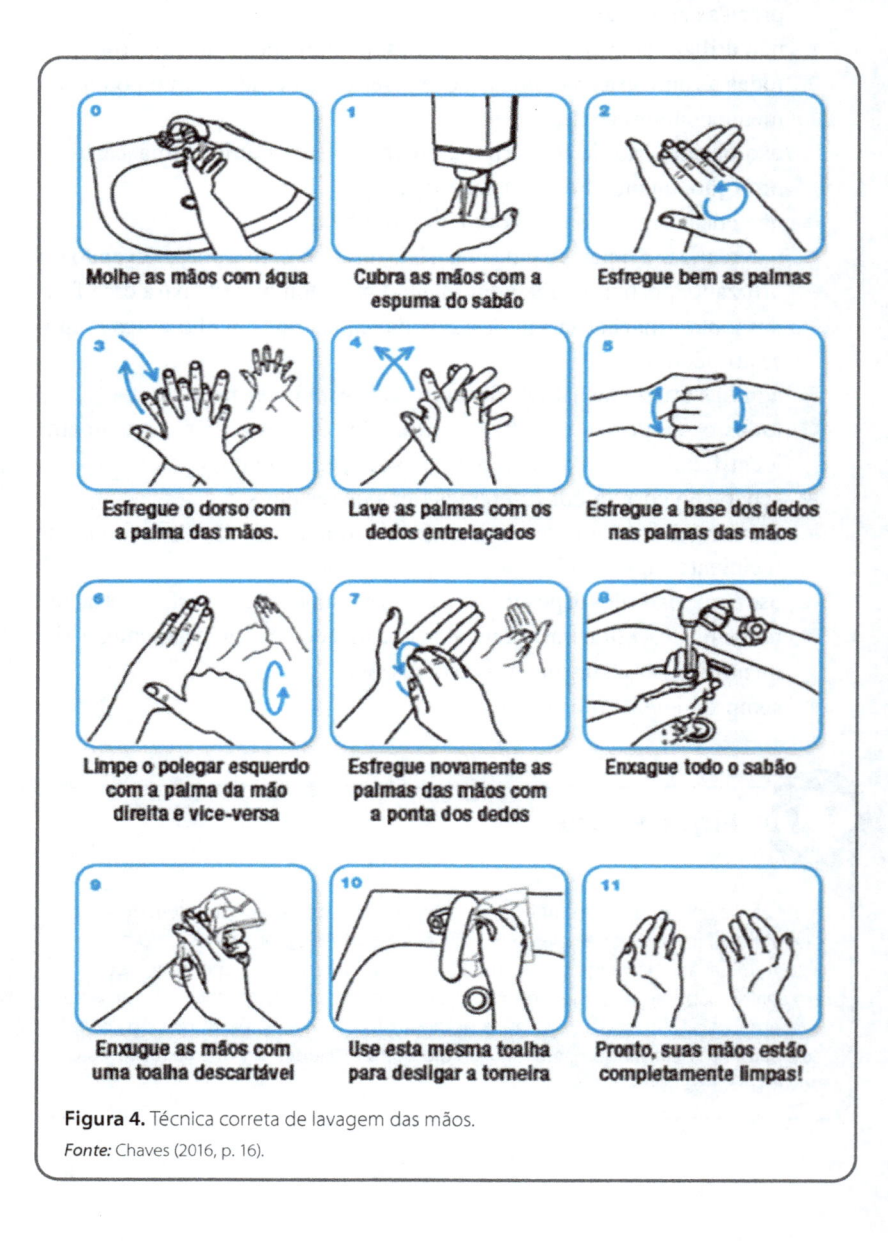

0. Molhe as mãos com água	1. Cubra as mãos com a espuma do sabão	2. Esfregue bem as palmas
3. Esfregue o dorso com a palma das mãos.	4. Lave as palmas com os dedos entrelaçados	5. Esfregue a base dos dedos nas palmas das mãos
6. Limpe o polegar esquerdo com a palma da mão direita e vice-versa	7. Esfregue novamente as palmas das mãos com a ponta dos dedos	8. Enxague todo o sabão
9. Enxugue as mãos com uma toalha descartável	10. Use esta mesma toalha para desligar a torneira	11. Pronto, suas mãos estão completamente limpas!

Figura 4. Técnica correta de lavagem das mãos.
Fonte: Chaves (2016, p. 16).

Um dos principais cuidados que devem ser tomados em laboratórios é minimizar a formação de aerossóis e partículas sólidas ou líquidas que se encontram suspensas em um meio gasoso (geralmente o ar). A manipulação de microrganismos, sangue, fluidos orgânicos, pós e reagentes químicos poderá levar à formação de aerossóis, o que contribui para a transmissão de doenças. Entre os fatores que geram aerossóis, citam-se o uso de centrífugas e agitadores, a remoção e a desenroscagem de tampas de borracha, a remoção de meio de cultura com seringa e agulha, o ato de abrir imediatamente líquidos que acabaram de serem agitados, entre outros. A manipulação de materiais que possam gerar aerossóis deve ser feita de maneira cautelosa e, sempre que possível, em capelas ou cabines de contenção biológica.

Exercícios

1. Para o preparo de uma diluição seriada de uma amostra reagente para anticorpos IgG contra rubéola, foram utilizados 100 µL de soro do paciente e 100 µL de tampão no tubo 1. Após a devida homogeneização, foram transferidos 100 µL para os demais tubos, que continham também 100 µL de tampão, conforme demonstrado na imagem a seguir.

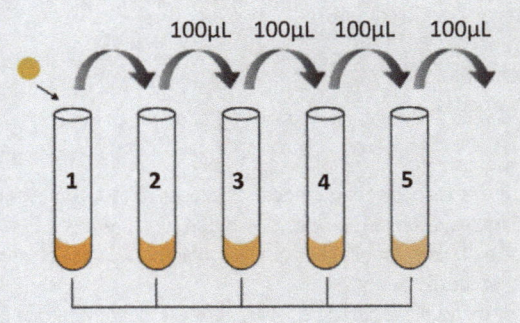

   Considerando as informações apresentadas, qual é o título da diluição do tubo número 5?
   a) 1/32.
   b) 1/64.
   c) 1/16.
   d) 1/128.
   e) 1/10.
2. O sangue é o mais abundante líquido biológico e nele estão presentes diferentes materiais em suspensão, porém, antes de iniciar as análises imunológicas, é preciso centrifugá-lo. Quando o sangue colhido não é tratado com anticoagulante, após a centrifugação, qual material é obtido?

a) Soro.
b) Sangue total.
c) Plasma.
d) Hemácias.
e) Camada de leucócitos.

3. A imunidade inata não promove o surgimento de memória imunológica, tem ação rápida e está pronta para agir desde o nascimento do indivíduo, compreendendo componentes celulares como os macrófagos. Nesse contexto, o papel dos macrófagos durante a resposta imune é de:
a) fagocitar, processar e apresentar Ags.
b) produzir anticorpos.
c) ativar células T citotóxicas (CD8$^+$).
d) aumentar a permeabilidade vascular.
e) lisar células infectadas por vírus.

4. A utilização de soros hiperimunes é uma das práticas mais comuns em Imunologia Clínica. Sobre eles, analise as seguintes afirmativas.
I. São considerados soros homólogos quando são produzidos e utilizados pela mesma espécie.
II. Soros heterólogos são produzidos em espécies diferentes da espécie que fará uso deles.
III. A imunidade mediada por soros homólogos ou heterólogos é duradoura e permanece por toda a vida do indivíduo.
IV. A utilização de soros homólogos é isenta de risco.
Quais afirmativas estão corretas?
a) I, II e IV, apenas.
b) I, III e IV, apenas.
c) II, III e IV, apenas.
d) I e II, apenas.
e) III e IV, apenas.

5. As reações cruzadas ocorrem quando anticorpos reagem com Ags diferentes daqueles para o quais foram produzidos, o que geralmente é causado pela presença de epítopos semelhantes em Ags diferentes. Sobre essas reações, assinale a alternativa correta.
a) Reações cruzadas causam dificuldades em exames laboratoriais, sem possibilidade de ocorrência *in vivo*.
b) Reações cruzadas ocorrem *in vitro* e *in vivo* e estão relacionadas a anticorpos de baixa afinidade, geralmente da classe IgM, ou a anticorpos policlonais.
c) Reações cruzadas podem ser minimizadas com a lavagem correta das mãos e dos equipamentos.
d) A ocorrência de reações cruzadas em testes rápidos é nula, pois são utilizados Ags purificados.
e) Reações cruzadas ocorrem quando o soro analisado é de um indivíduo na fase aguda de alguma infecção.

Referências

ALTMAN, A.; SHOENFELD, Y. Rubéola e autoimunidade. *Revista Brasileira de Reumatologia*, v. 52, n. 3, p. 305–306, 2012. Disponível em: http://www.scielo.br/pdf/rbr/v52n3/v52n3a01.pdf. Acesso em: 28 set. 2019.

CÂMARA, B. *Como fazer diluições seriadas.* Brasil, 2016. Disponível em: https://www.biomedicinapadrao.com.br/2016/04/como-fazer-diluicoes-seriadas.html. Acesso em: 28 set. 2019.

CHAVES, M. J. F. *Manual de biossegurança e boas práticas laboratoriais*. Brasil, 2016. Disponível em: http://www.biot.fm.usp.br/pdf/Manual_de_biosseguranca_e_Boas_Praticas_Laboratoriais_LAB_DE_GENETICA_CARD_MOLECULAR_INCOR.pdf. Acesso em: 28 set. 2019.

CRUVINEL, W. de M. *et al.* Sistema imunitário: parte I: fundamentos da imunidade inata com ênfase nos mecanismos moleculares e celulares da resposta inflamatória. *Revista Brasileira de Reumatologia*, v. 50, n. 4, p. 434–461, 2010. Disponível em: http://www.scielo.br/pdf/rbr/v50n4/v50n4a08. Acesso em: 28 set. 2019.

HOFFBRAND, A. V.; MOSS, P. A. H. *Fundamentos em hematologia de Hoffbrand*. 7. ed. Porto Alegre: Artmed, 2018.

LANCIOTTI, R. S. *et al.* Genetic and serologic properties of Zika virus associated with an epidemic, Yap State, Micronesia, 2007. *Emerging Infectious Diseases*, v. 14, n. 8, p. 1232–1239, 2008.

LEVINSON, W. *Microbiologia médica e imunologia*. 13. ed. Porto Alegre: AMGH, 2016. (Série Lange).

MATOS, H. J. de *et al.* Reação cruzada nos testes sorológicos entre doença de Chagas e leishmaniose visceral em regiões endêmicas para ambas as doenças. *Revista Pan-Amazônica de Saúde*, v. 6, n. 1, p. 65–68, 2015. Disponível em: http://scielo.iec.gov.br/pdf/rpas/v6n1/v6n1a07.pdf. Acesso em: 28 set. 2019.

MAYER, G. *Imunoglobulinas:* reações antigeno-anticorpo e testes selecionados. [S. l.], 2017. Disponível em: http://www.microbiologybook.org/Portuguese/immuno-port-chapter7.htm. Acesso em: 28 set. 2019.

NICOLL, D.; LU, C. M.; MCPHEE, S. J. *Manual de exames diagnósticos*. 7. ed. Porto Alegre: AMGH, 2019. (Série Lange).

NUNES, R.; CORDOVA, C. M. M. de. Citocinas de resposta Th1 e Th2 e diabetes mellitus tipo 1. *Revista Brasileira de Análises Clínicas*, v. 49, n. 4, p. 359–364, 2017. Disponível em: http://www.rbac.org.br/artigos/citocinas-de-resposta-th1-e-th2-e-diabetes-mellitus-tipo-1/. Acesso em: 28 set. 2019.

SANGIONI, L. A. *et al.* Princípios de biossegurança aplicados aos laboratórios de ensino universitário de microbiologia e parasitologia. *Ciência Rural*, v. 43, n. 1, p. 91–99, 2013. Disponível em: http://www.scielo.br/pdf/cr/v43n1/a0313cr4897.pdf. Acesso em: 28 set. 2019.

SOARES, R.; ARMINDO, R. D.; ROCHA, G. A imunodeficiência e o sistema imunitário: o comportamento em portadores de HIV. *Arquivos de Medicina*, v. 28, n. 4, p. 113–121, 2014. Disponível em: http://www.scielo.mec.pt/pdf/am/v28n4/v28n4a04.pdf. Acesso em: 28 set. 2019.

SOCIEDADE BRASILEIRA DE PATOLOGIA CLÍNICA E MEDICINA LABORATORIAL. *Recomendações da Sociedade Brasileira de Patologia Clínica/Medicina Laboratorial para coleta de sangue venoso*. 2. ed. Barueri, SP: Manole, 2010. Disponível em: http://www.sbpc.org.br/upload/conteudo/320090814145042.pdf. Acesso em: 28 set. 2019.

SOCIEDADE BRASILEIRA DE PATOLOGIA CLÍNICA E MEDICINA LABORATORIAL. *Recomendações da Sociedade Brasileira de Patologia Clínica/Medicina Laboratorial (SBPC/ML)*: fatores pré-analíticos e interferentes em ensaios laboratoriais. Barueri, SP: Manole, 2018. Disponível em: http://bibliotecasbpc.org.br/index.php?P=4&C=0.2. Acesso em: 28 set. 2019.

SOUZA, A. W. S. de *et al*. Sistema imunitário: parte III: o delicado equilíbrio do sistema imunológico entre os pólos de tolerância e autoimunidade. *Revista Brasileira de Reumatologia*, v. 50, n. 6, p. 665–694, 2010. Disponível em: http://www.scielo.br/pdf/rbr/v50n6/v50n6a07.pdf. Acesso em: 28 set. 2019.

Interação antígeno-anticorpo e anticorpos monoclonais

Objetivos de aprendizagem

Ao final deste texto, você deve apresentar os seguintes aprendizados:

- Identificar as interações antígeno-anticorpos e as forças envolvidas.
- Caracterizar os anticorpos monoclonais.
- Descrever a tecnologia dos hibridomas para a obtenção de anticorpos monoclonais.

Introdução

Imunologia é a ciência que investiga o funcionamento do sistema de defesa humano, incluindo as células e os órgãos que participam desse processo. Um dos principais efetores do sistema de defesa humano são os anticorpos (Acs), os quais são produzidos de forma específica contra um antígeno (Ag) e auxiliam na neutralização de patógenos.

Para que o Ac atue corretamente na neutralização do Ag e para que as funções específicas de cada classe de Acs sejam ativadas (aumento da ativação do sistema complemento, aumento da atividade de células *natural killer* e dos granulócitos, opsonização e fagocitose), é necessário que a interação entre o Ag e o Ac seja forte e estável.

É possível, ainda, estimular *in vitro* a produção de Acs contra Ags específicos, os quais podem ser utilizados tanto para o diagnóstico laboratorial quanto para o tratamento de diversas doenças, como o câncer e doenças autoimunes, por exemplo. Esses Acs, conhecidos como monoclonais, são uma das mais importantes descobertas da imunologia moderna.

Neste capítulo, você irá entender como ocorre a ligação entre Ags e Acs e conhecer as forças envolvidas nessa ligação. Você também irá aprender o que são os Acs monoclonais e como a tecnologia de hibridomas pode ser utilizada na produção destes, bem como os seus diferentes usos.

Anticorpos: os efetores da resposta imune

Os Acs são as proteínas responsáveis pelas principais funções do sistema imune, que é o reconhecimento e a ligação ao Ag e estimulação da remoção do Ag. Para que essas duas funções ocorram, é necessário que os Acs interajam de forma constante com moléculas e receptores celulares específicos para ativar a remoção do Ag e que, ao mesmo tempo, sejam altamente variáveis, de forma a interagir e reconhecer um número enorme de Ags diferentes (DELVES, 2013).

Compreender a estrutura dos Acs ajuda a entender como essas duas funções são exercidas pelo sistema imune, já que as funções de reconhecimento do Ag e as funções efetoras estão separadas na estrutura dessa proteína. Uma parte, o fragmento de ligação ao Ag (FAB, em inglês *fragment of antigen binding*), reconhece especificamente o Ag, enquanto as funções de eliminação do Ag e interação com as células e moléculas são dadas pela região constante (C) (Figura 1) (MURPHY, 2014).

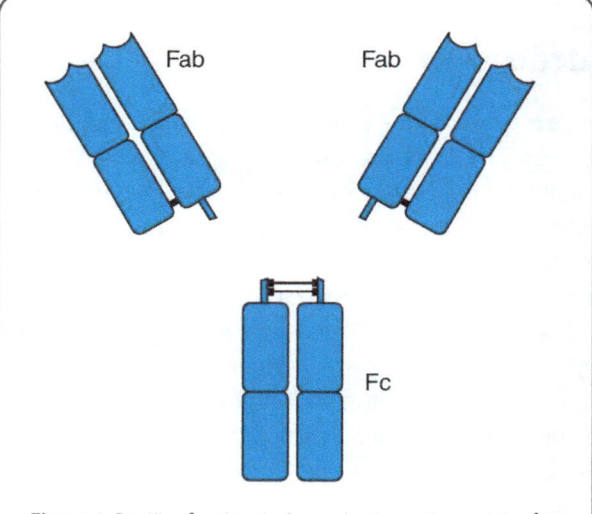

Figura 1. Regiões funcionais de um Ac. A porção superior, formada pelas cadeias leves e pesadas, é chamada de FAB, sendo esta a responsável pelo reconhecimento específico de Ags. Já a C é formada pelas cadeias pesadas, de modo a causar a ativação das funções específicas de cada tipo de Ac, já que há cinco tipos de cadeias pesadas distintas, cada uma para cada classe de Ac.
Fonte: Adaptada de Murphy (2014).

De acordo com Levinson (2016), há cinco classes de Acs distintas produzidas pela espécie humana. Esses Acs são tão abundantes que perfazem aproximadamente 20% do total produzido pelo organismo. A diferença funcional e estrutural entre os diferentes tipos de Acs se dá pelas suas cadeias maiores e mais pesadas. Um Ac sempre irá apresentar duas cadeias pesadas idênticas, bem como as cadeias leves. Uma molécula de Ac é composta por quatro cadeias polipeptídicas, incluindo duas cadeias maiores, ditas pesadas (H) idênticas, que compreendem o corpo e a região FAB, e duas cadeias leves (L), também idênticas, que formam a parte superior do Ac. Tanto as cadeias leves quanto as pesadas apresentam uma região variável e uma C (Figura 2).

Existem ainda duas pontes dissulfeto na região central do Ac que auxiliam na união das cadeias pesadas e também na mobilidade dos braços dos Acs, o que é conhecido como região de dobradiça. Essa região tem função importante por aumentar as interações possíveis entre Ags e Acs ao permitir movimentos independentes dos dois braços FAB (MURPHY, 2014). Alguma flexibilidade também é encontrada na junção entre os domínios variáveis e constantes da região FAB, o que permite a flexão e a rotação do domínio V em relação ao domínio C.

No curso de uma infecção, a primeira classe de Ac a surgir é a IgM (imunoglobulina M), a qual serve como marcador da fase aguda ou de contato recente com o Ag. Por se tratar de um Ac geralmente pentamérico, ele apresenta capacidade de interagir simultaneamente com até 10 Ags, sendo muito importante para a aglutinação. Além disso, por ser um Ac grande e pesado, não apresenta capacidade de atravessar a placenta. Apesar de as IgMs não realizarem a fixação direta do complemento, suas cadeias pesadas ativam as proteínas desse sistema.

A principal classe de Acs são as IgGs, cujas funções incluem a opsonização, que facilita a fagocitose, a fixação do complemento, que causa a lise de bactérias ou de células infectadas, e a neutralização de toxinas bacterianas e virais. Trata-se de um Ac de alta afinidade, que surge após o primeiro contato com os Ags, sendo, portanto, um marcador de infecção passada. Os Acs de memória imunológica são dessa classe. Por ser um Ac monomérico e com o menor peso molecular, ele é capaz de cruzar a placenta, de modo a fornecer proteção ao feto.

Fique atento

Neste capítulo, você pode acessar as imagens em cores por meio do *link* ou do código a seguir.

https://qrgo.page.link/3g7T5

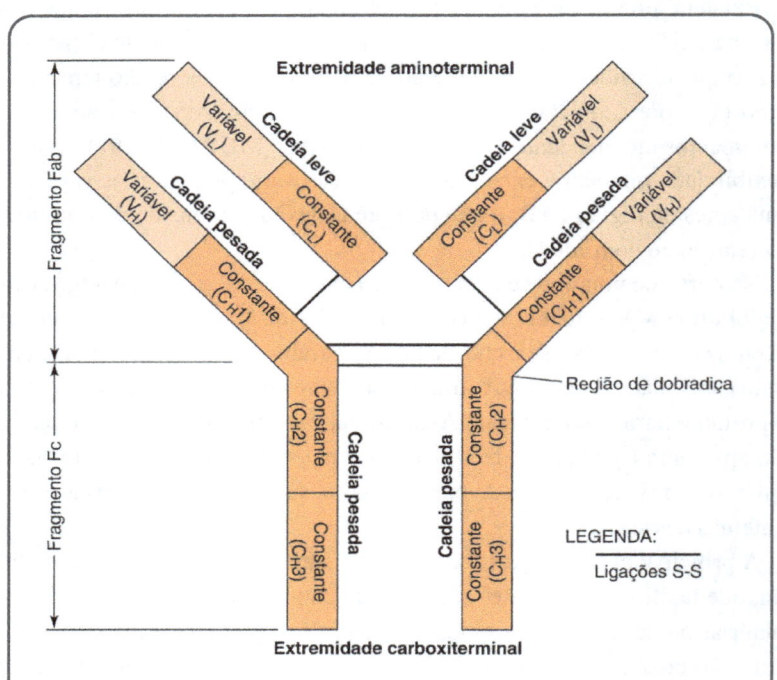

Figura 2. Estrutura básica dos Acs. As cadeias pesadas são mais longas, perfazendo o corpo da proteína, enquanto as cadeias leves estão presentes somente na parte superior do Ac. A região de interação com o Ag está presente na parte superior das cadeias pesadas e leves, sendo esta representada em laranja claro na imagem. A região inferior das cadeias longas (segmentos C_H2 e C_H3) é a responsável por interagir com os receptores celulares específicos, de forma a ativar as funções específicas de cada tipo de Ac. Em Acs da classe IgG (imunoglobulina G), o domínio C_H2 contém o local de ligação ao complemento, e o domínio C_H3 corresponde ao local de ligação da IgG aos receptores na superfície de macrófagos e neutrófilos.
Fonte: Levinson (2016, p. 509).

A imunidade mediada por Acs na mucosa é feita pela classe IgA (imunoglobulina A), que, quando dimerizada, recebe uma marcação com um componente secretor: uma glicoproteína que facilita a exportação da IgA para a mucosa. Essa classe de Acs é a mais produzida diariamente pelo organismo, sendo que apenas 10% são encontrados na forma monomérica no soro, e os 90% restantes são enviados para as mucosas. Na mucosa, as IgAs previnem a ligação de patógenos às células da mucosa, evitando, assim, a entrada desses no organismo.

Os seres humanos têm duas subclasses de IgA: a IgA2 tem região de dobradiça muito mais curta que a IgA1 e é mais resistente ao ataque das proteases secretadas pelas bactérias. Ela está presente em altas quantidades no leite materno, atuando na defesa do recém-nascido, além de estar presente em todas as secreções do organismo.

As IgEs (imunoglobulinas E) são uma classe de Ac envolvida em dois processos: defesa contra helmintos e reações alérgicas. As duas situações são causadas pela interação da região C com os receptores presentes em mastócitos e basófilos (na resposta alérgica) e em eosinófilos (na defesa contra vermes). Ao interagir com as células, elas estimulam a liberação dos grânulos contidos por essas células. A maior parte das IgEs se encontra ligada aos receptores celulares, sendo raramente encontradas livres no soro. Por fim, a última classe de Acs existentes na espécie humana, a IgD (imunoglobulina D), não apresenta função conhecida, porém, sabe-se que ela está presente na membrana de linfócitos B ainda não estimulados a produzir Acs específicos (Quadro 1).

Quadro 1. Características das diferentes classes de anticorpos

Características	IgA	IgD	IgE	IgG	IgM
Quantidade total no soro (em porcentagem)	15	0,2	0,004	75	9
Peso molecular (x 1000 kD)	170 ou 400	180	190	150	900
Estrutura	Monômero ou dímero	Monômero	Monômero	Monômero	Monômero ou pentâmero

(Continua)

(Continuação)

Quadro 1. Características das diferentes classes de anticorpos

Características	IgA	IgD	IgE	IgG	IgM
Fixação do complemento	Não	Não	Não	Sim	Sim
Atravessa a barreira placentária	Não	Não	Não	Sim	Não
Participação em respostas alérgicas	Não	Não	Sim	Não	Não
Encontrada em secreções e mucosas	Sim	Não	Não	Não	Não
Opsonização	Não	Não	Não	Sim	Não

Fonte: Adaptado de Levinson (2016).

Interação Ag-Ac

A interação com os Ags ocorre na região variável tanto de cadeias pesadas como de leves, no entanto, a região de contato físico direto entre o Ag e a região FAB ocorre em uma região muito pequena, que é composta por apenas 5 a 10 aminoácidos, os quais são posicionados no extremo da região variável, sendo essas regiões conhecidas como *hipervariáveis* (Figura 3) (LEVINSON, 2016).

Há três regiões hipervariáveis para cada cadeia presente na região FAB. Elas se projetam para o alto da região, de forma similar aos dedos de uma luva, e são responsáveis por prender e interagir fisicamente com o Ag. A menor fração do Ag reconhecida pelas regiões hipervariáveis dos Acs (também chamadas de regiões determinantes de complementariedade, ou CDRs, do inglês *complementarity-determining region*) é chamada de **epítopo**, ou **determinante antigênico**. Um único Ag pode ter diferentes epítopos, ou seja, um Ag pode ser reconhecido por Acs diferentes que reconhecem epítopos distintos.

A interação Ag-Ac é resultado de ligações químicas não covalentes (reversíveis), o que significa que, se o contato entre o Ac e o epítopo não for forte o suficiente, ele pode ser desfeito. Um dos fatores que pode causar a dissociação de um imunocomplexo (Ag e Ac ligados) é a variação do pH. Diversos fatores influenciam essa interação, porém, via de regra, quanto maior for a superfície de contato entre as duas moléculas (i.e., quanto melhor for o encaixe do imunocomplexo), maiores serão as forças químicas e as interações possíveis, o que aumenta, consequentemente, essa interação.

Entre as forças químicas que atuam na interação Ag-Ac, há as interações eletrostáticas. Nelas, os aminoácidos com grupos laterais com cargas opostas irão se atrair. Algumas pontes de hidrogênio, nas quais esse elemento químico é compartilhado entre átomos de nitrogênio e oxigênio, também podem ocorrer, bem como forças de Van Der Waals (flutuações nas nuvens de elétrons) e interações hidrofóbicas (grupos químicos que repelem a água tendem a se aproximar). De forma geral, quanto maior for a quantidade de interações químicas, mais forte será a ligação entre Acs e seus Ags específicos (MURPHY, 2014).

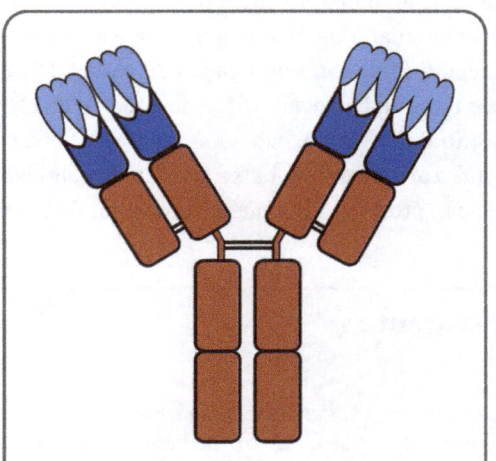

Figura 3. CDRs na região FAB de Acs. As marcações em vermelho são as regiões constantes dos Acs, enquanto o FAB está representado em azul. No topo dessa região, projetam-se as CDRs (azul claro) na forma de dedos de luva, que irão interagir fisicamente com os epítopos de um Ag.
Fonte: Esquema... (2011, documento *on-line*).

A força da interação entre uma CDR e um epítopo é chamada de **afinidade** do Ac. A afinidade pode ser representada por uma constante de dissociação (Kd), a qual indica a força da interação de um imunocomplexo e o quanto é fácil ou difícil separar seus constituintes individuais. A constante de dissociação pode ser demonstrada pela Lei do Equilíbrio Químico (descrita a seguir).

$$Kd: Ag + Ac \underset{K2}{\overset{K1}{\rightleftharpoons}} AcAg$$

Ac indica Ac livre, *Ag* indica Ag livre, *AcAg* indica o imunocomplexo, $K1$ é a constante de associação e $K2$ a constante de dissociação. Dessa forma, quanto maior for a afinidade de um Ac por seu Ag, maior será a constante de associação e menor a de dissociação. A afinidade dos Acs aumenta após exposições sucessivas ao Ag específico (LEVINSON, 2016).

Além da afinidade, outros parâmetros podem ser utilizados para analisar a força de interação entre Ags e Acs. A **valência** de um Ac diz respeito ao número de Ags que pode ser reconhecido por um Ac em um mesmo momento. Assim, por poder interagir com 10 epítopos ao mesmo tempo, uma IgM tem uma valência igual a 10, ao passo que a IgA secretória é um dímero, tendo, então, uma valência igual a quatro. Já a **avidez** é a soma da afinidade com a valência, ou seja, a força total de ligação de cada CDR com seu epítopo correspondente em múltiplos locais, diferenciando-se da afinidade, pois esta se refere a um sítio único de ligação. Quanto maior for a valência, maior a avidez, mesmo que a afinidade seja baixa, pois uma quantidade maior de sítios de ligação (valência) promove uma maior força total de interação (avidez).

> **Fique atento**
>
> As reações cruzadas ocorrem porque epítopos similares podem ser reconhecidos pelo mesmo Ac. Acs de menor afinidade, como os da classe IgM, tendem a apresentar uma maior ocorrência de reações cruzadas por terem baixa afinidade e, portanto, permitirem uma interação individual mais fraca, mas que ganha força no conjunto de interações, já que uma única molécula de IgM pode interagir com até 10 epítopos, o que produz uma interação de alta avidez.

Anticorpos monoclonais: aplicações e usos

Os Acs produzidos por uma resposta imune natural são bastante variados. Se em um único Ag pode existir diferentes epítopos, Acs específicos para cada epítopo podem ser gerados, e um único patógeno pode conter diversos Ags com vários epítopos cada. Assim, uma resposta imune natural leva à produção de Acs com diferentes especificidades e afinidades pelos seus Ags. Como cada Ac é produzido por um único linfócito B, é possível dizer que vários linfócitos B são estimulados a produzir Acs.

Cada uma dessas células, portanto, é um clone original, o que significa que a resposta imunológica natural é **policlonal**. Por serem células já diferenciadas, os plasmócitos (linfócitos B produtores de Acs específicos) apresentam um limite pequeno de divisão que limita a produção de grandes quantidades de Acs. Um outro problema de uma resposta imune natural é que, dos clones produzidos, 90% terão avidez nula ou muito baixa pelos Ags (DELVES, 2013). Ao utilizar vários Acs em um diagnóstico, por exemplo, aumenta-se a chance de ocorrência de reações cruzadas ou inespecífica, o que prejudica o diagnóstico correto (MURPHY, 2014).

Além das funções de defesa do organismo, Acs podem ser utilizados com diversas aplicações: detecção de proteínas e hormônios circulantes, cujos objetivos incluem o diagnóstico, a detecção de marcadores celulares expressos por células, a imunoterapia no tratamento do câncer, bem como a produção de soros contra picadas de cobras, por exemplo (Figura 3) (DELVES, 2013). Nesse contexto, a utilização de Acs com afinidades variáveis não é desejada, pois permite uma ampla variação nos resultados obtidos.

Para *driblar* esses problemas, em 1975, foi estabelecida uma forma de produzir **anticorpos monoclonais** (mAbs, do inglês *monoclonal antibodies*) específicos de alta afinidade em laboratório por Georges Köhler, César Milstein e Niels Kaj Jerne, que ganharam o prêmio Nobel de Fisiologia e Medicina em 1984 por conta da sua descoberta. A aplicação dos mAbs é tamanha, que é virtualmente impossível conceber um laboratório clínico ou de pesquisa que não utilize essa metodologia em suas análises.

Quando se utiliza um mAb, todos os Acs produzidos serão idênticos, apresentando a mesma classe de imunoglobulinas e a mesma CDR, com a mesma afinidade e especificidade por um epítopo. Isto permite uma padronização dos Acs utilizados em laboratórios, bem como uma produção ilimitada de Acs com uma especificidade única e bem conhecida.

> **Link**
>
> Os mAbs de utilização diagnóstica são produzidos, primordialmente, por espécies animais, no entanto, o uso de Acs de outras espécies para o tratamento de humanos causa respostas imunogênicas graves. Para saber um pouco mais sobre o processo de humanização de Acs e a utilização destes em oncologia, acesse o *link* a seguir.
>
> https://qrgo.page.link/fytgU

Apesar de ser importante para o diagnóstico, a utilização de mAbs apresenta algumas desvantagens. Em geral, trata-se de Acs da classe IgG, que é bivalente, o que prejudica a ocorrência de reações de precipitação ou aglutinação, pois a formação de rede de imunocomplexos é fraca devido à baixa valência do Ac. Ags com muitos epítopos podem ser mais difíceis de serem caracterizados se forem utilizados apenas mAbs.

Entre as aplicações atuais dos mAbs, destacam-se as citadas a seguir.

a) **Identificação de marcadores fenotípicos presentes em tipos celulares únicos:** a base da classificação correta de leucemias depende da utilização de mAbs contra os *clusters* de diferenciação (CDs), que são as proteínas presentes na superfície das células capazes de indicar a que linhagem pertencem.

b) **Imunodiagnóstico:** a utilização de mAbs permite a identificação de Ags pertencentes a microrganismos patogênicos, bem como Acs contra esses Ags presentes em sangue, urina ou outros tecidos, de modo a possibilitar, inclusive, a identificação da fase da doença (se aguda ou passada). A detecção de hormônios, marcadores tumorais e outras proteínas séricas quase sempre utiliza mAbs. Testes como o ensaio imunoenzimático (ELISA, do inglês *enzyme linked immunosorbent assay*), radioimunoensaio ou até mesmo testes rápidos (p. ex., teste de gravidez comprado em farmácias) utilizam mAbs para detectar patógenos ou hormônios.

c) **Identificação tumoral:** mAbs marcados com enzimas que liberam cores são utilizados para diagnosticar corretamente a presença aumentada ou diminuída de uma proteína em um tecido específico em um corte histológico, o que facilita a identificação do tipo de tumor presente na amostra (Silva, 2016). Os mAbs que utilizam marcadores radioativos podem ainda ser utilizados para facilitar a identificação de tumores em exames de diagnóstico por imagem (DEL DEBBIO, 2007).
d) **Terapia:** atualmente, um grande número de mAbs já foi aprovado para ser utilizado na terapêutica contra diferentes doenças (Quadro 2), tais como:
- artrite reumatoide — mAbs contra o fator de necrose tumoral alfa (TNF-α) e uma citocina pró-inflamatória aumentada nessa doença diminuem a concentração dessa proteína, o que melhora os sintomas clínicos dos pacientes;
- leucemias de células B e linfoma não Hodking — alguns subtipos dessas doenças apresentam aumento da proteína CD20. O mAb específico se liga, então, ao CD20 dos linfócitos B e inicia as reações imunológicas que mediarão a lise da célula B. Estudos *in vitro* demonstram que rituximabe sensibiliza linhagens celulares do linfoma B humano resistentes aos agentes quimioterápicos, tornando-as vulneráveis. Ele pode ainda ser utilizado para diminuir a quantidade de linfócitos B nos casos de doenças autoimunes;
- cânceres de origem epitelial — mAbs específicos contra receptores de fator de crescimento epidermal impedem o estímulo à multiplicação dessas células, causando, com isto, a diminuição do tamanho do tumor e sendo utilizados, por essa razão, no tratamento dos cânceres de mama, estômago, cólon, entre outros (VIDAL, 2018);
- antiangiogênese — mAbs que apresentam como alvo o fator de crescimento endotelial vascular ajudam a diminuir a quantidade de vasos sanguíneos exclusivos para a nutrição de um tumor, levando à diminuição do seu tamanho.

Quadro 2. mAbs em uso clínico aprovado

Função clínica	Nomenclatura dos mAbs	Alvo do Ac	Uso clínico específico
Imunossupressão relacionada a transplantes	1. Basiliximabe	Receptor de interleucina 2	Previne ou trata a rejeição do aloenxerto e a rejeição do enxerto *versus* hospedeiro
	2. Muromonabe	CD3 em células T	
Tratamento de doenças autoimunes	1. Infliximabe	TNF-α	Trata a artrite reumatoide e a doença de Crohn (ileíte regional)
	2. Adalimumabe	α-integrina	Trata a esclerose múltipla e a doença de Crohn
	3. Natalizumabe		
Prevenção de doenças autoimunes	1. Palivizumabe	Proteína de fusão do vírus sincicial respiratório	Previne pneumonia em neonatos suscetíveis
Tratamento de câncer	1. Rituximabe	Proteína CD20 em células B	Trata o linfoma não Hodgkin
	2. Trastuzumabe	Receptor do fator de crescimento epidérmico	Trata o câncer de mama

Fonte: Adaptado de Levinson (2016).

O uso laboratorial de mAbs é muito importante, pois, embora técnicas mais modernas, como a reação em cadeia da polimerase, já existam, o diagnóstico sorológico é mais rápido, barato e muito confiável, além de não carecer de tantos equipamentos sofisticados e caros. Testes sorológicos que utilizam mAbs podem ser utilizados no diagnóstico de doenças infecciosas de microrganismos que não podem ser cultivados (sífilis), ou cujo cultivo não é simples e requer muito tempo para crescer (infecções por bactérias do gênero *Mycoplasma*). É preciso considerar que os Acs demoram pelo menos sete dias para começarem a ser produzidos pelo organismo, sendo assim, deve-se aguardar algum tempo até que a amostra seja colhida, sob pena de ocorrência de um resultado falso negativo.

O diagnóstico de doenças autoimunes também pode ser feito ao utilizar mAbs, como na identificação de fator reumatoide (Acs anti-IgG humana) em pacientes com artrite reumatoide, ou de Acs anti-DNA no lúpus eritematoso sistêmico. É possível, ainda, realizar a identificação dos tipos sanguíneos ABO e Rh, a detecção de proteínas, entre outros.

A técnica de hibridomas para a produção de anticorpos monoclonais

O início da produção *in vitro* de mAbs se deu pela observação de que um câncer envolvendo plasmócitos (também conhecido como mieloma ou plasmocitoma) é monoclonal e, portanto, produz Acs com especificidade única (DELVES, 2013). Essas células tumorais, porém, não produzem Acs contra um Ag desejado. Assim, para produzir Acs contra um Ag específico, é necessário estimular uma resposta imune natural contra aquele Ag e, então, selecionar os clones produtores dos Acs, o que é feito por um processo de imunização de animais de laboratório, geralmente camundongos. A produção de mAbs segue, basicamente, os seguintes passos (Figura 4):

1. imunização com o Ag de interesse e produção de clones de linfócitos B;
2. produção dos hibridomas;
3. clonagem dos hibridomas;
4. teste de seleção de Acs.

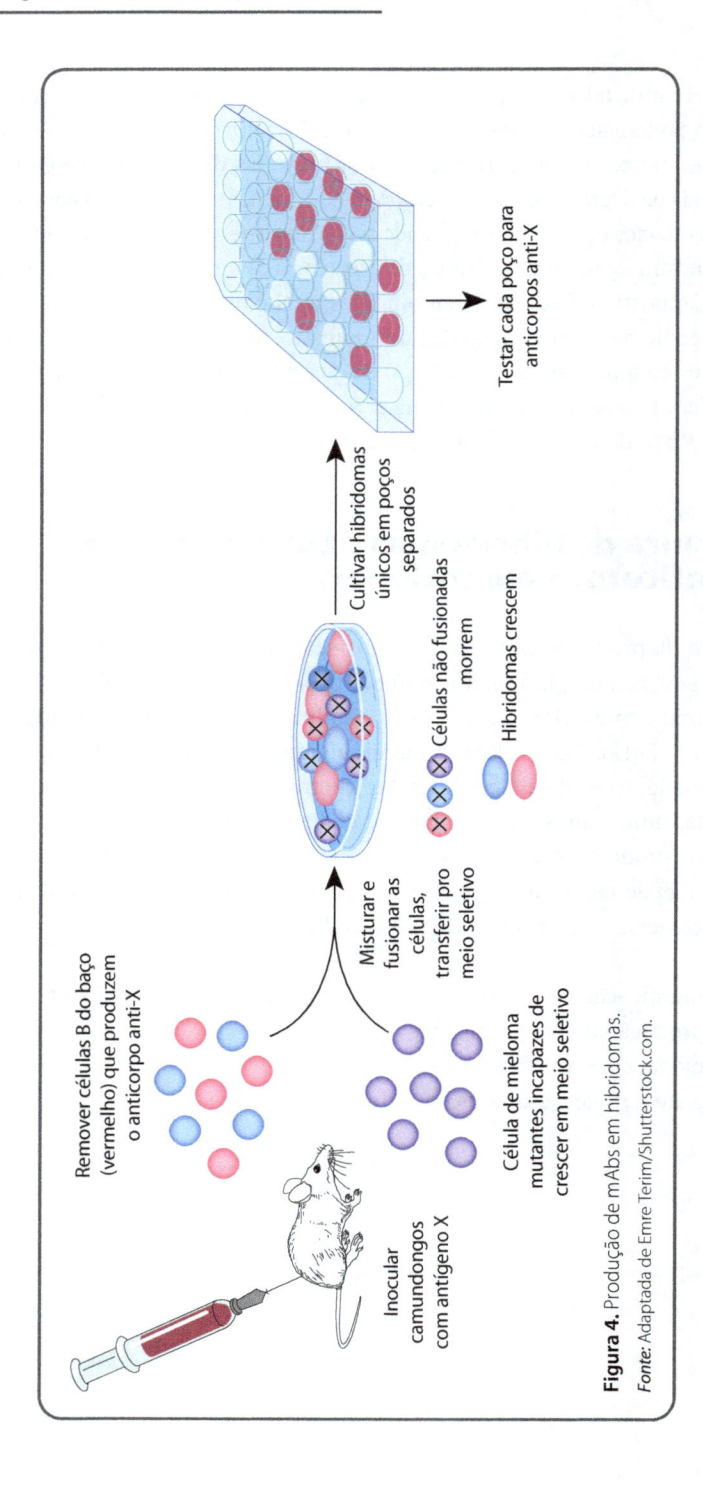

Figura 4. Produção de mAbs em hibridomas.
Fonte: Adaptada de Emre Terim/Shutterstock.com.

A produção de mAbs começa com a inoculação de um Ag de interesse em um animal de laboratório, preferencialmente um camundongo, para provocar uma resposta imune natural no animal. O Ag inoculado deve, preferencialmente, ser purificado, de forma a evitar a produção de Acs que não são de interesse. Essa inoculação é normalmente feita pelo menos três vezes com a utilização de adjuvantes (compostos químicos que auxiliam na ativação das células dendríticas, reforçando, com isto, o início da resposta imune) para aumentar a quantidade de Acs produzidos (MURPHY, 2014).

Após um período de aproximadamente 21 dias, o baço do animal é removido, e os linfócitos B produtores de Acs são isolados. Nesse momento, a resposta ainda é policlonal, pois cada linfócito B isolado produz um Ac diferente, haja vista que, mesmo utilizando Ags purificados, um Ag pode ter diferentes epítopos, de modo a gerar Acs distintos. No meio desses linfócitos policlonais estarão os linfócitos B que produzem o Ac de interesse com diferentes afinidades.

Linfócitos B periféricos e secretores de Acs já estão diferenciados, apresentando uma pequena quantidade de divisões celulares possíveis antes de entrarem em senescência e morrer por apoptose. Isto ocorre porque, a cada divisão, há um encurtamento nos telômeros das células (estruturas nas pontas dos cromossomos que protegem a informação contida no DNA). Quando estes chegam a um tamanho crítico, que ocorre entre 40 e 60 divisões, a célula morre por apoptose (TEIXEIRA; GUARIENTO, 2010), portanto, mesmo que o clone de interesse fosse mantido vivo, logo ele perderia sua capacidade de divisão e produção de Acs.

Para contornar esses problemas, lança-se mão da utilização de células de mieloma, que, por serem cancerosas, reativam a enzima telomerase, a qual mantém os telômeros em um tamanho ideal, impedindo, dessa forma, que as células entrem em senescência. Embora as células de mieloma tenham a capacidade de produzir Acs, elas não produzem o Ac de interesse. A saída é, portanto, provocar a fusão dos linfócitos B extraídos do baço dos camundongos com as células do mieloma e, dessa forma, criar uma célula que é imortal e capaz de produzir o Ac de interesse. Esse processo é feito ao provocar a fusão das membranas dessas duas células com uma substância, geralmente polietilenoglicol, que promove a aderência celular e a fusão de núcleos (INGBERMAN, 2011).

As linhagens de mieloma utilizadas na produção de mAbs apresentam, ainda, uma alteração genética que as impede de crescer em um meio de cultura que não fornece nucleotídeos, pois são deficientes para uma enzima, conhecida como HGPRT (hipoxantina-guanina fosforribosil transferase), envolvida na biossíntese de nucleotídeos. Apesar disso, as células B utilizadas na fusão são competentes para essa enzima. Assim, após a fusão, as células são colocadas em meio seletivo hipoxantina, aminopterina e timidina, no qual só irão crescer as células com a enzima HGPRT, ou seja, as células que fusionaram. Essas células fusionadas são conhecidas como **hibridomas**.

> **Fique atento**
>
> Células cancerosas apresentam várias alterações genéticas que causam vantagens de crescimento em relação às células normais, e por isso começam a se acumular, formando tumores. Uma dessas alterações é a reativação da enzima telomerase, que torna as células de câncer virtualmente imortais de forma natural.
> Uma das novas possibilidades de tratamento do câncer que se baseia nesse conhecimento é a utilização de drogas que inativam a telomerase, visando a provocar a senescência e a morte das células tumorais.

Após a seleção, o próximo passo é diluir as células fusionadas de forma que se consiga o isolamento de células individuais, que serão colocadas em placas de cultura. Cada uma dessas células individuais irá então se proliferar, produzindo seus clones de Acs únicos. É necessário esperar aproximadamente duas semanas para que as células produzam uma quantidade suficiente de Acs para testar a sua avidez. Os testes de seleção de Acs devem ser realizados com o Ag em sua forma original, na qual o Ac foi desenvolvido. O método mais utilizado costuma ser o teste de avidez de IgG por ELISA, que se baseia na intensidade com que os Acs IgG permanecem ligados ao Ag. Esse teste permite identificar o clone de linfócito B que produz o Ac com maior avidez pelo Ag original, por essa razão, é este que deverá ser utilizado.

Após a identificação desse clone, é possível manter o hibridoma escolhido de forma individual por muitos e muitos anos, podendo ainda ser congelado e descongelado conforme necessidade, além de ser possível o envio dessas células para outros laboratórios (ALVES, 2006). A utilização de clones padronizados de mAbs permite, inclusive, a padronização dos reagentes utilizados em testes laboratoriais, o que aumenta a confiabilidade dos resultados (CARDOSO, 2010).

Exercícios

1. Sobre as características da IgG, leia as afirmativas a seguir:
   I. Ac bivalente com a mais alta afinidade pelos Ags.
   II. Presente em todos os líquidos extracelulares.
   III. Atua nas respostas alérgicas, promovendo a liberação de histaminas pelos mastócitos.
   IV. Atravessa a placenta e fornece imunidade para o feto e o recém-nascido.
   V. É a imunoglobulina mais abundante na resposta passiva mediada pelo leite materno.
   Agora, assinale a alternativa que corresponde às assertivas corretas.
   a) As afirmativas I, III, IV e V estão corretas.
   b) As afirmativas I, II e IV estão corretas.
   c) As afirmativas II, III, IV e V estão corretas.
   d) As afirmativas II e IV estão corretas.
   e) As afirmativas III e V estão corretas.

2. Para responder à esta questão, leia as seguintes afirmações:
   I. Os Acs IgG patógeno-específicos constituem uma importante resposta de defesa do organismo humano, graças a uma enorme diversidade de reconhecimento antigênico
   Porque
   II. Ocorrem rearranjos nos genes das imunoglobulinas em linfócitos B, que garantem essa diversidade
   Dito isso, marque a alternativa correta.
   a) As duas afirmações são verdadeiras, sendo que a segunda justifica a primeira.
   b) As duas afirmações são verdadeiras, sendo que a segunda não justifica a primeira.
   c) A primeira afirmação é verdadeira e a segunda é falsa.
   d) A primeira afirmação é falsa e a segunda é verdadeira.
   e) As duas afirmações são falsas.

3. Sobre as forças que participam da interação Ag-Ac, assinale a alternativa correta.
   a) Afinidade é a soma total das forças de interação, levando a valência em consideração.
   b) Quanto maior for a constante de dissociação de um imunocomplexo, maior será a força de interação entre Ag e Ac.
   c) Valência é o somatório das forças de interação.
   d) Afinidade é a medida da interação entre uma região CDR e o seu epítopo específico, enquanto a avidez está relacionada a todas as regiões CDR presentes em um Ac, considerando, assim, a valência.
   e) A interação entre Ags e Acs se dá por meio de ligações covalentes não reversíveis e, por essa razão, não pode ser desfeita.

4. Os mAbs são produzidos em laboratório contra um Ag específico. Esses Acs podem ser utilizados:

a) para diagnóstico, incluindo a detecção de hormônios e proteínas, mas a sua produção não é padronizada, o que acarreta grande variabilidade de resultados.
b) para tratamento, mas é preciso que sejam Acs policlonais.
c) como soros policlonais antiofídicos.
d) como tratamento para doenças como artrite reumatoide, agindo como um anti-inflamatório.
e) como tratamento para doenças como o linfoma não Hodgkin, interagindo com proteínas presentes em excesso e estimulando, portanto, a morte celular.

5. A principal forma de produzir mAbs é pelo uso de hibridomas. Sobre essa tecnologia, leia as afirmativas a seguir.

I. A produção do Ac específico é feita pelo linfócito B fusionado à célula de mieloma.
II. Os linfócitos B são deficientes para a produção de nucleotídeos.
III. As células de mieloma apresentam capacidade ilimitada de divisão celular.
IV. O meio seletivo de crescimento irá separar somente os linfócitos B específicos que produzem Acs de alta afinidade.

Assinale a alternativa que corresponde às assertivas corretas.
a) As afirmativas I e IV estão corretas.
b) As afirmativas II e IV estão corretas.
c) As afirmativas I e III estão corretas.
d) Somente a afirmativa III está correta.
e) As afirmativas III e IV estão corretas.

Referências

ABBAS, A. K.; LICHTMAN, A. H.; PILLAI, S. *Imunologia Celular e molecular*. 8. ed. São Paulo: Elsevier, 2015.

ALVEZ, T. M. et al. *Produção e caracterização de anticorpos monoclonais contra Campylobacter fetus subsp. Venerealis*. Dissertação (Mestrado em Medicina Veterinária Preventiva) – Faculdade de Veterinária, Universidade Federal de Minas Gerais, Belo Horizonte, 2006. Disponível em: http://www.scielo.br/scielo.php?script=sci_arttext&pid=S0100-736X2012000700009&lng=en&tlng=en. Acesso em: 15 out. 2019.

CARDOSO, R. A. *Anticorpos monoclonais em imuno-hematologia*. Dissertação (Mestrado em Pesquisa e Desenvolvimento) – Faculdade de Biotecnologia Médica, Universidade Estadual de São Paulo, Botucatu, 2010. Disponível em: https://repositorio.unesp.br/bitstream/handle/11449/88059/cardoso_ra_me_botfm.pdf?sequence=1. Acesso em: 15 out. 2019.

DEL DEBBIO, C. B.; TONON, L. M.; SECOLI, S. R. Terapia com anticorpos monoclonais: uma revisão de literatura. *Revista Gaúcha de Enfermagem.* v. 28, n. 1, p. 133–42, 2007. Disponível em: https://seer.ufrgs.br/RevistaGauchadeEnfermagem/article/download/4709/2627. Acesso em: 15 out. 2019.

DELVES, P. J. *et al. Fundamentos de imunologia.* 12. ed. São Paulo: Guanabara Koogan, 2013.

ESQUEMA dum anticorpo com os seus domínios variáveis em azul, e os CDR (que formam parte dos ditos domínios variaveis em azul claro. *In:* WIKIPEDIA [2011]. Disponível em: http://en.wikipedia.org/wiki/Laparotomia dahttps://pt.wikipedia.org/wiki/Regi%C3%A3o_determinante_da_complementariedade#/media/Ficheiro:Antibody_with_CDRs.svg. 2000. Acesso em: 18 mar. 2010.

INGBERMAN, M. *Produção de anticorpos monoclonais para o receptor a de estrógeno humano (hERa).* Dissertação (Mestrado em Microbiologia, Parasitologia e Patologia) – Faculdade de Ciências Biológicas, Universidade Federal do Paraná, Curitiba, 2011. Disponível em: https://acervodigital.ufpr.br/bitstream/handle/1884/46494/R%20-z20D%20 20MAX%20INGBERMAN.pdf?sequence=1&isAllowed=y. Acesso em: 15 out. 2019.

LEVINSON, W. *Microbiologia médica e imunologia.* 13. ed. Porto Alegre: AMGH, 2016. (Série Lange).

MURPHY, K. M. *Imunobiologia de Janeway.* 8. ed. Porto Alegre: Artmed, 2014.

SILVA, C. F.; SILVA, M. V.; OSORIO-DE-CASTRO, C. G. S. Os ensaios clínicos e o registro de anticorpos monoclonais e biomedicamentos oncológicos no Brasil. *Revista Panamericana Salud Publica.* v. 39, n. 3, p. 149–56, 2016. Disponível em: https://www.scielosp.org/article/ssm/content/raw/?resource_ssm_path=/media/assets/rpsp/v39n3/1020-4989-RPSP-39-03-149.pdf. Acesso em: 15 out. 2019.

TEIXEIRA, I. N. D'A. O.; GUARIENTO, M. E. Biologia do envelhecimento: teorias, mecanismos e perspectivas. *Revista Ciência & saúde coletiva.* v. 15, n. 6, Rio de Janeiro, set. 2010. Disponível em: http://www.scielo.br/scielo.php?script=sci_arttext&pid=S1413-81232010000600022. Acesso em: 15 out. 2019.

VIDAL, T. J.; FIGUEIREDO, T. A.; PEPE, V. L. E. O mercado brasileiro de anticorpos monoclonais utilizados para o tratamento de câncer. *Cad. Saúde Pública.* v. 34, n. 12, p. , 2018. Disponível em: http://www.scielo.br/scielo.php?script=sci_arttext&pid=S0102-311X2018001205003&lng=pt&tlng=pt. Acesso em: 15 out. 2019.

UNIDADE 2

Controle de qualidade em imunoensaios

Objetivos de aprendizagem

Ao final deste texto, você deve apresentar os seguintes aprendizados:

- Reconhecer o objetivo do controle de qualidade em imunologia.
- Identificar os parâmetros de qualidade associados ao desempenho dos testes imunológicos.
- Descrever as características do *likelihood ratio* positivo e negativo e dos testes sorológicos.

Introdução

Uma grande variedade de testes diagnósticos está disponível atualmente, cuja função é auxiliar na tomada de decisão de ação e tratamento. Para confiar no resultado de um teste diagnóstico, é importante conhecer a metodologia utilizada para a realização do teste, bem como as suas limitações, a fim de interpretar corretamente o resultado obtido pelo exame laboratorial. Assim, é importante conhecer os métodos utilizados no controle de qualidade em testes sorológicos e como eles podem ser ajustados, de modo a favorecer um determinado diagnóstico ou não, além de interpretar de forma acertada os resultados baseados em parâmetros de qualidade.

Neste capítulo, você conhecerá a importância e os objetivos do controle de qualidade em exames imunológicos, bem como caracterizará os parâmetros associados ao desempenho dos testes, tais como sensibilidade, especificidade e valores preditivos positivo e negativo. Além disso, aprenderá sobre a taxa de probabilidade (também conhecida como razão de verossimilhança ou *likelihood ratio*, na sigla em inglês) e como utilizá-la para analisar o resultado de um teste.

Medicina baseada em evidências e exames diagnósticos

O processo de diagnóstico envolve a tomada de decisão clínica sobre a realização ou não de uma ação e qual ação deve ser tomada, o que envolve, de modo consciente ou não, a análise de probabilidades. O diagnóstico pode se basear nos sinais e sintomas clínicos apresentados pelo paciente (diagnóstico clínico) ou nos dados obtidos por exames laboratoriais, que são cruciais para confirmar ou descartar suspeitas percebidas pelo exame clínico (MCPHERSON; PINCUS, 2012). Por exemplo, com base no achado de febre e manchas vermelhas no corpo, o médico começa a avaliar se o diagnóstico do paciente é de dengue ou de outras doenças com sintomas físicos semelhantes e solicita exames laboratoriais que o ajudem a concluir o diagnóstico. Um dos principais fatores para a análise correta das evidências disponíveis é a obtenção dos dados.

No entanto, muitas vezes os motivos que levam à solicitação de um teste ou as respostas que se espera obter por meio de um exame não são claros (MCPHERSON; PINCUS, 2012). A medicina baseada em evidências (MBE) tem como premissa aplicar o método científico à tomada de decisão, e, apesar do nome, pode ser aplicada a todos os profissionais de saúde, de forma a conduzir melhor as ações de cada especialidade profissional.

A MBE pode ser resumida em cinco passos (GUIMARÃES, 2009; MCPHERSON; PINCUS, 2012):

1. elaborar uma pergunta clínica com base no que foi relatado e apresentado pelo paciente;
2. buscar a melhor forma de responder à essa pergunta;
3. analisar e avaliar criticamente a informação obtida e buscar uma conclusão que responda à pergunta clínica;
4. aplicar a informação obtida de forma individualizada a cada paciente;
5. verificar a efetividade e monitorar a literatura.

Quando corretamente utilizada, essa prática incentiva profissionais e pacientes a avaliarem a necessidade e a utilidade de alguns exames laboratoriais e procedimentos médicos, o que pode diminuir custos e melhorar o tratamento oferecido (ROCHA et al., 2018). O excesso de exames solicitados pode causar mais confusão do que esclarecer dúvidas, visto que, quanto maior o número de exames solicitados, maior a chance de que ao menos um apresente um resultado alterado, sem que isso represente uma situação clínica real, e, caso os exames tenham sido solicitados sem indicação clínica, podem apresentar resultados que não interferirão na decisão de tratamento do paciente (ZHI *et al.*, 2013; SIONTIS *et al.*, 2014). Dessa forma, a MBE pode ser aplicada de forma eficaz na solicitação e interpretação de exames diagnósticos, já que estes são parte importante do processo de tomada de decisão clínica (NICOLL *et al.*, 2019).

O Quadro 1, a seguir, apresenta uma relação entre o número de exames e a probabilidade de um indivíduo sadio vir a apresentar um ou mais resultados anormais.

Quadro 1. Relação entre o número de exames e a probabilidade de um indivíduo sadio vir a apresentar um ou mais resultados anormais

Número de exames	Probabilidade de que um ou mais resultados sejam anormais
1	5%
6	26%
12	46%
20	64%

Fonte: Adaptado de Nicoll (2019).

Importância do controle de qualidade em imunologia clínica

Embora estejamos na era do diagnóstico molecular, os exames sorológicos ainda são muito importantes, devido a utilizarem métodos e equipamentos mais baratos, o que diminui custos e permite a testagem de uma quantidade maior de indivíduos. Além disso, estes ensaios podem ser automatizados, o que diminui ainda mais os custos de operação, facilitando, por exemplo, a realização de exames de triagem, que permitem a identificação de indivíduos assintomáticos em uma população. Dessa forma, desde que respeitadas as limitações de cada teste, o diagnóstico sorológico continua a apresentar grande importância clínico-laboratorial.

Os imunoensaios podem auxiliar a elucidar os processos patológicos, identificar o agente causador da doença, mesmo em situações em que os sinais e sintomas são semelhantes, bem como identificar a fase da doença, se aguda ou pregressa. Assim, os testes sorológicos podem ser utilizados para a identificação de infecções congênitas, triagem, seleção de doadores de sangue e avaliação de prognóstico e de resposta ao tratamento. Em um contexto epidemiológico, os ensaios sorológicos auxiliam na identificação da prevalência de doenças, bem como no monitoramento de erradicação e reintrodução de patógenos em uma população.

A tomada de decisão baseada no resultado de exames laboratoriais é, mesmo que de modo inconsciente, uma avaliação de probabilidades. Assim, a possibilidade de um paciente ter a doença é expressa como probabilidade, a qual pode ser alterada conforme o resultado do teste. Lembre-se de que probabilidades não são certezas e que, para diminuir a chance de erros, diversos fatores devem ser levados em consideração, sendo a associação de métodos diagnósticos importante nesse processo. Para aumentar a confiabilidade de um teste sorológico, faz-se necessária a utilização de parâmetros de validação e de controles de qualidade internos e externos, para garantir a confiabilidade do resultado.

A validação de testes diagnósticos depende de múltiplos parâmetros que precisam ser analisados, e estes podem ser próprios do teste, fornecendo resultados com pouca variação, independentemente da prevalência da doença (sensibilidade e especificidade), ou de acordo com a prevalência da doença na população em estudo (valores preditivos positivos e negativos). Esses parâmetros avaliam a validade intrínseca de um teste diagnóstico. Já a validade extrínseca é relativa à capacidade do teste de identificar a real situação da população que está sendo estudada, incluindo os parâmetros de reprodutibilidade, acurácia e precisão (FERREIRA; MORAES, 2013).

O desempenho de testes diagnósticos depende de fatores próprios do indivíduo fornecidos à amostra, tais como idade, jejum e atividade física, e fatores próprios da análise laboratorial. Um teste laboratorial útil apresenta algumas características importantes (NICOLL *et al.*, 2019): a metodologia do exame foi descrita em detalhes, de modo a ser reproduzida com acurácia e de forma confiável; a acurácia e a precisão do exame foram determinadas; o intervalo de referência foi estabelecido corretamente; os parâmetros de sensibilidade e especificidade foram estabelecidos por comparação com um padrão-ouro; a avaliação de performance do teste utilizou vários pacientes, incluindo pacientes com distúrbios diferentes daquele que se busca, mas que são facilmente confundíveis.

O intervalo de referência é um parâmetro que descreve o valor esperado para 95% da população, ajudando a distinguir os indivíduos sem doença dos indivíduos doentes. Dessa forma, um exame com resultados fora do valor de referência apresenta grande chance de realmente refletir uma situação de doença. Em uma situação ideal, as populações de indivíduos doentes e saudáveis não estariam sobrepostas, porém, na prática, isso não acontece, e a consequência disso é a ocorrência de resultados falso-positivos (FP) e falso--negativos (FN) (MCPHERSON; PINCUS, 2012).

A acurácia (Figura 1a), também chamada de exatidão, é um parâmetro que define a capacidade do teste de entregar resultados corretos, identificar corretamente os estados de doença e de saúde, de modo que um exame é considerado não acurado quando seus resultados diferem do valor real, mesmo que sejam reproduzíveis. A acurácia pode ser aumentada nos laboratórios clínicos pela correta calibração dos equipamentos com reagentes de referência e a participação em programas de controle de qualidade (ARTIGOS..., 2012; NICOLL et al., 2019). A avaliação da acurácia permite detectar erros sistemáticos ou a tendência de os resultados se desviarem em uma dada direção (FERREIRA; MORAES, 2013).

Outro parâmetro importante é a precisão (Figura 1b), uma medida de reprodutibilidade em que um teste é repetido várias vezes utilizando uma mesma amostra, mostrando que o método produz pouca variação de resultados sempre que utilizado, ou seja, identificando o erro acidental do método, que corresponde ao erro experimental acumulado (FERREIRA; MORAES, 2013). Para analisar a precisão, é interessante avaliar o coeficiente de variação de resultados para amostras com quantidades baixas, intermediárias e altas do analito que está sendo buscado (MCPHERSON; PINCUS, 2012). Um teste ideal precisa ser tanto preciso quanto acurado (Figura 1C).

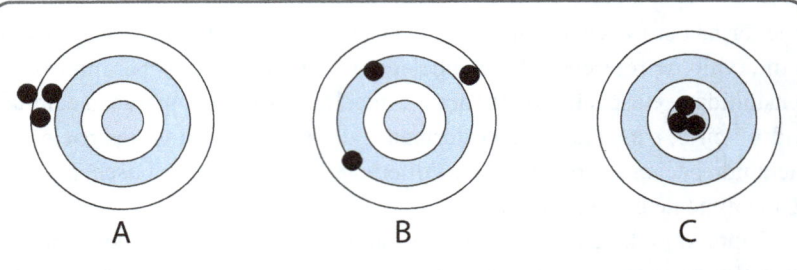

Figura 1. Acurácia e precisão de testes diagnósticos. (a) Teste preciso (resultados com pouca variação), mas não acurado (longe do alvo); assim, não representa a situação real. (b) Teste impreciso (muita variação de resultados) e não acurado (nenhum dos resultados obtidos acertam o diagnóstico). (c) Situação ideal para um teste diagnóstico, com alta precisão (pouquíssima variação nos dados) e acurado (diagnóstico acertado).
Fonte: Adaptada de Nicoll *et al.* (2019, documento *on-line*).

Resultados possíveis em um teste sorológico e parâmetros de qualidade

O processo de diagnóstico depende da análise de probabilidades, havendo sempre a possibilidade de erro. Um teste diagnóstico perfeito seria capaz de identificar 100% dos indivíduos doentes e 100% dos saudáveis, porém a prática mostra que não existem exames com tal confiabilidade, de modo que se faz necessário conhecer os parâmetros de qualidade para avaliar as limitações dos testes laboratoriais (NORDENSTROM, 2008).

Quando imaginamos um teste laboratorial, geralmente pensamos que há dois resultados possíveis, sendo um o oposto do outro: positivo ou negativo; presença ou ausência de um patógeno; saúde e doença. No entanto, por razões biológicas e técnicas, existem resultados falso-positivos (FP), quando indivíduos sem a característica buscada apresentam um teste positivo, e falso-negativos (FN), quando indivíduos com a característica não as manifestam no teste, o que leva a imprecisões no diagnóstico. Ao considerar os resultados do teste e a presença ou a ausência de doenças como entidades distintas, pode-se identificar e quantificar imprecisões e limitações nos testes diagnósticos e montar uma tabela 2×2 baseada nestas situações. O Quadro 2, a seguir, apresenta um esquema de resultados possíveis em um teste diagnóstico. Os verdadeiros positivos (VP) ocorrem quando o teste indica corretamente a presença de doença, ao passo que os verdadeiros negativos (VN) indicam a ausência de doença em indivíduos realmente negativos.

Quadro 2. Resultados possíveis em um teste diagnóstico

Teste (resultado)	Doença (diagnóstico verdadeiro)	
	Presente	Ausente
Positivo	VP	FP
Negativo	FN	VN

Um bom exame é aquele que apresenta uma grande quantidade de VP e VN, mas é preciso reconhecer que uma quantidade de resultados falsos sempre ocorrerá. Os VP são os indivíduos que apresentam tanto a doença quanto um teste com resultado positivo. A capacidade de um teste de identificar corretamente uma doença é chamada de **sensibilidade (S)**, que pode ser expressa como a porcentagem de indivíduos doentes com um teste positivo (MCPHERSON; PINCUS, 2012; ARTIGOS..., 2012; FERREIRA; MORAES, 2013; NICOLL *et al.*, 2019). Um teste com sensibilidade de 90% indica que, a cada 100 indivíduos testados pelo método a ser avaliado e sabidamente com a doença, 90 serão identificados e 10 não serão (falso-negativos); assim, quanto maior a sensibilidade, menor a quantidade de falso-negativos. Como o confundidor da sensibilidade são os falso-negativos, pode-se representar esse parâmetro da seguinte forma:

$$S = \frac{VP}{VP + FN}$$

A **especificidade (E)** representa uma situação em que a probabilidade de resultado negativo nos não doentes (verdadeiros negativos) é confundida pelos falso-positivos. Um teste com especificidade de 90% indica que, a cada 100 indivíduos sabidamente saudáveis testados pelo método avaliado, 90 não serão identificados e 10 serão (falsos-positivos). A especificidade do teste pode ser influenciada por inúmeros fatores que levam a resultados falso-positivos, incluindo a grande quantidade de anticorpos da classe IgM, que, por apresentarem menor afinidade por seus epítopos, permitem uma maior ocorrência de reações cruzadas (FERREIRA; MORAES, 2013). Um teste com alta especificidade é útil para confirmar um diagnóstico, visto que fornece menos resultados falso-positivos (NICOLL *et al.*, 2019). A especificidade pode ser expressa numericamente da seguinte forma:

$$E = \frac{VN}{VN + FP}$$

Para determinar a especificidade e a sensibilidade de um teste sorológico, é preciso compará-lo com um teste considerado "padrão-ouro", que é o teste com a melhor capacidade dentre todos os existentes para detectar os verdadeiros positivos e os verdadeiros negativos. Em geral, este método é muito mais complexo e demorado que os métodos sorológicos, por isso raramente é utilizado na prática clínica (NICOLL *et al.*, 2019).

> **Fique atento**
>
> Os testes de triagem necessitam de alta sensibilidade para detectar todos os casos. Já os testes de confirmação requerem alta especificidade para confirmar os diagnósticos dos testes de triagem.

A sensibilidade e a especificidade de um exame diagnóstico variam conforme o limiar de reatividade (LR), que é a quantidade do analito utilizada para distinguir um resultado normal de um alterado (NICOLL *et al.*, 2019). Se o limiar for menor, a sensibilidade aumenta, mas a especificidade diminui, aumentando a quantidade de falso-positivos; da mesma maneira, se o limiar for maior, a sensibilidade diminui, mas a especificidade aumenta, aumentando a quantidade de falsos-negativos (Figura 2). Laboratórios clínicos buscam um equilíbrio entre sensibilidade e especificidade, porém os exames sorológicos utilizados para a triagem de doadores em bancos de sangue são ajustados para favorecer a sensibilidade, o que aumenta a quantidade de falso-positivos e requer testes adicionais para a confirmação do diagnóstico (FERREIRA; MORAES, 2013).

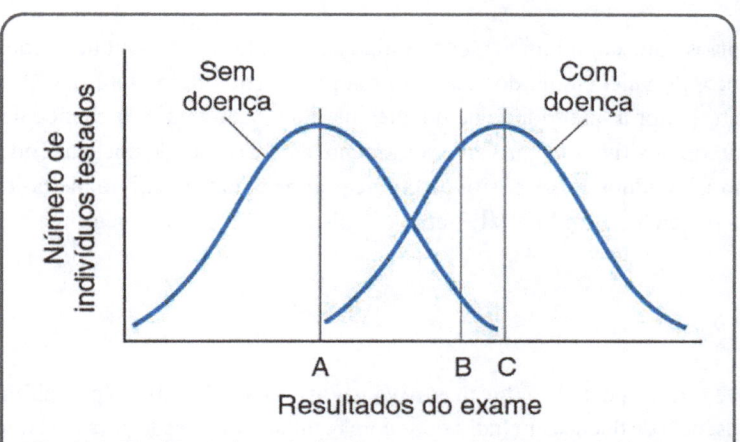

Figura 2. Distribuição de resultados de exame sorológico para indivíduos saudáveis e doentes. As barras A, B e C representam os diferentes LR e seus efeitos sobre a sensibilidade e a especificidade do exame. Se o LR A for utilizado, o exame tem 100% de sensibilidade, pois identifica todos os indivíduos com a doença, mas baixa especificidade, pois identifica como positivos uma grande quantidade de pacientes saudáveis. Se o LR C for utilizado, a situação é invertida: a especificidade é 100%, mas a sensibilidade diminui. A utilização do LR B aumenta a especificidade com menos prejuízo à sensibilidade.
Fonte: Nicoll *et al.* (2019, documento *on-line*).

Os parâmetros de qualidade dos testes sorológicos vistos até agora são referentes ao teste e à sua performance ao identificar doenças. No entanto, outros parâmetros são influenciados pela prevalência (número total de casos da doença) do patógeno na população analisada. Na tomada de decisões clínicas, a prevalência representa a probabilidade de um indivíduo apresentar uma determinada doença antes mesmo de ser testado (probabilidade pré-teste), com base na prevalência deste patógeno na população geral, o que é avaliado pelos valores preditivos positivos e negativos (FERREIRA; MORAES, 2013). O valor preditivo de um teste indica a probabilidade de o resultado do teste estar correto, representando a probabilidade pós-teste.

O **valor preditivo positivo (VPP)** representa a probabilidade de doença em uma pessoa com resultado de exame alterado, ou seja, é a proporção de verdadeiros positivos entre todos os indivíduos com teste positivo. Quanto mais específico for um teste, maior seu VPP, pois há maior probabilidade de que um indivíduo com teste positivo tenha a doença. Assim, exames confirmatórios apresentam maior sensibilidade e VPP. Da mesma maneira, quanto maior a prevalência da doença em uma população, maior será o VPP, pois quanto maior a quantidade de doentes na população, maior a chance de um resultado positivo indicar verdadeiramente a ocorrência de doença. Todavia, como indivíduos falso-positivos também apresentam positividade no teste, estes podem confundir o VPP, cujo cálculo pode ser feito da seguinte forma:

$$VPP = \frac{VP}{VP + FP}$$

De forma oposta, o **valor preditivo negativo (VPN)** indica a probabilidade de ausência de doença em indivíduos com resultado inalterado para o exame em questão, ou seja, esse parâmetro busca os verdadeiros negativos entre aqueles com teste negativo. Quanto mais sensível um teste, maior seu VPN (maior a chance de que um resultado negativo indique ausência de doença), ou seja, quanto menor a prevalência da doença em uma população, maior será o VPN, pois quanto mais indivíduos saudáveis existirem, maior a chance de que um resultado negativo indique realmente a ausência do patógeno. Indivíduos que manifestam erroneamente um teste negativo confundem o VPN, cuja fórmula é:

$$VPN = \frac{VN}{VN + FN}$$

É possível calcular os VPP e VPN de um teste, cujos índices de sensibilidade e especificidade são conhecidos, de acordo com a variação na prevalência da doença, o que reflete de forma mais fiel o que ocorre na população (FERREIRA; MORAES, 2013; NICOLL *et al.*, 2019):

$$VPP = \frac{S \times prevalência}{(1 - S)(1 - prevalência)}$$

e

$$VPN = \frac{E \times (1 - prevalência)}{[E \times (1 - prevalência)] + [(1 - S) \times prevalência]}$$

> **Link**
>
> O Ministério da Saúde disponibiliza uma calculadora *on-line* para obtenção dos parâmetros de qualidade de testes diagnósticos, incluindo sensibilidade, especificidade, acurácia, valores preditivos e taxa de probabilidade. Confira no *link* ou no código a seguir.
>
> https://qrgo.page.link/p4qhR

Taxa de probabilidade: como o resultado de um exame altera as probabilidades?

Os valores preditivos, por estarem diretamente relacionados à prevalência da doença, são úteis em situações em que a prevalência do patógeno seja superior a 2 a 5%, porém, em situações em que esse parâmetro seja inferior, os valores preditivos perdem sua utilidade (quanto menor a prevalência, mais o VPP tende à zero) (NORDENSTROM, 2008). Nessas situações, é útil a utilização da **taxa de probabilidade (TP)**, também chamada de razão de verossimilhança ou *likelihood ratio*, uma vez que esse parâmetro mostra, de forma independente da prevalência da doença, como o resultado do exame sorológico pode aumentar ou diminuir a probabilidade de doença (FERREIRA; MORAES, 2013).

A análise da TP é feita por meio da sensibilidade e da especificidade de um teste, estando, assim, diretamente relacionada à acurácia do exame (BECK *et al.*, 2009). Dessa forma, é uma avaliação do *status* do teste ou do desempenho deste, e não do estado da doença no paciente (MCPHERSON; PINCUS, 2012). A TP pode ser utilizada tanto para resultados negativos, avaliando a probabilidade de o teste excluir a doença, quanto para testes positivos, confirmando a doença, e quanto mais estes valores se afastam de 1, mais poderoso é o teste para discriminar saúde e doença (BECK *et al.*, 2009).

A taxa de probabilidade positiva (TPP) expressa quantas vezes é mais provável encontrar um resultado positivo em indivíduos doentes, quando comparados com pessoas saudáveis (FERREIRA; PATINO, 2018). A TPP varia de 1 ao infinito, e, quanto maior seu valor, maior a possibilidade de um teste com resultado positivo aumentar a probabilidade de doença (Quadro 3). Pode-se definir matematicamente a TPP por meio da fórmula a seguir:

$$TPP = \frac{S}{(1 - E)}$$

Da mesma maneira, pode-se calcular a taxa de probabilidade negativa (TPN), que indica quantas vezes mais é provável encontrar resultados negativos em pacientes doentes em relação a indivíduos saudáveis (FERREIRA; PATINO, 2018). Este valor varia de 1 a 0, e, quanto mais próximo de 0, menor a probabilidade de doença em testes com resultados negativos (Quadro 3). A TPN pode ser matematicamente expressa a partir da seguinte fórmula:

$$TPN = \frac{(1 - S)}{E}$$

Quadro 3. Efeito do valor da taxa de probabilidade na confirmação do diagnóstico. Valores superiores a 5 são indicativos de presença de doença, ao passo que valores inferiores a 0,5 são indicativos para descartar a presença de doença

TP	Interpretação
> 10	Aumento grande, muitas vezes conclusivo, na probabilidade de doença
5–10	Aumento moderado na probabilidade de doença
2–5	Pequeno aumento da probabilidade de doença
1–2	Aumento mínimo na probabilidade de doença
1	Nenhuma mudança na probabilidade de doença
0,5–1,0	Diminuição mínima na probabilidade de doença
0,2–0,5	Pequena diminuição na probabilidade de doença
0,1–0,2	Diminuição moderada na probabilidade de doença
< 0,1	Dimunuição grande, muitas vezes conclusiva, na probabilidade de doença

Fonte: Adaptado de Nordenstrom (2008, p. 69), Beck *et al.* (2009) e Nicoll (2019).

Fique atento

Dois termos foram bastante utilizados ao longo deste capítulo: probabilidade e chance, os quais expressam a mesma informação de maneiras diversas. Probabilidade é a proporção de pacientes que apresenta uma dada característica (como um resultado positivo ao exame) em relação ao total de indivíduos analisados, ao passo que chance é a razão entre duas probabilidades: a probabilidade de ocorrência de algo e a probabilidade de não ocorrência. Assim, os valores preditivos são estimativas de probabilidade, ao passo que a taxa de probabilidade é uma estimativa de chance (NORDENSTROM, 2008).

Os parâmetros de controle de qualidade de testes sorológicos são muitos e podem ser um pouco confusos, mas é importante saber utilizar e interpretar esses valores, pois terá grande impacto em sua atuação profissional (Quadro 4).

Quadro 4. Parâmetros de controle de qualidade, seus significados e a fórmula de cálculo

Termo	Significado	Fórmula
Sensibilidade	Quanto um exame pode demonstrar doença?	VP / VP + FN
Especificidade	Quanto um exame pode descartar doença?	VN / VN + FP
Valor preditivo positivo	Qual a probabilidade de doença em um indivíduo com resultado positivo?	VP / VP + FP
Valor preditivo negativo	Qual a probabilidade de ausência de doença em um indivíduo com resultado negativo?	VN / VN + FN
Taxa de probabilidade positiva	Quais as chances de um resultado positivo em um indivíduo doente em relação a um resultado positivo em um indivíduo saudável?	S / (1 − E)
Taxa de probabilidade negativa	Quais as chances de resultado negativo em um indivíduo doente em relação ao teste negativo em um indivíduo saudável?	(1 − S) / E

Fonte: Adaptado de Nordenstrom (2008, p. 67).

Exercícios

1. Com relação aos parâmetros de controle de qualidade utilizados para a avaliação da *performance* de testes diagnósticos, assinale a alternativa correta.
   a) A sensibilidade refere-se à capacidade de um teste de distinguir as pessoas não doentes em uma população.
   b) O valor preditivo somente fornece o indicativo da confiabilidade do resultado para a presença de uma doença.
   c) O valor preditivo positivo indica a probabilidade de um teste com resultado negativo estar correto.
   d) A sensibilidade refere-se à capacidade de um teste de identificar os indivíduos doentes em uma população.
   e) A especificidade indica a probabilidade de um teste com resultado positivo estar correto.

2. Os conceitos de sensibilidade e especificidade são importantes na área médica, visto que tratam de medir a eficiência de testes diagnósticos ou vacinas. Suponha que um determinado teste possui valores de sensibilidade = 0,95 e especificidade = 0,99. A partir dessa informação, pode-se concluir que o seu resultado apresentará aproximadamente:
   a) 5% de falso-negativo e 99% de falso-positivo.
   b) 5% de falso-negativo e 1% de falso-positivo.
   c) 95% de falso-negativo e 99% de falso-positivo.
   d) 95% de falso-positivo e 99% de falso-negativo.
   e) 5% de falso-positivo e 1% de falso-negativo.

3. Sobre os parâmetros de controle de qualidade, analise as afirmativas a seguir.
   I. Os testes de triagem destacam-se pela maior especificidade; já os confirmatórios, pela maior sensibilidade.
   II. Um valor preditivo negativo de 93% indica a ocorrência de sete falso-positivos.
   III. Quanto mais sensível um teste, menos resultados falso-negativos serão produzidos.

   Assinale a alternativa correta.
   a) I e II estão corretas.
   b) I e III estão corretas.
   c) II e III estão corretas.
   d) Somente I está correta.
   e) Somente III está correta.

4. Você está trabalhando em um laboratório de análises clínicas de grande porte. Seu chefe informa que o laboratório mudará o fornecedor de reagentes para a realização de sorologias e, como você é responsável pelo setor, solicita sua ajuda para a tomada de decisão. Com base nos valores de parâmetros de qualidade indicados a seguir e no local onde você trabalha, indique a alternativa que justifica corretamente qual seria o teste escolhido.

Parâmetro	Teste 1	Teste 2
Sensibilidade	98,3%	95,8%
Especificidade	93,7%	95,3%

a) Teste 1, pois laboratórios clínicos precisam favorecer os resultados negativos, medidos pela sensibilidade.
b) Teste 2, por apresentar um equilíbrio entre os parâmetros, não favorecendo nem resultados positivos, nem negativos.
c) Teste 1, pois laboratórios clínicos favorecem resultados negativos, medidos pela especificidade.
d) Teste 2, por apresentar maior especificidade, garantindo mais resultados falso-positivos.
e) Teste 2, pois favorece os resultados positivos, garantindo maior segurança ao paciente.

5. Um teste imunológico perfeito seria aquele sem falso-positivos e falso-negativos, o que, na prática, não existe. No entanto, dependendo do objetivo do teste, deve-se utilizar limiares de reatividade (LR) diferentes. Com base na informação dada, assinale a alternativa correta.
   a) Bancos de sangue precisam de testes cujo LR favoreça a sensibilidade, reduzindo, assim, a chance de se obter falso-positivos.
   b) Laboratórios clínicos precisam de testes imunológicos com um LR equilibrado entre a sensibilidade e a especificidade.
   c) Bancos de sangue precisam de testes cujo LR favoreça a sensibilidade, aumentando, assim, a chance de se obter falso-negativos.
   d) Laboratórios clínicos precisam de testes imunológicos com boa especificidade, reduzindo, assim, a chance de se obter falso-negativos.
   e) Bancos de sangue precisam de testes cujo LR favoreça a sensibilidade, aumentando, assim, a chance de se obter falso-positivos.

Referências

ARTIGOS sobre testes diagnósticos. *In:* MOREIRA, W. B. (ed.). *Leitura crítica de artigos científicos.* [S. l.]: Sociedade Brasileira de Oncologia Clínica, 2012. p. 83–90. Disponível em: https://www.sboc.org.br/app/webroot/leitura-critica/LEITURA-CRITICA_C5.pdf. Acesso em: 27 out. 2019.

BECK, S. T. et al. Taxa de probabilidade como guia de interpretação do FAN-HEp-2 na pesquisa de autoanticorpos no lúpus eritematoso sistêmico. *Jornal Brasileiro de Patologia e Medicina Laboratorial*, v. 45, n. 4, p. 275–283, 2009. Disponível em: http://www.scielo.br/pdf/jbpml/v45n4/a04v45n4.pdf. Acesso em: 27 out. 2019.

FERREIRA, A. W.; MORAES, S. do L. *Diagnóstico laboratorial das principais doenças infecciosas e auto-imunes*. 3. ed. Rio de Janeiro: Guanabara Koogan, 2013.

FERREIRA, J. C.; PATINO, C. M. Entendendo os testes diagnósticos: parte 3. *Jornal Brasileiro de Pneumologia*, v. 44, n. 1, p. 4, 2018. Disponível em: http://www.scielo.br/pdf/jbpneu/v44n1/pt_1806-3713-jbpneu-44-01-00004.pdf. Acesso em: 27 out. 2019.

GUIMARÃES, C. A. Medicina baseada em evidências. *Revista do Colégio Brasileiro de Cirurgiões*, v. 36, n. 5, p. 369–370, 2009. Disponível em: http://www.scielo.br/pdf/rcbc/v36n5/02.pdf. Acesso em: 27 out. 2019.

MCPHERSON, R. A.; PINCUS, M. R. *Diagnósticos clínicos e tratamento por métodos laboratoriais de Henry*. 21. ed. Barueri, SP: Manole, 2012.

NICOLL, D. et al. *Manual de exames diagnósticos*. 5. ed. Porto Alegre: AMGH, 2019. (Lange).

NORDENSTROM, J. *Medicina baseada em evidências:* seguindo os passos de Sherlock Holmes. Porto Alegre: Artmed, 2008.

ROCHA, E. C. B. et al. Necessidade de gerenciamento dos gastos com exames laboratoriais no Brasil. *Revista de Educação da Universidade Federal do Vale do São Francisco*, v. 8, n. 15, p. 112–128, 2018. Disponível em: http://www.periodicos.univasf.edu.br/index.php/revasf/article/view/178. Acesso em: 27 out. 2019.

SIONTIS, K. C. et al. Diagnostic tests often fail to lead to changes in patient outcomes. *Journal of Clinical Epidemiology*, v. 67, n. 6, p. 612-621, 2014.

ZHI, M. et al. The landscape of inappropriate laboratory testing: a 15-year meta-analysis. *PLoS One*, v. 8, n. 11, e78962, 2013.

Avaliação da imunidade celular

Objetivos de aprendizagem

Ao final deste texto, você deve apresentar os seguintes aprendizados:

- Identificar os tipos de testes utilizados para avaliação da imunidade celular.
- Explicar o que são linfócitos e quais são seus subtipos.
- Caracterizar os testes de avaliação da função fagocítica: oxidação e quimiotaxia.

Introdução

Para proteger o indivíduo de maneira eficaz contra uma doença, o sistema imune primeiramente realiza o reconhecimento imunológico, a fim de detectar a presença de infecção, tarefa realizada pelos leucócitos do sistema imune inato, os quais proporcionam uma resposta imediata, e pelos linfócitos do sistema imune adaptativo. A segunda tarefa é conter a infecção e, se possível, eliminá-la por completo, tarefa realizada pelo sistema complemento de proteínas sanguíneas e por anticorpos produzidos pelos linfócitos B, devido à capacidade destrutiva dos linfócitos e de outros leucócitos. Ao mesmo tempo, a resposta imune deve ser mantida sob controle, para que não cause nenhum prejuízo ao próprio organismo.

Neste capítulo, você conhecerá os parâmetros para avaliar a imunidade celular, bem como aprofundará seus conhecimentos em relação aos linfócitos e suas funções fagocíticas: oxidação e quimiotaxia.

Avaliação da imunidade

Imunidade humoral

A imunidade humoral (mediada por anticorpos) é direcionada principalmente contra doenças mediadas por exotoxinas, como o tétano e a difteria, infecções nas quais a virulência está relacionada à presença de cápsulas polissacarídicas (pneumocócicas, meningocócicas, *Haemophilus influenzae*). Na resposta primária, os anticorpos são detectados no soro após um intervalo de tempo mais longo do que na resposta secundária, sendo geralmente de 7 a 10 dias, porém pode ser prolongado, dependendo da natureza e da dose do antígeno. Em seguida, uma pequena quantidade de clones de células B e de células plasmáticas específicas para o antígeno é formada. A concentração sérica dos anticorpos continua a aumentar por várias semanas e, então, declina, podendo cair a níveis bem baixos.

Os primeiros anticorpos a surgirem em uma resposta primária são do tipo IgM, seguidos por anticorpos IgG ou IgA. Os níveis de IgM decaem mais precocemente do que os de IgG. No entanto, quando há um segundo encontro com o mesmo antígeno (resposta secundária), meses ou anos após a resposta primária, ocorre uma rápida resposta por anticorpos (o intervalo de tempo é de apenas 3–5 dias), alcançando níveis mais elevados do que na resposta primária. Esse fenômeno é atribuído à persistência de "células de memória" antígeno-específicas, geradas após o primeiro contato. Essas células de memória proliferam, desencadeando uma expansão clonal maior de células B e células plasmáticas específicas, as quais medeiam a resposta secundária por anticorpos. Durante a resposta secundária, a quantidade de IgM produzida é similar à gerada após o primeiro contato com o antígeno. Entretanto, uma quantidade muito maior de anticorpos IgG é produzida, e esses níveis elevados tendem a persistir por muito mais tempo do que após a resposta primária. A avaliação da imunidade humoral consiste, principalmente, em medir a quantidade de cada uma das três imunoglobulinas importantes (IgG, IgM e IgA) no soro do paciente. Essa avaliação normalmente é realizada por turbidimetria ou nefelometria (LEVINSON, 2016).

> **Saiba mais**
>
> A dosagem sérica de Ig é um importante exame a ser solicitado quando há suspeita de deficiência de anticorpo, e a deficiência mais comum é de IgA. Níveis aumentados de IgG podem indicar prognóstico de mieloma múltiplo, infecções ou processos inflamatórios crônicos.
>
> | SPE | IgG | IgA | IgM | K | λ |
> | :---: | :---: | :---: | :---: | :---: | :---: |
> | 1 | 2 | 3 | 4 | 5 | 6 |
>
> *Fonte:* Hungria *et al.* ([201-?]).

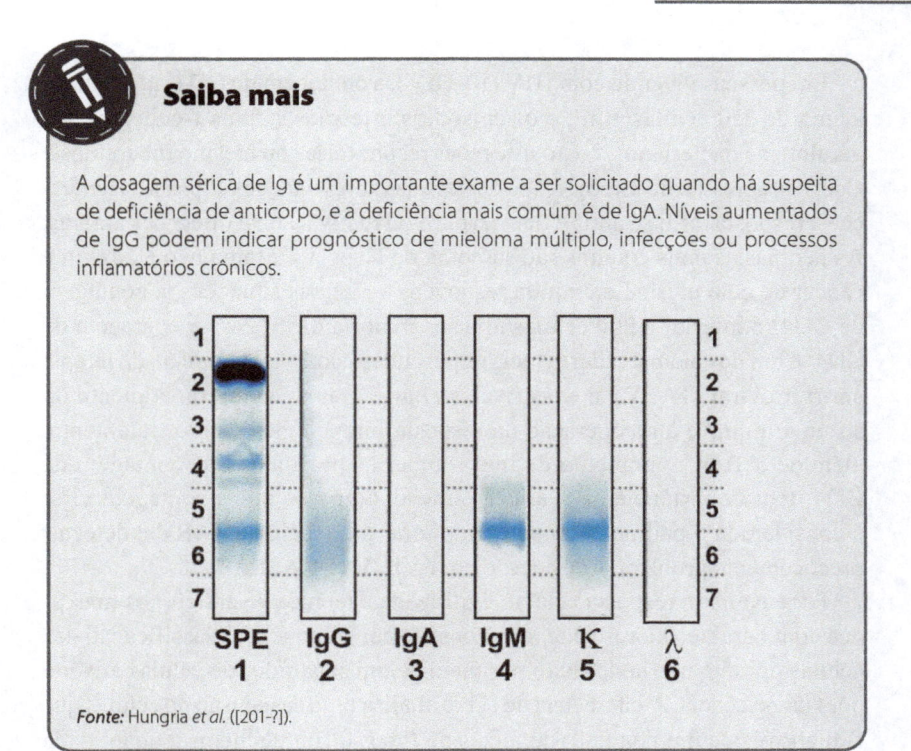

Imunidade celular

Em relação à imunidade celular, o número de células TCD4$^+$ é um importante manejo dos pacientes infectados pelo vírus HIV. Esse marcador é utilizado para determinar quando um paciente necessita de quimioprofilaxia contra organismos oportunistas ou terapia anti-HIV e para determinar a resposta a essa terapia. O limite inferior para uma contagem de células T CD4$^+$ considerada normal é de 500 células/µL, e pessoas que apresentam essa contagem, ou mais elevada, são geralmente assintomáticas. A frequência e a gravidade das infecções oportunistas aumentam significativamente quando a contagem de células T CD4$^+$ reduz a níveis inferiores a 200 células/µL (LEVINSON, 2016).

Em relação à contagem de T CD4$^+$ em sangue periférico, segundo o Ministério da Saúde, 200 a 500 células/mm^3 indica surgimento de sinais e sintomas menores e risco moderado de desenvolvimento de doenças oportunistas; 50 a 200 células/mm^3, alta probabilidade de doenças oportunistas; e < 50 células/mm^3, grave comprometimento de resposta imunológica e alto risco de doenças oportunistas.

Em pessoas vivendo com HIV (PVHIV), a contagem de CD4⁺ permanece acima de 350 células/mm³, e os episódios infecciosos mais frequentes são geralmente bacterianos, como infecções respiratórias ou mesmo tuberculose. Com a progressão da infecção, são observadas apresentações atípicas das infecções, resposta tardia à antibioticoterapia e/ou reativação de infecções antigas. As neoplasias mais comuns são sarcoma de Kaposi, linfoma não Hodgkin e câncer de colo uterino em mulheres jovens — nessas situações, a contagem de CD4⁺ é inferior a 200 células/mm³ na maioria das vezes. A contagem de CD4⁺ é um dos biomarcadores mais importantes para avaliar o início da terapia antirretroviral (TARV), e é possível avaliar o grau de comprometimento do sistema imune e a recuperação da resposta imunológica com o tratamento, além de definir o momento de interromper as profilaxias. A contagem de CD4⁺ tem importância na avaliação inicial, ao passo que a contagem viral é considerada o padrão-ouro para monitorar a eficácia da TARV e detectar precocemente problemas de adesão em PVHIV (BRASIL, 2018).

Para avaliar a resposta celular, é utilizada a técnica de anticorpos marcados com corante fluorescente, que consiste em contagem e classificação das células por citometria de fluxo por meio de um separador de células ativado por fluorescência. A citometria de fluxo analisa uma suspensão de células que flui através de um conjunto de feixes de *laser*, a fim de medir a quantidade relativa de luz dispersa por partículas microscópicas. Os leucócitos são, então, separados, tornando possível proceder à contagem de subpopulações de células (células T auxiliares que expressam CD4; células T citotóxicas que expressam CD8 e células B). Essa técnica é utilizada para quantificar as células T CD4 em PVHIV (BROOKS *et al.*, 2014).

Fique atento

O teste de avidez de IgG é realizado por meio de ensaio imunoadsorvente ligado à enzima (ELISA) e permite estimar o período em que ocorreu a infecção (toxoplasma, citomegalovírus ou rubéola).

A avidez é a força das ligações químicas na interação antígeno-anticorpo quando submetidas à ação de um agente desnaturante (p. ex., ureia). Em uma infecção primária, os anticorpos apresentam baixa avidez, porém, à medida que a infecção amadurece, a avidez aumenta.

- Avidez superior a 60% → infecção ocorreu > 3 meses.
- Avidez entre 36 e 60% → indefinido.
- Avidez inferior a 36% → infecção ocorreu < 3 meses.

Linfócitos

Existem dois tipos de linfócitos: linfócitos B (células B) e linfócitos T (células T), cada um com diferentes funções no sistema imune e tipos distintos de receptores antigênicos.

Após o antígeno se ligar a um receptor de antígeno de células B, ou receptor de células B (BCR, do inglês *B-cell receptor*), na superfície da célula B, o linfócito irá se proliferar e diferenciar em células plasmáticas. Essa é a forma efetora dos linfócitos B e seus anticorpos produzidos, os quais são a forma secretada do BCR e têm especificidade antigênica idêntica. Dessa forma, o antígeno que ativa uma determinada célula B torna-se o alvo dos anticorpos produzidos pela progênie dessa célula. Tanto as moléculas de anticorpos como os receptores de antígeno dos linfócitos B são conhecidos como imunoglobulinas (Ig) (MURPHY, 2014).

Ao final do seu desenvolvimento no timo, os linfócitos T são compostos por duas classes principais: uma leva a proteína de superfície celular, chamada de CD8, e a outra leva a proteína chamada de CD4. Estes marcadores são importantes para a função das células T, uma vez que ajudam a determinar as interações entre as células T e outras células (MURPHY, 2014).

As células T CD8 estão destinadas a se tornarem células T citotóxicas no momento em que deixam o timo como linfócitos virgens. Uma subpopulação de células T CD4 recém-descoberta, denominada células T auxiliares foliculares (TFH, do inglês *follicular helper T cells*) — as quais são distintas das células Th1, Th2 e Th17 —, fornecem grande parte do auxílio às células B. Essas células se localizam nos folículos linfoides e fornecem sinais únicos aos linfócitos B, necessários para muitos aspectos da produção de anticorpos. Essas subpopulações de células T efetoras promovem tipos distintos de respostas, envolvidas com diferentes tipos de infecções. As células Th1 auxiliam a controlar determinadas bactérias que se estabelecem dentro dos macrófagos em vesículas circundadas por membranas e ativam os macrófagos para aumentarem seu poder de matar e destruir essas bactérias. Importantes infecções controladas, pelo menos em alguma extensão, por essa função das células Th1 são a tuberculose (*Mycobacterium tuberculosis*) e a hanseníase (*M. leprae*). Essas micobactérias sobrevivem intracelularmente, pois impedem a fusão das vesículas, onde se encontram com os lisossomos, os quais contêm uma variedade de enzimas e substâncias antimicrobianas degradantes. Entretanto, os macrófagos infectados apresentam antígenos derivados das micobactérias em sua superfície, os quais podem ser reconhecidos pelas células Th1 antígeno-específicas ativadas, as quais, por sua vez, secretam determinadas citocinas que induzem os macrófagos a superar o bloqueio da fusão das vesículas (MURPHY, 2014).

As células Th1 e os macrófagos são os principais efetores das reações de hipersensibilidade tardias que protegem o organismo contra microrganismos intracelulares, incluindo determinados fungos (*Histoplasma* e *Coccidioides*) e bactérias intracelulares (*M. tuberculosis*). A interleucina mais importante para essas reações é o interferon gama, porém outras, como o fator de ativação de macrófagos e o fator de inibição de migração de macrófagos (MIF, do inglês *macrophage migration inhibitory factor*), também desempenham um papel essencial. As células Th1 produzem as interleucinas que ativam os macrófagos, e estes são os efetores finais, que efetivam a destruição dos organismos. No caso do *M. tuberculosis*, uma lipoproteína da bactéria estimula um receptor semelhante ao Toll específico no macrófago, o qual sinaliza para que a célula passe a sintetizar interleucina 12 (IL-12). A IL-12, por sua vez, induz a diferenciação das células T auxiliares virgens em células Th1, que participarão da resposta celular (hipersensibilidade tardia). As células Th1 produzem interferon γ, que é capaz de ativar macrófagos, intensificando sua habilidade de eliminar *M. tuberculosis*. O eixo IL-12/interferon γ é extremamente importante para a capacidade do sistema de defesa de controlar infecções por patógenos intracelulares, como *M. tuberculosis* e *Listeria monocytogenes* (LEVINSON, 2016).

As células Th2 e os eosinófilos são os principais efetores de reações que protegem contra helmintos (vermes), como *Schistosoma* e *Strongyloides*. As interleucinas mais importantes para essas reações são IL-4, que aumenta a produção de IgE, e IL-5, que ativa eosinófilos. A IgE liga-se à superfície do verme, e, em seguida, os eosinófilos se ligam à cadeia pesada da IgE e secretam enzimas que destroem o agente (LEVINSON, 2016). As células Th17, por sua vez, realizam a proteção contra a disseminação de infecções bacterianas em superfícies mucosas por meio da produção de IL-17, que atrai neutrófilos ao local de infecção, onde as bactérias são captadas e destruídas (LEVINSON, 2016).

Em suma, as células Th1 fazem a mediação das reações de hipersensibilidade tardias contra organismos intracelulares, ao passo que as células Th2 fazem a mediação da proteção contra helmintos (vermes) e as células Th17 protegem contra a disseminação de infecções bacterianas, recrutando neutrófilos ao local de infecção. As células CD8, por sua vez, protegem o organismo contra infecções virais, destruindo as células infectadas (LEVINSON, 2016).

As células CD8 medeiam a resposta citotóxica, que está envolvida na destruição das células infectadas por vírus e das células tumorais, mas também têm um papel importante na rejeição de enxertos. Em resposta à presença de células infectadas por vírus, os linfócitos CD8 precisam reconhecer tanto antígenos virais quanto moléculas do MHC de classe I na superfície da célula infectada. Para eliminar a célula infectada, a célula T citotóxica deve ser ativada pela IL-2 produzida por um a célula T auxiliar (CD4). Para que se tornem ativadas e produzam IL-2, as células T auxiliares devem reconhecer antígenos virais ligados a moléculas do MHC de classe II em uma célula apresentadora de antígeno (APC, do inglês *antigen presenting cells*) (uma célula dendrítica ou um macrófago) (Figura 1).

As células T auxiliares ativadas secretam citocinas, como a IL-2, que estimula células T citotóxicas vírus-específicas a formarem um clone de células T citotóxicas ativadas. As células T citotóxicas ativadas matam as células infectadas por vírus, principalmente por meio da inserção de perforinas e enzimas destrutivas, chamadas de granzimas, na célula infectada. As perforinas formam canais através da membrana da célula, de forma que o conteúdo celular se esvai, e a célula morre. Já as granzimas são proteases que degradam proteínas na membrana celular, o que também leva à perda do conteúdo da célula. Além disso, granzimas também ativam caspases (um tipo de protease), que induzem apoptose, resultando na morte da célula infectada. Durante o processo de morte da célula infectada por vírus, a célula T citotóxica não é danificada, podendo continuar a eliminar outras células infectadas pelo mesmo tipo de vírus (LEVINSON, 2016).

As células T citotóxicas não afetam vírus livres, mas sim apenas as células infectadas por eles. Muitas células tumorais desenvolvem novos antígenos em sua superfície, os quais estão ligados a proteínas de classe I e são reconhecidos por células T citotóxicas, que são estimuladas a proliferar por ação da IL-2. O clone de células T citotóxicas resultante pode eliminar as células tumorais, fenômeno chamado de vigilância imune. Em resposta à presença de aloenxertos, as células citotóxicas (CD8) reconhecem as moléculas do MHC de classe I na superfície das células estranhas. As células auxiliares (CD4), por sua vez, reconhecem as moléculas de classe II estranhas em certas células do enxerto (macrófagos e linfócitos), ao passo que as células citotóxicas matam as células presentes no aloenxerto (LEVINSON, 2016).

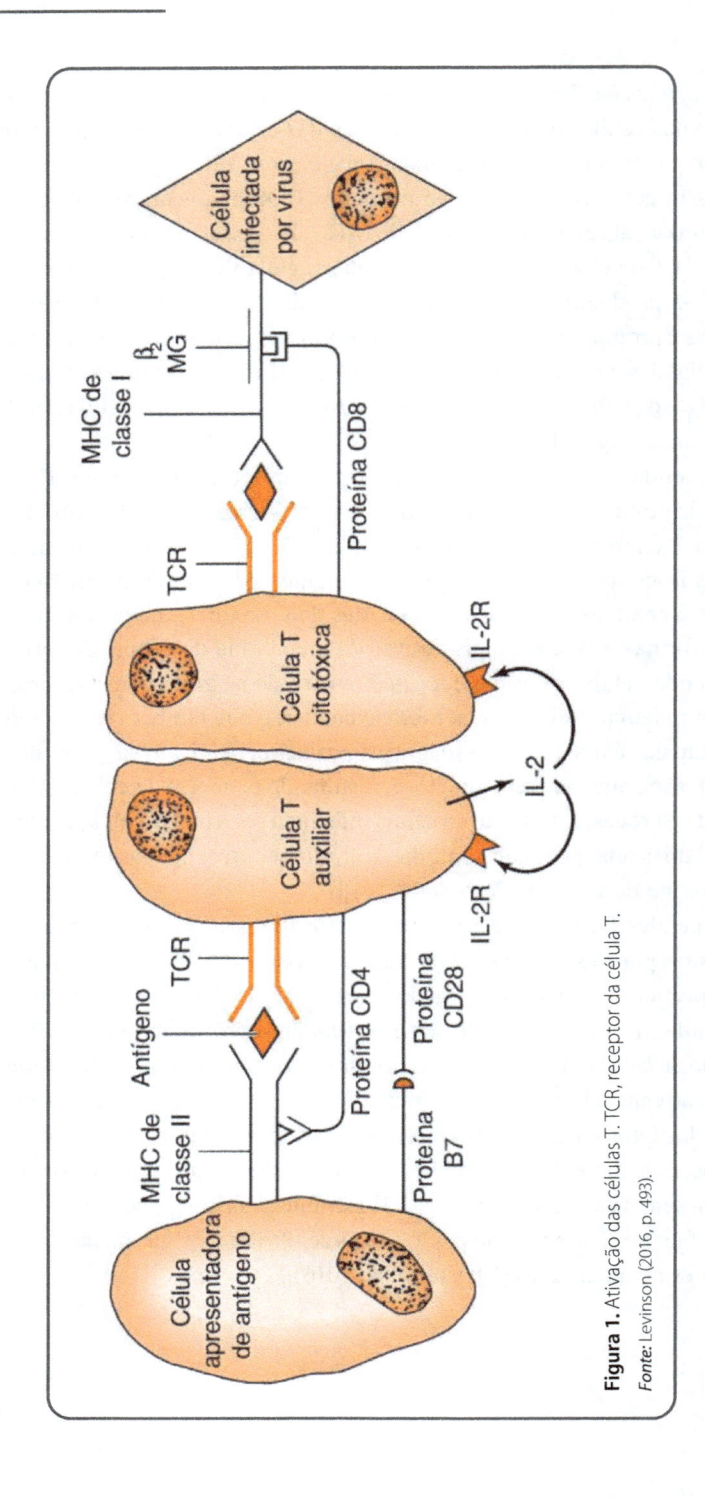

Figura 1. Ativação das células T. TCR, receptor da célula T.
Fonte: Levinson (2016, p. 493).

Diferentemente das células T, as células B não necessitam do timo para sua maturação. As células pré-B não possuem imunoglobulinas de superfície, nem cadeias leves, mas apresentam cadeias µ pesadas em seu citoplasma. A maturação das células B tem duas fases: a fase independente de antígenos, que inclui as células-tronco, células pré-B e células B, e a fase dependente de antígenos, que inclui as células que surgem após a interação de antígenos com as células B.

As células B apresentam IgM de superfície, que serve como receptor para antígenos. A IgD de superfície, em certas células B, também pode ser um receptor de antígenos. As células pré-B são encontradas na medula óssea, ao passo que células B circulam na corrente sanguínea. Cada indivíduo possui uma enorme gama de linfócitos B (cerca de 107), e cada célula B imunologicamente responsiva apresenta um receptor de superfície (IgM ou IgD) que pode reagir com um antígeno. Por exemplo, um antígeno deve interagir com o linfócito B que apresenta o melhor "encaixe" em sua imunoglobulina receptora de superfície. Depois que o antígeno se liga, a célula B é estimulada a se proliferar, formando um clone de células. As células B selecionadas rapidamente se transformam em células plasmáticas, passando a secretar anticorpos específicos para determinado antígeno (Figura 2) (LEVINSON, 2016).

Várias tecnologias são utilizadas para avaliar tanto os anticorpos quanto os componentes celulares da resposta imune, como, por exemplo, o método ELISA, que se baseia na conjugação de uma enzima com um anticorpo. Para medir o anticorpo, antígenos conhecidos são fixados a uma fase sólida (placa de plástico de microdiluição), incubados com diluições do anticorpo do teste, lavados e novamente incubados com anti-imunoglobulina marcada com uma enzima (p. ex., peroxidase). A atividade enzimática é medida por adição do substrato específico, e a avaliação da reação colorimétrica, pela quantidade de anticorpo ligado. Esse teste sorológico é utilizado para detectar anticorpos em diferentes doenças infecciosas e autoanticorpos presentes na circulação de indivíduos com doenças autoimunes (BROOKS *et al.*, 2014).

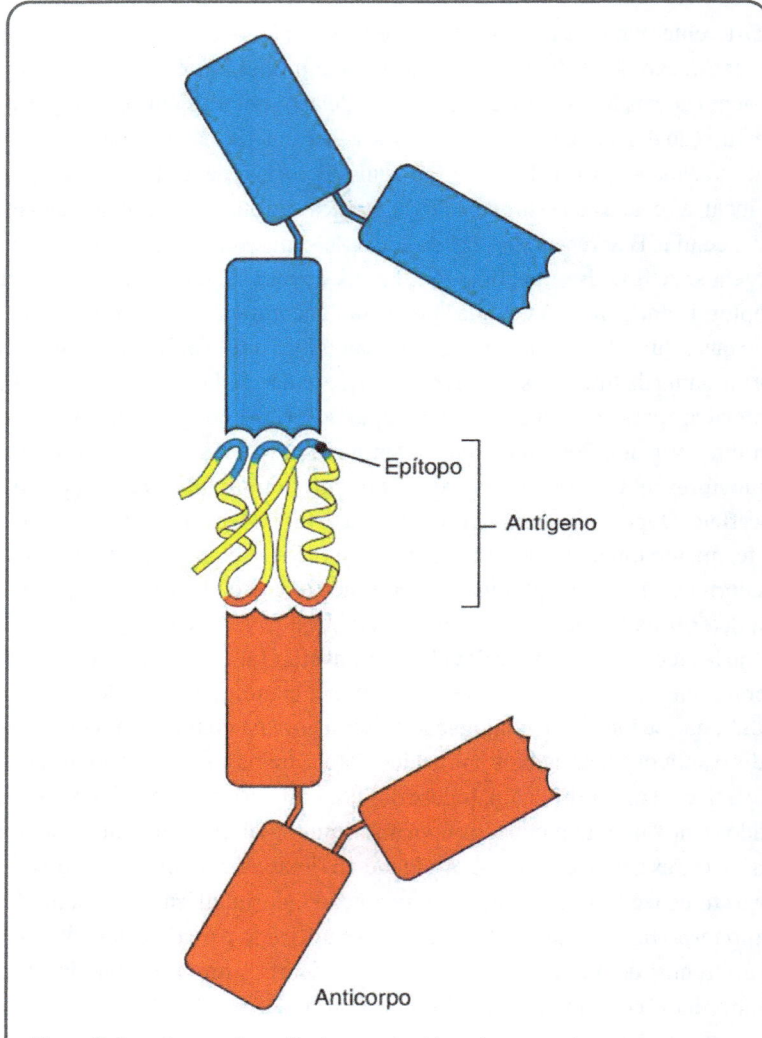

Figura 2. Os antígenos são moléculas reconhecidas pela resposta imune, ao passo que os epítopos são sítios nos antígenos aos quais os receptores de antígenos se ligam.
Fonte: Murphy (2014, p. 16).

Funções fagocíticas: oxidação e quimiotaxia

A inflamação local e a fagocitose das bactérias invasoras são desencadeadas como resultado da ativação de um grupo de proteínas plasmáticas, conhecidas como complemento. A ativação do sistema complemento pela superfície bacteriana leva a uma cascata de reações proteolíticas, que recobre os microrganismos. Os microrganismos revestidos pelo complemento são reconhecidos e ligam os receptores do complemento específicos aos macrófagos, levando à fagocitose e à sua destruição (MURPHY, 2014). O Quadro 1, a seguir, apresenta as funções dos receptores de superfície celular e das proteínas do complemento.

Quadro 1. Distribuição e função dos receptores de superfície celular e das proteínas do complemento

Receptor	Especificidade	Funções	Tipos celulares
CR1 (CD35)	C3b, C4bi	■ Promove o decaimento de C3b e C4b ■ Estimula a fagocitose (requer C5a) ■ Transporte eritrocitário dos imunocomplexos	Eritrócitos, macrófagos, monócitos, leucócitos polimorfonucleados, células B, células dendríticas foliculares (FDC, do inglês *follicular dendritic cells*)
CR2 (CD21)	C3d, iC3b, C3dg, vírus Epstein-Barr	■ Parte do correceptor de células B ■ Receptor do vírus de Epstein-Barr	Células B, FDC
CR3 (Mac-1) (CD11b/CD18)	iC3b	Estimula a fagocitose	Macrófagos, monócitos, leucócitos polimorfonucleados, FDC

(Continua)

(Continuação)

Quadro 1. Distribuição e função dos receptores de superfície celular e das proteínas do complemento

Receptor	Especificidade	Funções	Tipos celulares
CR4 (gp150, 95) (CD11c/CD18)	iC3b	Estimula a fagocitose	Macrófagos, monócitos, leucócitos polimorfonucleados, FDC
CRIg	C3b, iC3b	Fagocitose de patógenos circulantes	Macrófagos residentes nos tecidos Macrófagos dos sinusoides hepáticos
Receptor C5a	C5a	A ligação do C5a ativa a proteína G	Células endoteliais, mastócitos, fagócitos
Receptor C3a	C3a	A ligação do C3a ativa a proteína G	Células endoteliais, mastócitos, fagócitos

Fonte: Adaptado de Murphy (2014).

Além de atuar na imunidade inata, o complemento também influencia na imunidade adaptativa. A opsonização dos patógenos pelo complemento facilita sua captura por células apresentadoras de antígenos fagocíticos, que expressam os receptores do complemento, aumentando a apresentação dos antígenos patogênicos às células T. As células B expressam receptores para as proteínas do complemento, que intensificam suas respostas aos antígenos revestidos pelo complemento. Além disso, vários fragmentos do complemento podem atuar para influenciar a produção de citocinas por células apresentadoras de antígenos, influenciando, assim, a direção e a extensão da resposta imune adaptativa (MURPHY, 2014).

O sistema complemento consiste em aproximadamente 20 proteínas (ver Quadro 1), as quais estão presentes no soro normal. O termo complemento refere-se à habilidade dessas proteínas de complementar (aumentar) os efeitos dos outros componentes do sistema imune. O complemento apresenta três efeitos principais:

1. lise de células, como bactérias, aloenxertos e células tumorais;
2. geração de mediadores que participam da inflamação e atraem neutrófilos;
3. opsonização (intensificação da fagocitose).

A ativação do sistema complemento pode ser iniciada por complexos antígeno-anticorpo, bem como por uma gama variada de moléculas não imunológicas (p. ex., endotoxina). A ativação sequencial de componentes do complemento ocorre por meio de uma das seguintes três vias: via clássica, via da lectina e via alternativa (Figura 3). Destas, as vias da lectina e alternativa são mais importantes na primeira vez em que um indivíduo é infectado por um microrganismo, uma vez que os anticorpos necessários para ativar a via clássica não estão presentes. As vias da lectina e alternativa são, portanto, participantes do braço inato do sistema imune.

Todas as três vias levam à produção de C3b, a molécula central da cascata do complemento. A presença de C3b na superfície de um microrganismo o marca como estranho, tornando-o um alvo para destruição. O C3b tem duas importantes funções:

1. combina-se com outros componentes do complemento para gerar a C5-convertase (Figura 4), a enzima que leva à produção do complexo de ataque à membrana;
2. opsoniza bactérias, uma vez que os fagócitos têm receptores para C3b em suas superfícies (LEVINSON, 2016).

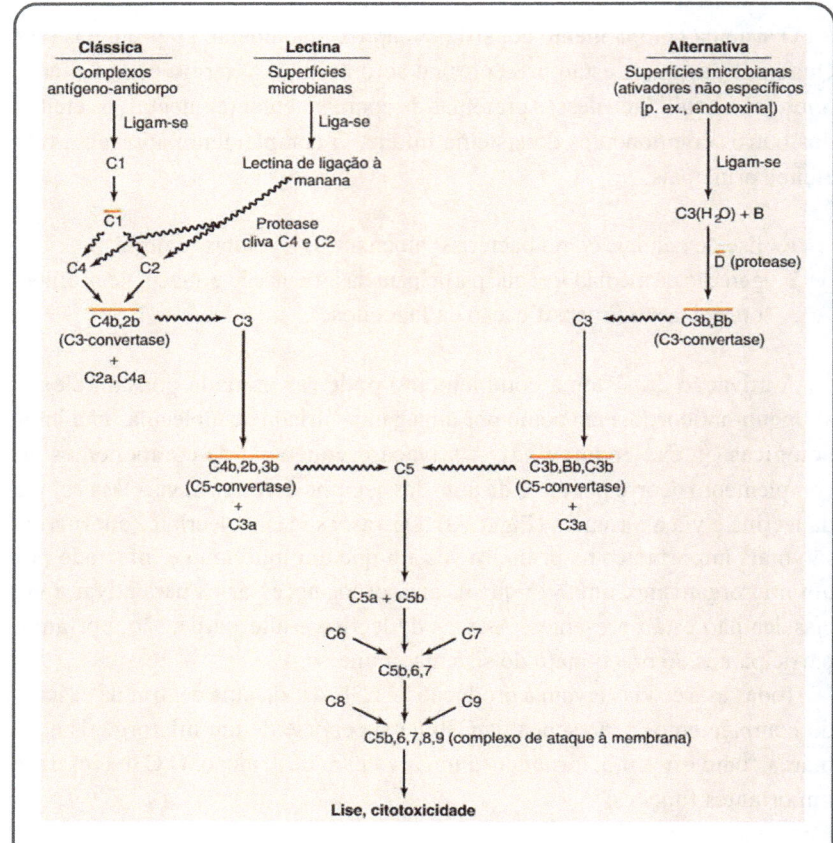

Figura 3. Vias clássica, da lectina e alternativa do sistema complemento.
Fonte: Adaptada de Levinson (2016, p. 528).

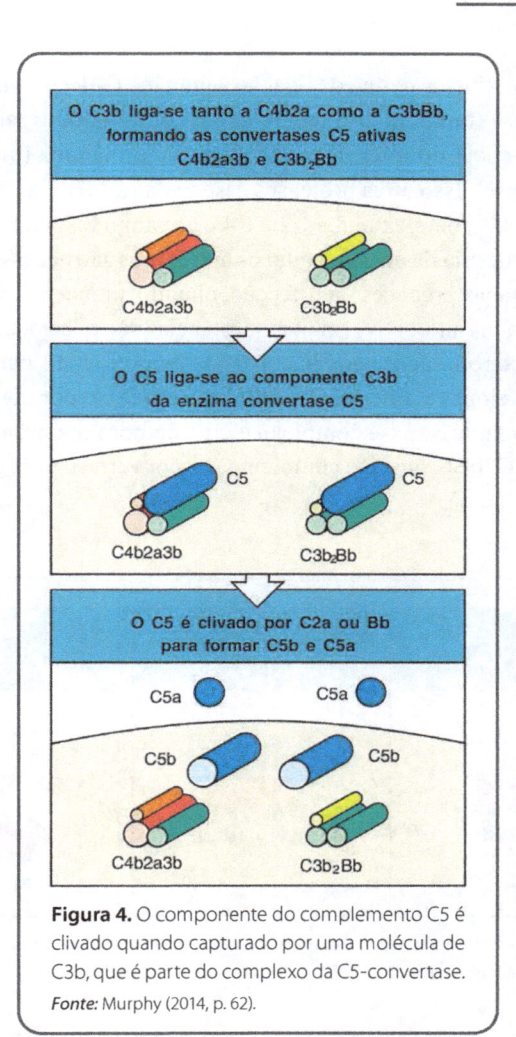

Figura 4. O componente do complemento C5 é clivado quando capturado por uma molécula de C3b, que é parte do complexo da C5-convertase.
Fonte: Murphy (2014, p. 62).

Na via clássica, complexos antígeno-anticorpos ativam C12 para formar uma protease, a qual cliva C2 e C4 para formar o complexo C4b,2b. Este último é a C3-convertase, que cliva a molécula de C3 em dois fragmentos, C3a e C3b. C3a é uma anafilatoxina. O componente C3b forma um complexo com C4b,2b, produzindo uma nova enzima, a C5-convertase (C4b,2b,3b), que cliva C5, formando C5a e C5b. C5a é uma anafilatoxina e um fator quimiotático (Figura 5), e liga-se a C6 e C7, formando um complexo que interage com C8 e C9, produzindo o complexo de ataque à membrana (C5b,6,7,8,9), que desencadeia a citólise.

Na via da lectina, a lectina de ligação à manana (MBL, do inglês *mannan-binding lectin*) (também conhecida como proteína de ligação à manose) liga-se à superfície do microrganismo contendo manana (um polímero do açúcar, a manose). Isso ativa proteases associadas à MBL, as quais clivam os componentes dos complementos C2 e C4 e ativam o restante da via clássica. Esse processo desvia da etapa na qual os anticorpos são necessários, podendo proteger em etapas precoces da infecção, quando anticorpos ainda não estão disponíveis. Na via alternativa, muitas substâncias não relacionadas à superfície de células (lipopolissacarídeos bacterianos [endotoxina], paredes celulares fúngicas e envelopes virais) podem iniciar o processo por meio da ligação a C3 (H_2O) e ao fator B. Esse complexo é clivado por uma protease, o fator D, para produzir C3bBb, que age como uma C3-convertase para gerar mais C3b (LEVINSON, 2016).

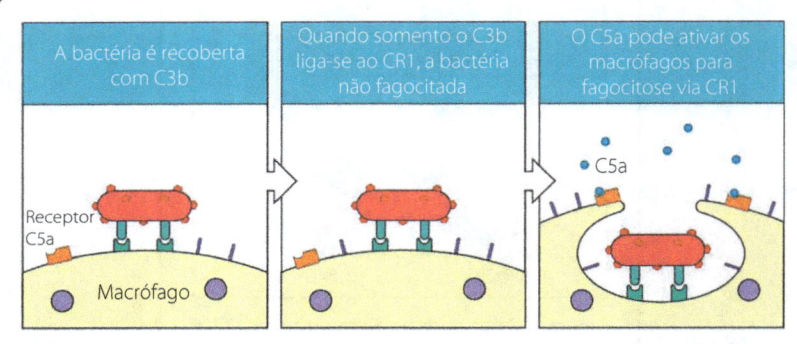

Figura 5. A anafilotoxina C5a pode aumentar a fagocitose de microrganismos opsonizados na resposta imune inata.
Fonte: Murphy (2014, p. 63).

O primeiro passo regulador da via clássica ocorre ao nível do próprio anticorpo. O local de ligação ao complemento na cadeia pesada de IgM e IgG não está disponível ao componente C1 do complemento se um antígeno não estiver ligado a esses anticorpos. Ou seja, o complemento não pode ser ativado por IgM e IgG, apesar de essas moléculas estarem presentes no sangue a qualquer momento. Entretanto, quando um antígeno se liga a seu anticorpo específico, uma mudança conformacional ocorre, o que permite a ligação do componente C1 e inicia a cascata. Diversas proteínas presentes no soro regulam o sistema complemento em diferentes estágios:

1. O inibidor de C1 é um importante regulador da via clássica, visto que inativa a atividade proteolítica de C1. A ativação da via clássica prossegue, a partir desse ponto, por meio da geração de uma quantidade suficiente de C1, que oprime o inibidor.
2. A regulação da via alternativa é mediada pela ligação do fator H ao C3b, e a clivagem desse complexo, pelo fator I, uma protease. Esse fenômeno reduz a quantidade de C5-convertase disponível. A ativação da via alternativa prossegue, e, a partir desse ponto, uma quantidade suficiente de C3b se liga às membranas celulares. A ligação do C3b às membranas celulares o protege da degradação pelos fatores H e I. Outro componente que intensifica a ativação da via alternativa é a properdina, que protege o C3b e estabiliza a C3-convertase.
3. A proteção das células humanas contra a lise induzida pelo complexo de ataque à membrana é mediada pelo fator de aceleração do decaimento (DAF, do inglês *decay-accelerating factor*, CD55), uma glicoproteína localizada na superfície das células humanas. O DAF atua por meio de sua ligação a C3b e C4b, limitando a formação de C3 e C5-convertase. Isso impede a formação do complexo de ataque à membrana (LEVINSON, 2016).

Link

Para conferir o processo de fagocitose, acesse o *link* a seguir.

https://qrgo.page.link/wuEhc

Deficiência do complemento

A opsonização é o processo pelo qual os anticorpos facilitam a ingestão de microrganismos pelas células fagocitárias. Na opsonização de microrganismos, como bactérias e vírus, estes são fagocitados com maior eficiência na presença de C3b, uma vez que existem receptores para C3b na superfície de muitos fagócitos. A quimiotaxia C5a e o complexo C5,6,7 atraem neutrófilos. Essas células migram de forma especialmente intensa em direção a C5a. A C5a também aumenta a aderência dos neutrófilos ao endotélio. As anafilatoxinas C3a, C4a e C5a causam a degranulação dos mastócitos e, consequentemente, a liberação de mediadores (p. ex., histamina), levando ao aumento da permeabilidade vascular e à contração dos músculos lisos, sobretudo contração dos bronquíolos, o que causa broncoespasmo. As anafilatoxinas podem também se ligar diretamente às células musculares lisas dos bronquíolos, gerando broncoespasmos. A C5a é a mais potente entre as anafilatoxinas.

A inserção do complexo C5b,6,7,8,9 na membrana celular forma um "poro" nessa região, e essa abertura na membrana resulta na lise (entrada de água e eletrólitos na célula) de muitos tipos de células, incluindo eritrócitos, bactérias e células tumorais. A ligação de C3b aos seus receptores na superfície de células B ativadas aumenta intensamente a produção de anticorpos em comparação às células B, que são ativadas apenas pelo antígeno. A importância clínica disso é que pacientes deficientes em C3b produzem significativamente menos anticorpos do que os que apresentam quantidades normais de C3b. A baixa concentração tanto de anticorpos quanto de C3b afeta as defesas do hospedeiro, resultando em infecções piogênicas múltiplas e graves (LEVINSON, 2016).

A deficiência herdada (ou adquirida) de alguns componentes do complemento, principalmente C5 a C8, aumenta intensamente a sensibilidade à bacteremia por *Neisseria* e outras infecções, e a deficiência de C3 leva à sinusite piogênica e a infecções do trato respiratório graves e recorrentes. Por exemplo, o angiedema hereditário, uma doença autossômica dominante causada por déficit do inibidor C1 — na ausência desse inibidor, C1 continua a agir em C4, gerando C4a e componentes vasoativos adicionais subsequentes, como C3a e C5a, levando ao aumento da permeabilidade capilar e a edema em diversos órgãos — requer o uso de fármacos para aumentar a concentração do inibidor de C1 (LEVINSON, 2016).

Pacientes com deficiências em C1, C3 ou C5 ou nos componentes C6, C7 ou C8 apresentam suscetibilidade aumentada a infecções bacterianas. Os pacientes com deficiência em C3 são particularmente suscetíveis à sepse, causada por bactérias piogênicas, como *S. aureus*. Já pacientes com níveis reduzidos de C6, C7 ou C8 são frequentemente propensos à bacteremia, causada por *Neisseria meningitidis* ou *Neisseria gonorrhoeae*. Por fim, pacientes com deficiências em C2 e C4 apresentam doenças que se assemelham ao lúpus eritematoso sistêmico ou a outras doenças autoimunes (LEVINSON, 2016).

As deficiências de fagócitos (p. ex., doença granulomatosa crônica [DGC]) ocorrem devido a um defeito na atividade microbicida intracelular de neutrófilos, o que resulta na falta de atividade da enzima NADPH oxidase, de modo que o peróxido de hidrogênio ou os superóxidos não são produzidos (não ocorre o ataque oxidativo), e os microrganismos, embora fagocitados, não são mortos. Os pacientes com deficiência de fagócitos são muito suscetíveis a infecções oportunistas por certas bactérias e fungos (*S. aureus*), como bacilos gram-negativos entéricos, principalmente *Serratia*, *Burkholderia* e *Aspergillus fumigatus*. Infecções recorrentes por bactérias catalase-positivas, como os estafilococos, são comuns nesses pacientes. O nome doença granulomatosa crônica é devido aos granulomas dispersos encontrados nos pacientes, que podem se tornar grandes o suficiente para causar obstruções do estômago, do esôfago ou da bexiga. A causa dos granulomas não é conhecida (LEVINSON, 2016).

Na síndrome de Chédiak-Higashi, uma doença autossômica recessiva (o gene mutante nessa síndrome codifica uma proteína citoplasmática envolvida no transporte de outras proteínas), as infecções piogênicas recorrentes são causadas principalmente por estafilococos e estreptococos, sendo resultado de uma falha dos lisossomos de neutrófilos que não se fundem com fagossomos, e as enzimas dos lisossomos não são disponibilizadas para matar os microrganismos fagocitados, bem como os neutrófilos não funcionam corretamente durante a quimiotaxia, em virtude de microtúbulos defeituosos. Na síndrome de Job (síndrome de hiper-IgE), os pacientes apresentam abscessos "frios" recorrentes, causados por estafilococos, eczema, defeitos do esqueleto e altos níveis de IgE. O principal defeito imunológico é uma falha na produção de interferon γ pelas células T auxiliares, o que reduz a habilidade dos macrófagos de matar as bactérias, levando ao aumento das células Th2 e, consequentemente, a um alto nível de IgE. O nível elevado de IgE causa liberação de histamina, bloqueando certos aspectos da resposta inflamatória, o que resulta nos abscessos frios; a histamina também inibe a quimiotaxia dos neutrófilos. Na síndrome da deficiência da adesão de leucócitos, os pacientes apresentam infecções piogênicas graves no início de suas vidas, pois eles possuem proteínas de adesão (LFA-1) defeituosas na superfície de seus fagócitos, de modo que os neutrófilos se aderem fracamente à superfície das células endoteliais, tornando a fagocitose das bactérias inadequada (LEVINSON, 2016).

As vitaminas possuem um importante papel nas funções das células de defesa. Conforme estudos, a vitamina C auxilia nas funções dos fagócitos, na produção de citocinas, na proliferação de linfócitos T e na expressão gênica das moléculas de adesão dos monócitos. A deficiência de vitamina E pode comprometer vários aspectos da resposta imune, entre eles a imunidade mediada por células B e T. A ação da vitamina D, por sua vez, está relacionada à diferenciação e à regulação de linfócitos, macrófagos e células *natural killer*, bem como interfere na produção de citocinas. A vitamina A proporciona liberação seletiva de interleucina 1 pelos monócitos do sangue periférico, bem como aumenta a porcentagem de células linfoides que expressam marcadores de superfície de linfócitos T auxiliares (BIASEBETTI; RODRIGUES; MAZUR, 2018).

Saiba mais

A quimiotaxia de fagócitos é um método baseado na migração dos leucócitos em câmaras bicompartimentalizadas (câmara de Boyden), separadas por uma membrana celulosa. Na parte inferior, coloca-se um agente quimiotático, e, na parte superior, o soro do paciente — os neutrófilos migram pela membrana.

Exercícios

1. Qual a finalidade do teste de avidez?
   a) Dosagem de CD8.
   b) Dosagem de CD4.
   c) Estimar o tempo de infecção.
   d) Determinar uma deficiência fagocítica.
   e) Determinar os níveis de IgE.

2. Qual é a contagem de CD4 para um indivíduo imunocompetente?
   a) Acima de 400 células/μL.
   b) Acima de 150 células/μL.
   c) Acima de 200 células/μL.
   d) Acima de 50 células/μL.
   e) Acima de 500 células/μL.

3. Marque a alternativa correta sobre as células Th1, Th2 e Th17.
   a) As células Th17 produzem a interleucina 17, que estimula a produção de células Th2.
   b) A produção de células Th1 é intensificada pela interleucina 4, ao passo que a produção de células Th2 é intensificada pela interleucina 2.
   c) As células Th2 podem produzir interferon γ, que é importante no controle de infecções causadas por

Staphylococcus aureus e outras bactérias piogênicas.
- **d)** As células Th1 estão envolvidas em reações de hipersensibilidade tardia, como as que controlam infecções causadas por *Mycobacterium tuberculosis*.
- **e)** A produção de células Th1 é intensificada pela interleucina 4, ao passo que a produção de células Th17 é intensificada pela interleucina 2.

4. Marque a alternativa correta sobre as quimiocinas.
- **a)** As quimiocinas penetram nas membranas de células-alvo durante o ataque de células T citotóxicas.
- **b)** As quimiocinas ligam-se ao receptor de células T em uma posição fora do local de ligação ao antígeno e ativam muitas células T.
- **c)** As quimiocinas atraem neutrófilos para o local de infecção bacteriana, apresentando, portanto, um importante papel na resposta inflamatória.
- **d)** As quimiocinas induzem a troca de genes em células B, o que aumenta a quantidade de IgE sintetizada e, dessa forma, predispõe a alergias.
- **e)** As quimiocinas ativam os neutrófilos.

5. Marque a alternativa correta sobre as vias do complemento.
- **a)** A C3-convertase protege células normais da lise pelo complemento.
- **b)** C3a é um fator de aceleração do decaimento e provoca a morte da bactéria.
- **c)** As bactérias gram-positivas são mais suscetíveis à morte pela ação do complemento do que as bactérias gram-negativas.
- **d)** O complexo de ataque à membrana é formado como resultado da ativação da via clássica, e não da ativação da via alternativa.
- **e)** Na primeira vez em que uma pessoa é exposta a um microrganismo, é mais provável que a via alternativa do complemento seja ativada do que a via clássica.

Referências

BIASEBETTI, M. do B. C.; RODRIGUES, I. D.; MAZUR, C. E. Relação do consumo de vitaminas e minerais com o sistema imunitário: uma breve revisão. *Visão Acadêmica*, v. 19, n. 1, p. 130–136, 2018. Disponível em: https://revistas.ufpr.br/academica/article/view/57737/35375. Acesso em: 22 out. 2019.

BRASIL. Ministério da Saúde. Secretaria de Vigilância em Saúde. *Protocolo clínico e diretrizes terapêuticas para manejo da infecção pelo HIV em adultos.* Brasília, DF: Ministério da Saúde, 2018. Disponível em: http://www.aids.gov.br/pt-br/pub/2013/protocolo-clinico-e-diretrizes-terapeuticas-para-manejo-da-infeccao-pelo-hiv-em-adultos. Acesso em: 22 out. 2019.

BROOKS, G. F. *et al. Microbiologia médica de Jawetz, Melnick e Adelberg.* 26. ed. Porto Alegre: AMGH, 2014. (Lange).

HUNGRIA, V. T. de M. *et al. Distúrbios dos plasmócitos e doenças correlatas.* [201-?]. Disponível em: https://edisciplinas.usp.br/pluginfile.php/2448515/mod_resource/content/1/Tratado-hematologia%20cap%2057.pdf. Acesso em: 22 out. 2019.

LEVINSON, W. *Microbiologia médica e imunologia.* 13. ed. Porto Alegre: AMGH, 2016. (Série Lange).

MURPHY, K. *Imunobiologia de Janeway.* 8. ed. Porto Alegre: Artmed, 2014.

Ensaios de aglutinação

Objetivos de aprendizagem

Ao final deste texto, você deve apresentar os seguintes aprendizados:

- Caracterizar as reações imunológicas de aglutinação.
- Identificar os tipos de reação imunológica de aglutinação (direta, indireta e de inibição da aglutinação).
- Reconhecer a aplicabilidade de reações de aglutinação no diagnóstico de patologias.

Introdução

Os testes de aglutinação dependem da interação entre as partículas demarcadoras, os antígenos (Ags) e os anticorpos (Acs). Eles foram amplamente popularizados após o desenvolvimento do teste de fator reumatoide (FR) por aglutinação em látex, em 1950. A partir desse marco, os novos materiais introduzidos na indústria laboratorial possibilitaram o aperfeiçoamento dos testes aglutinadores e a expansão da técnica para a pesquisa de vários outros Ags e Acs de interesse.

Como consequência do aprimoramento dos imunoensaios de aglutinação, foram desenvolvidas várias técnicas com esse princípio, o que exige, do analista, domínio e total conhecimento das reações executadas em cada teste para a liberação de resultados seguros.

Para tanto, neste capítulo, você vai aprender as técnicas de aglutinação existentes e como elas são aplicadas aos testes laboratoriais, bem como as limitações de cada técnica e os principais exames de aglutinação utilizados na rotina laboratorial.

Princípios dos ensaios de aglutinação

Todos os ensaios de princípio imunológico consistem na avaliação da ligação de especificidade entre Ags e Acs. Nos testes de aglutinação, a ligação do Ac altera o estado físico do Ag e há formação de redes de complexos visíveis que se apresentam em forma de grumos ou flocos e, por isso, também são mensuráveis (HAZEN, 2016; LEVINSON, 2016; TORTORA; CASE; FUNKE, 2016; MAYER, 2017).

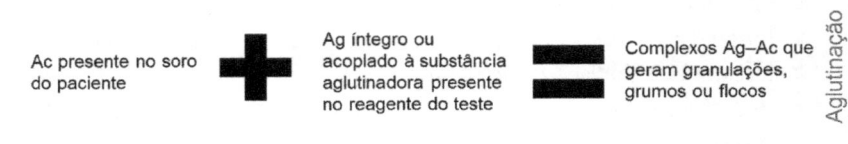

Ac presente no soro do paciente **+** Ag íntegro ou acoplado à substância aglutinadora presente no reagente do teste **=** Complexos Ag–Ac que geram granulações, grumos ou flocos → Aglutinação

Se houver, portanto, a formação de agregados, o teste de aglutinação é **reagente**, o que indica que o paciente tem Acs contra o agente pesquisado ou há presença do Ag, de acordo com o objetivo do teste. Se não houver formação de agregados, o resultado do ensaio é **não reagente**.

O grau de aglutinação é definido de acordo com a função da concentração do aglutinante e do aglutinado. Quanto maior o número de Acs presentes na amostra, maior, mais forte e mais viável será a aglutinação. Para mensurá-la, a amostra deve ser diluída seriadamente e então testada novamente. O resultado do ensaio é expresso em **reagente**, com a observação da última diluição testada em que a amostra foi positiva, a qual é chamada de **título**. É importante que seja evidenciada a expressão do título na liberação do resultado, pois o médico utiliza esse dado para acompanhar a evolução clínica do paciente. Quando o tratamento é bem sucedido, há diminuição progressiva dos títulos (LEVINSON, 2016; TORTORA; CASE; FUNKE, 2016; BRASIL, [201–?]).

Exemplo

Ao realizar um exame de VDRL (exame de detecção da sífilis, do inglês *veneral disease research laboratory*) para verificar se o paciente tem Acs para sífilis pelo método de aglutinação (floculação), observou-se o resultado **reagente**, uma vez que houve formação de grumos quando o soro do paciente entrou em contato com o reagente. Foi realizada a diluição seriada da amostra nas proporções 1:2, 1:4, 1:8, 1:16 e 1:32 e, em seguida, testada novamente. Nesse momento, foi possível notar a presença de grumos na amostra diluída em 1:2, 1:4 e 1:8. Nas diluições 1:16 e 1:32, não foram identificadas granulações. Resultado do teste: Reagente 1:8.

Nas diluições, a quantidade de Ag (reagente) é a mesma, porém, a quantidade de Acs varia em virtude das diluições da amostra. Os volumes de diluição geralmente são executados seguindo o fator 2 de diluição, de forma que cada tubo ou poço seguinte que é testado tem metade dos Acs suspensos no tubo/poço anterior. Dessa forma, quando a amostra é diluída pela primeira vez no título 1:2, isto significa que a amostra foi diluída em duas partes iguais, sendo uma de amostra e uma de diluente. Quando for diluída pela segunda vez em 1:4 (seguindo o fator 2 de diluição), a suspensão será dividida em quatro partes, sendo uma de amostra e outras três de diluente, e assim sucessivamente. Quanto maior a diluição reagente, maior a quantidade de Acs presente na amostra testada, ou seja, uma amostra com reatividade no título 1:256 tem maior quantidade de Acs do que uma amostra reagente no título 1:8. O diluente mais comumente utilizado é o soro fisiológico (HAZEN, 2016; TORTORA; CASE; FUNKE, 2016; MAYER, 2017; BRASIL, [201–?]).

Link

Você consegue imaginar como é o aspecto de um teste de aglutinação com resultado reagente? Assista a uma animação, acessando o *link* a seguir, com os ensaios de aglutinação e visualize alguns resultados laboratoriais dessas reações.

https://qrgo.page.link/PaGC4

Mesmo em amostras que demandam diluições seriadas, a execução dos testes de aglutinação é muito simples, pois demandam apenas a mistura da amostra com uma gota do reagente em uma placa (lâmina, placa escavada, placa de microtitulação ou de fundo escuro) e agitação contínua por alguns minutos, o que significa que são testes que apresentam bom custo benefício (LUMEN LEARNING, 2019). As vantagens e desvantagens desse tipo de ensaio estão relacionadas no Quadro 1.

Quadro 1. Vantagens e desvantagens dos testes de aglutinação

Vantagens	Desvantagens
Boa sensibilidade	Sensibilidade inferior a outros métodos
Boa especificidade	Grande chance de reações cruzadas/falsos positivos
Boa reprodutibilidade	Pouca estabilidade
Leitura visual	Efeitos pró-zona/falsos negativos
Baixo custo	Resultado observador dependente

Fonte: Adaptado de Hazen (2016) e Levinson (2016).

Fique atento

Apesar de muitas vantagens, os testes realizados pela técnica de aglutinação têm limitações:
- possibilidade de reação cruzada, o que gera resultados falsos positivos.
- efeito prozona, no qual, quando a concentração do Ac é muito elevada, não há Ags e substâncias aglutinadoras suficientes para a formação dos complexos que darão origem à produção dos agregados de aglutinação, gerando, consequentemente, resultado falso negativo. Nesses casos, quando a amostra é diluída, encontra-se a reatividade.
- janela imunológica — o teste é realizado no período em que o sistema imunológico do paciente já teve contato com o agente pesquisado, mas ainda não produziu Acs suficientes para ser detectado pelo teste (LUMEN LEARNING, 2019; LEVINSON, 2016).

Técnicas de aglutinação

Os testes de aglutinação se baseiam em diferentes técnicas, as quais serão descritas a seguir.

Aglutinação direta

Nos testes de aglutinação direta, a ligação dos Acs se dá diretamente nos Ags, os quais têm como característica um tamanho celular relativamente grande e são muito abundantes. Exemplos de Ags: bactérias e fungos (Figura 1) (TORTORA; CASE; FUNKE, 2016).

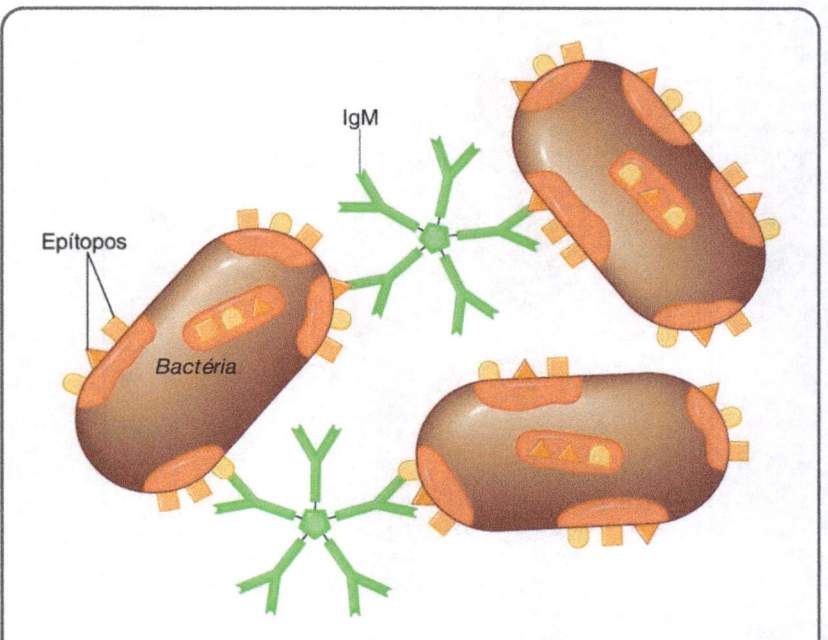

Figura 1. Representação de uma reação de aglutinação direta. Os Acs (estruturas representadas em *Y*) irão se ligar diretamente aos Ags presentes no reagente (bactéria). Há então a formação de verdadeiros complexos de interação, os quais podem ser visualizados a olho nu como granulações, grumos ou flocos.
Fonte: Tortora, Case e Funke (2016, p. 504).

Aglutinação indireta

Na aglutinação indireta, há reação do Ac do paciente com um Ag que está aderido a uma partícula. As partículas se aglutinam com maior intensidade do que na aglutinação direta. Os Ags do reagente estão associados a substâncias (aglutininas) que **reforçam** essas ligações Ac-Ag. As aglutininas são substâncias particuladas ou insolúveis, como látex, gelatina ou até eritrócitos, que fazem com que os agregados sejam visíveis em forma de granulações, grumos ou flocos e, por essa razão, também sejam mensuráveis (Figura 2) (HAZEN, 2016; LEVINSON, 2016; MAYER, 2017).

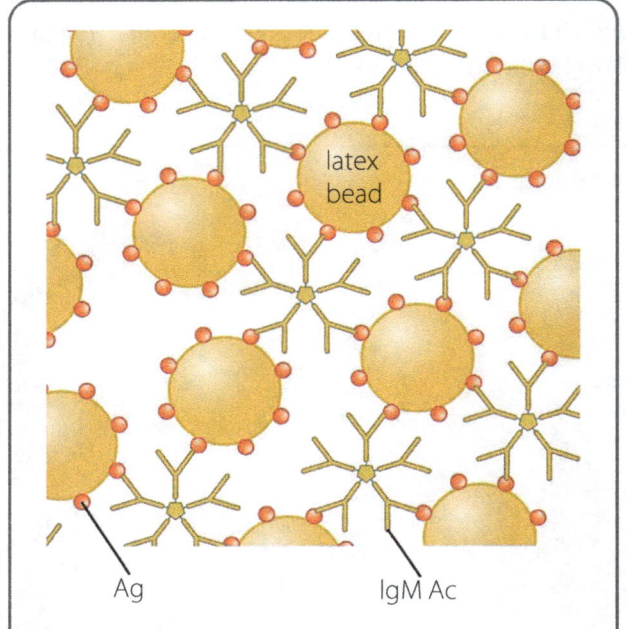

Figura 2. Representação esquemática de reação de aglutinação indireta. Os Acs presentes no soro do paciente (estruturas representadas em Y) irão se ligar aos Ags presentes no reagente (esferas pequenas vermelhas). Os Ags são então **agrupados** às substâncias que reforçam as ligações Ag-Ac (esferas maiores amarelas), formando os complexos de aglutinação (granulações, grumos ou flocos).
Fonte: Adaptada de Lumen Learning (2019).

Reação de inibição da aglutinação

Nas reações de inibição da aglutinação, há competição entre os Acs da amostra testada e os Acs presentes na suspensão reagente pela ligação com o Ag, ocorrendo então a concorrência pelos sítios combinatórios, porém, a especificidade do Ac humano prevalece. A ausência de aglutinação é um indicador de reação positiva (BRASIL, [201–?]).

Ensaios de aglutinação 95

Fique atento

O teste de gravidez pela urina é um teste de inibição da aglutinação. O objetivo é detectar o hormônio gonadotrofina coriônica humana (hCG) na urina, já que a fração β desse hormônio está presente na gravidez. Para isso, a urina é submetida a um reagente que contém partículas de látex aderidas com hCG + Acs anti-βhCG. O hormônio aderido ao látex irá se ligar aos Acs da suspensão, gerando aglutinação. Quando esse reagente é submetido a uma amostra de urina de uma mulher grávida (com βhCG), porém, os Acs da suspensão irão reagir com o hormônio presente na amostra e não com o látex, não causando aglutinação. Dessa forma, se não houver aglutinação, o teste de gravidez terá resultado positivo (Figura 3).

Urina   Soro anti-hCG

Adicionam-se   Partículas revestidas com hCG

São incubados e colocados em uma placa

RESULTADO POSITIVO: Presença de hCG na urina, sendo assim, não há aglutinação.

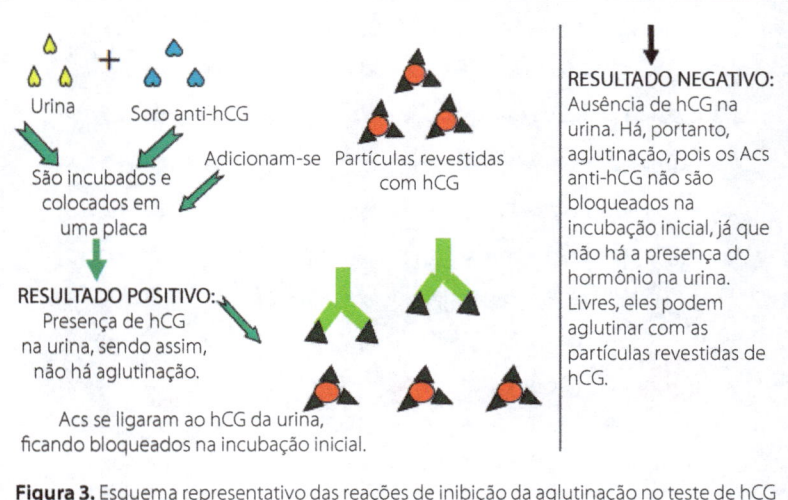

Acs se ligaram ao hCG da urina, ficando bloqueados na incubação inicial.

RESULTADO NEGATIVO: Ausência de hCG na urina. Há, portanto, aglutinação, pois os Acs anti-hCG não são bloqueados na incubação inicial, já que não há a presença do hormônio na urina. Livres, eles podem aglutinar com as partículas revestidas de hCG.

Figura 3. Esquema representativo das reações de inibição da aglutinação no teste de hCG urinário (teste de gravidez).
Fonte: Adaptada de Montassier (2015).

Hemaglutinação

Quando as hemácias são utilizadas como Ags nas reações de aglutinação, dá-se o nome de hemaglutinação. Essas interações do Ac com as hemácias envolvem, principalmente, os Ags de superfície dos eritrócitos. Em geral, esses testes são realizados em placas de microtitulação. Se a amostra é reagente, as hemácias ficam homogeneamente distribuídas no poço, no entanto, quando o resultado é não reagente, há formação de um **botão** no fundo do poço. Qualquer padrão de reação diferente dessas duas características é considerado um **indeterminado** (Figura 4).

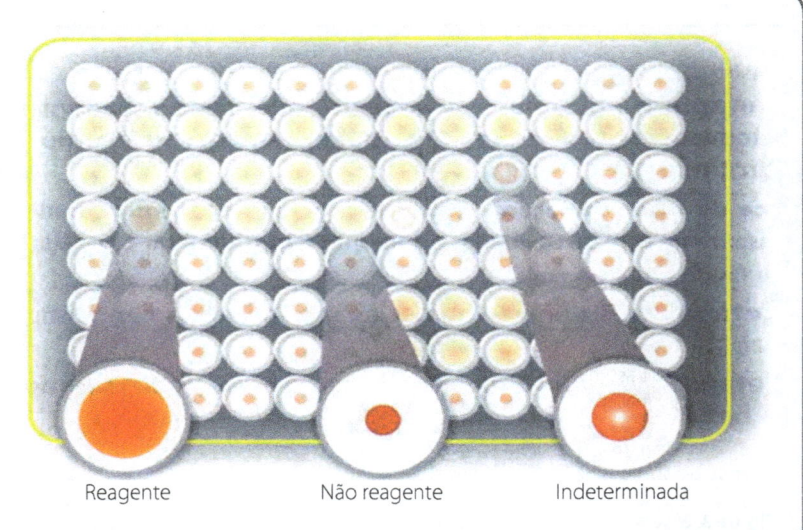

Figura 4. Representação esquemática dos resultados de hemaglutinação em placa de microtitulação. Visualização dos critérios reagente, não reagente e indeterminado.
Fonte: Adaptada de Brasil (1998).

A hemaglutinação pode ser classificada como direta ou indireta.

- **Hemaglutinação direta:** é a ligação dos Acs aos Ags dos próprios eritrócitos (TORTORA; CASE; FUNKE, 2016).
- **Hemaglutinação indireta:** nessas reações, a hemácia é associada a um Ag por adsorção, e o Ac se liga ao Ag posicionado na superfície do eritrócito (Figura 5). Essa técnica é empregada na detecção da Doença de Chagas por meio da fixação de *Trypanosoma cruzi* em hemácias de aves, por exemplo (BRASIL, 1998).

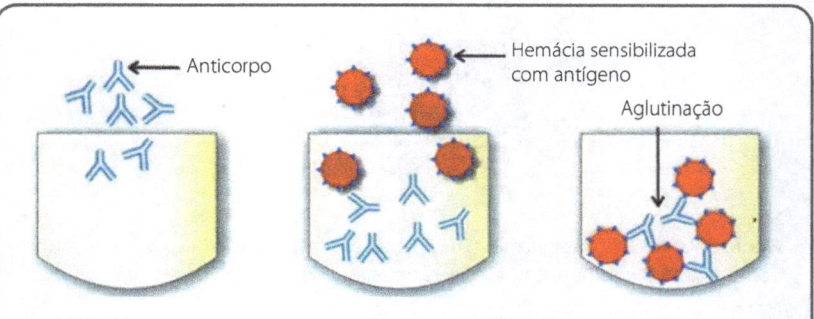

Figura 5. Representação esquemática de hemaglutinação indireta, que se baseia na reação de hemácias sensibilizadas de um Ag com os Acs de uma amostra testada.
Fonte: Adaptada de Brasil (1998).

Floculação

As reações de floculação acontecem com a ligação dos Acs do soro do paciente com estruturas micelares presentes no reagente. A conexão dos Acs com várias micelas resulta na floculação: uma reação de aglutinação em flocos (Figura 6) (BRASIL, [201–?]).

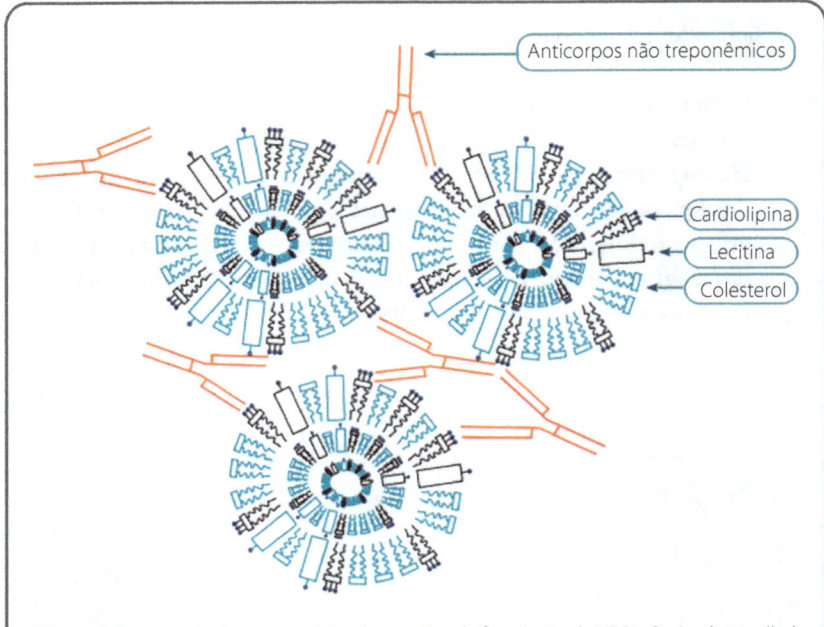

Figura 6. Representação esquemática das reações de floculação de VDRL. Os Acs (vermelho) podem ligar-se simultaneamente a inúmeras micelas, produzindo reação em forma de flocos.
Fonte: Adaptada de Brasil ([201–?]).

Diferentes tipos de reações de aglutinação são utilizados em testes para o diagnóstico de diversas classes de doenças e situações, como as exemplificadas no Quadro 2.

Quadro 2. Exemplos de testes utilizados na prática de acordo com o tipo de reação de aglutinação

Técnica de aglutinação	Exemplo de exames
Aglutinação direta	Teste de Widal para salmoneloses
Aglutinação indireta	FR (látex)
Inibição da aglutinação	βhCG
Hemaglutinação direta	Tipagem sanguínea

(Continua)

(Continuação)

Quadro 2. Exemplos de testes utilizados na prática de acordo com o tipo de reação de aglutinação

Técnica de aglutinação	Exemplo de exames
Hemaglutinação indireta	Pesquisa para Doença de Chagas
Floculação	VDRL

Fonte: Adaptado de Bender e Von Mühlen (2008) e Tortora, Case e Funke (2016).

Principais testes de aglutinação utilizados na prática clínica laboratorial

Em geral, os testes de aglutinação são amplamente utilizados nos laboratórios de análises clínicas, principalmente como triagem, devido ao seu custo benefício, uma vez que oferecem boas sensibilidade e especificidade, mesmo sendo inferior a outros métodos (LUMEN LEARNING, 2019). Os principais testes executados na prática clínica laboratorial são os seguintes: proteína C reativa (PCR), Ac antiestreptolisina O (ASLO ou ASO), FR e VDRL.

PCR

A PCR é uma proteína produzida em nível hepático, cuja secreção é aumentada nos processos inflamatórios e infecciosos. Por ter uma meia-vida curta, com duração de até 9 h, ela é considerada um ótimo marcador de fase aguda.

Embora não seja um exame específico, a PCR é utilizada para diagnosticar ou monitorar processos inflamatórios agudos, monitorar doenças crônicas de cunho inflamatório ou autoimunes, monitorar tratamentos e realizar acompanhamentos pós-cirúrgicos, especialmente quanto à ocorrência de infecções. Também já está estabelecido que essa proteína está intimamente relacionada a derrames cerebrais e acidentes cardiovasculares.

A PCR pode ser detectada no sangue a partir de 10 h depois do início do estímulo. O teste de aglutinação para detectar a PCR se baseia no princípio de aglutinação indireta, no qual partículas de látex acopladas a Acs anti-PCR, quando estão em contato com o soro do paciente, aglutinam na presença da PCR. O resultado pode ser expresso de forma qualitativa (positivo ou negativo) ou quantitativa. No caso dos resultados quantitativos, multiplica-se o título reagente pela concentração de positividade da amostra para obter o valor numérico.

Apesar de a intensidade da reação não ser proporcional à concentração plasmática dessa proteína, pode ocorrer efeito prozona (resultado falso negativo), o que indica que a amostra deve ser sempre testada em duplicata: pura e na diluição 1:10. É importante salientar também que amostras com lipemia intensa podem causar resultados falsos positivos (Figura 7) (SOCIEDADE BRASILEIRA DE REUMATOLOGIA, 2011; AGUIAR *et al.*, 2013; ARYAL, 2019).

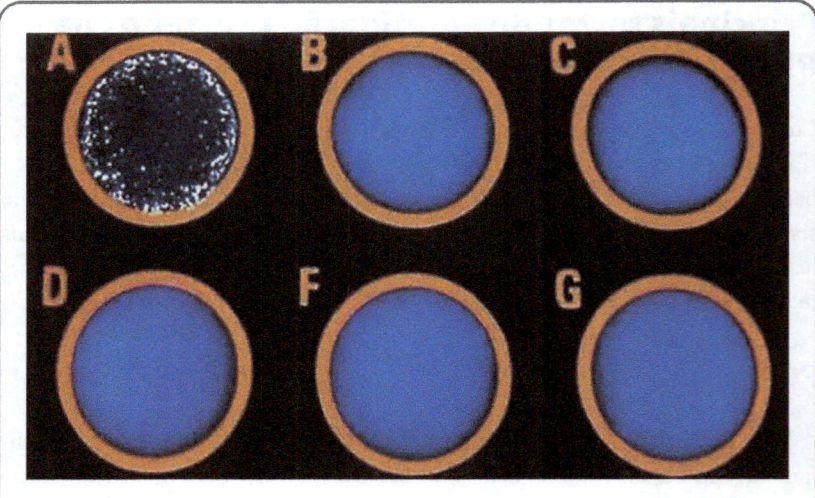

Figura 7. Resultados de teste de PCR em látex. A, Reagente; B, C, D, F, G, Não reagente.
Fonte: Aryal (2019, documento *on-line*).

ASLO

O ASLO é secretado contra toxinas liberadas nas infecções por bactérias do gênero *Streptococcus* do grupo A que geralmente acometem a garganta, portanto, a pesquisa desse Ac é utilizada como um indicador infeccioso estreptocócico de curto prazo.

A importância de detectar as infecções por esse grupo bacteriano se detém, principalmente, às possíveis complicações que podem ocorrer se não houver tratamento adequado, como a ocorrência de febre reumática, glomerulonefrite e estenose cardíaca.

Nas infecções estreptocócicas, os Acs se desenvolvem a partir das primeiras duas semanas após a infecção e aumentam exponencialmente nas terceira e quarta semanas, quando atingem o seu ápice. Com a convalescença, os títulos tendem a cair rapidamente nos primeiros meses e mais lentamente após o sexto mês de infecção. Os títulos de reatividade encontrados podem variar não só com as condições clínicas do paciente e a sua idade, mas também de acordo com o clima e a localização geográfica.

O teste mais utilizado para identificar a presença de ASLO no sangue é o de aglutinação indireta. Uma amostra de soro do paciente é submetida a um reagente no qual há partículas de látex revestidas por hemácias de carneiro sensibilizadas com a estreptolisina, o que provoca aglutinação se houver Acs no sangue testado. A presença do látex na suspensão faz com que o reagente apresente coloração esbranquiçada e o teste precise ser executado em placa de fundo escuro para que a visualização dos resultados seja possível.

O resultado pode ser expresso qualitativamente, como **reagente** ou **não reagente**, ou quantitativamente, multiplicando o título de diluição encontrado pela concentração do reagente (GEERTS *et al.*, 2011).

FR

O FR é um Ac IgM (imunoglobulina M) que ataca as células do indivíduo, reagindo contra suas próprias imunoglobulinas G (IgG) como se estas fossem um corpo estranho. Por ser um auto-Ac, o FR é um indicativo de doença autoimune e atividade inflamatória (SOCIEDADE BRASILEIRA DE REUMATOLOGIA, 2011).

O FR é um dos marcadores da artrite reumatoide e está presente em até 80% dos pacientes adultos com a doença, porém, ele também pode ser detectado em pacientes que apresentam outras condições crônicas, autoimunes e infecciosas, mas em títulos menores, como lúpus, sífilis, tuberculose, hepatites, endocardite e sarcoidose. Nessas condições, os títulos costumam ter aumentos transitórios de FR. A presença do FR também já foi observada em uma pequena parcela de indivíduos hígidos (4%) (INGEGNOLI; CASTELLI; GUALTIEROTTI, 2013).

O FR pode ser detectado por duas técnicas de aglutinação indireta: látex e Waaler Rose.

- **Látex:** uso de reagente contendo partículas de látex com IgG aderidas à sua superfície.
- **Waaler Rose:** reagente formado por eritrócitos de carneiro sensibilizados com IgG.

Nesses dois testes, se não houver aglutinação, o resultado é negativo. Apesar de ser um exame de alta especificidade, o teste Waaler Rose está em desuso (SOCIEDADE BRASILEIRA DE REUMATOLOGIA, 2011; SOARES *et al.*, 2007).

> **Link**
>
> Altos níveis de FR são o principal indicador para o diagnóstico de artrite reumatoide, porém, eles devem estar associados a sinais e sintomas para a determinação diagnóstica final da doença. Acesse o *link* a seguir para assistir ao vídeo em que uma médica reumatologista explica o quadro clínico da artrite reumatoide.
>
> https://qrgo.page.link/6SJfc

VDRL

VDRL é o diagnóstico de doenças sexualmente transmissíveis, nesse caso específico, da sífilis, que é causada pela bactéria *Treponema pallidum*. Há dois tipos de testes que são capazes de identificar a doença, os quais são classificados em **treponêmicos** e **não treponêmicos**, de acordo com a natureza do Ag.

Os testes não treponêmicos, como é o caso do VDRL, detectam Acs gerados contra o material lipídico liberado pelas células danificadas em decorrência da sífilis (cardiolipina), e não os Acs secretados especificamente contra o Ag. O teste VDRL se baseia na ligação dos Acs do soro do paciente com uma micela composta por cardiolipina, colesterol e lecitina (Figura 6). Esse teste é executado na placa de Kline — uma lâmina com poços escavados.

Por sinalizar a presença desses Acs inespecíficos, o VDRL é considerado um exame de triagem diagnóstica da sífilis, já que a cardiolipina pode surgir de outras doenças que causem destruição celular. Somente os testes treponêmicos identificam Acs específicos contra o *T. pallidum*, sendo assim, a confirmação da sífilis só é possível por meio de um teste treponêmico, o que faz com que o VDRL tenha a desvantagem de produzir resultados falsos positivos, além de ter baixa sensibilidade à sífilis primária e latente.

Embora a imunidade varie de indivíduo para indivíduo, é estimado que o teste seja capaz de detectar Acs a partir de 10 dias após o aparecimento da primeira lesão sifilítica. Já na sífilis secundária, quando há grande produção de Acs, podem ocorrer resultados falsos negativos em detrimento do efeito prozona. Por essa razão, é fundamental que as amostras de VDRL sejam testadas em duplicata, ou seja, tanto pura como diluição na proporção 1:8.

Além do VDRL há outros três tipos de testes não treponêmicos realizados pela metodologia de floculação para a determinação da sífilis, são eles: USR (*unheated serum reagin*), RPR (*rapid test reagin*) e TRUST (*toluidine red unheated serum test*) — todos aprimoramentos do teste de VDRL (BRASIL, [201–?]).

A Figura 8 apresenta os resultados de um teste de floculação para VDRL

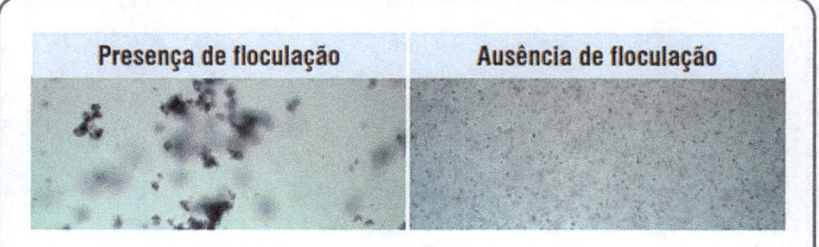

Figura 8. Exemplo de teste de floculação para VDRL.
Fonte: BRASIL, [201–?].

Ensaios de aglutinação

Exercícios

1. Juliana não esconde sua alegria. Há dois dias ela descobriu que está grávida e, ao iniciar o pré-natal, descobriu que sua gestação já está na terceira semana. Além da ecografia obstétrica, o ginecologista de Juliana solicitou exames sanguíneos mínimos para um pré-natal de qualidade preconizado pelo Ministério da Saúde. Entre eles, foi requisitado o exame de VDRL, um teste de triagem para o diagnóstico de sífilis. Ao executar esse exame, o analista laboratorial testou um controle positivo e, paralelamente, o soro de Juliana, visualizando no microscópio os seguintes resultados no teste de floculação.

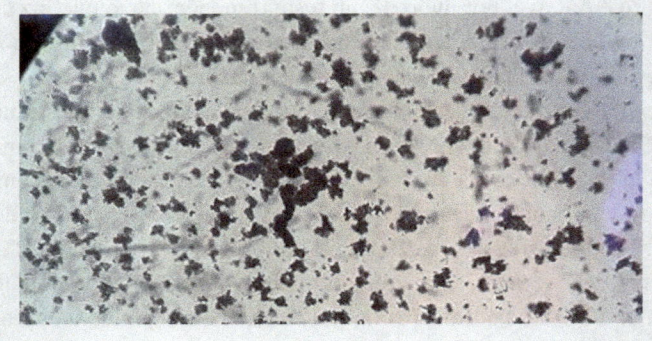

A

Fonte: Rufino (2019).

B

Fonte: Diagnóstico... (201–?, p. 5).

De acordo com os resultados das imagens acima, é possível afirmar que:
a) a figura A apresenta o resultado da análise do soro de Juliana e a figura B apresenta o resultado do controle positivo do teste. O resultado do exame de Juliana é **reagente**.
b) a figura A apresenta o resultado da análise do soro de Juliana e a figura B apresenta o resultado do controle positivo do teste. O resultado do exame de Juliana é **não reagente**.

- c) a figura A apresenta o resultado da análise do controle positivo do teste e a figura B apresenta o resultado do soro de Juliana. O resultado do exame de Juliana é **reagente**.
- d) a figura A apresenta o resultado da análise do controle positivo do teste e a figura B apresenta o resultado do soro de Juliana. O resultado do exame de Juliana é **não reagente**.
- e) a figura A apresenta o resultado da análise do controle positivo do teste e a figura B apresenta o resultado do soro de Juliana. O resultado do exame de Juliana é **positivo**.

2. Um dos fatores para o diagnóstico da artrite reumatoide é a presença de um Ac chamado de FR na corrente sanguínea, o qual pode ser identificado por meio de testes imunológicos. O FR é uma IgM que está presente e aumentada em mais da metade dos casos da doença. A detecção do FR pode ser realizada por testes de aglutinação. Qual é o tipo de ensaio de aglutinação utilizado?
- a) Aglutinação direta.
- b) Aglutinação indireta.
- c) Hemaglutinação direta.
- d) Hemaglutinação indireta.
- e) Floculação.

3. Os testes imunológicos de aglutinação são muito utilizados nas rotinas laboratoriais devido à sua facilidade de execução e interpretação dos resultados e ao baixo custo. Porém, esses exames apresentam algumas limitações, sendo que o efeito prozona é uma delas. Estima-se que esse efeito possa estar presente em até 2% dos exames de VDRL, com maior incidência em gestantes ou estágios recentes de sífilis. Sobre o efeito prozona, é correto afirmar que:
- a) ele somente ocorre nos testes de VDRL.
- b) ele somente ocorre nos testes de floculação.
- c) ele não tem relação com os testes de aglutinação.
- d) ele é uma das causas dos resultados falsos positivos.
- e) ele pode ser evitado ao testar a amostra pura e em diluições seriadas.

4. Os testes imunológicos com o princípio de aglutinação são utilizados na detecção de Acs e Ags de diversas naturezas. Por meio de mecanismos diretos e indiretos, é possível avaliar a presença de Ags e Acs, bem como quantificá-los. Quanto às reações de aglutinação e execução dos testes com essa técnica, assinale a alternativa correta.
- a) A maioria dos testes de aglutinação é realizada em placas, placas escavadas e de microtitulação.
- b) A janela imunológica dos patógenos não interfere nos resultados dos testes de aglutinação
- c) As ligações entre Ags e Acs não interferem nos resultados dos testes de aglutinação.
- d) Hemaglutinação é um tipo de teste de floculação.
- e) Hemaglutinação é um tipo de aglutinina.

5. A PCR é uma proteína de fase aguda, caracterizada ter sua concentração plasmática aumentada em situações inflamatórias de qualquer natureza, como, por exemplo, infecções, traumas e inflamações. Após cirurgias, a PCR aumenta progressivamente, atingindo valores máximos geralmente no terceiro dia de pós-operatório. Os seguintes pacientes foram testados para PCR por aglutinação em um laboratório.

I. Paciente A: paciente do sexo masculino, hígido, realizando *check-up* de rotina.
II. Paciente B: paciente do sexo feminino submetida à histerectomia total no dia de hoje.
III. Paciente C: paciente do sexo feminino submetida à cirurgia plástica há dois dias.

Os resultados encontrados foram os seguintes.

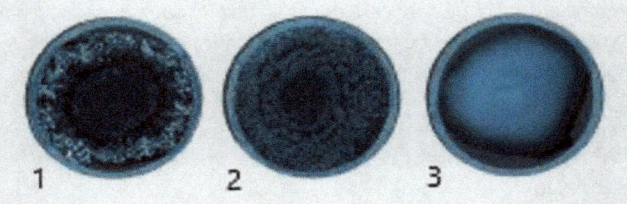

Analisando essas informações, assinale a alternativa que associa o enunciado, os dados clínicos do paciente e o resultado esperado.

a) Resultado 1 – Paciente A;
Resultado 2 – Paciente B;
Resultado 3 – Paciente C.
b) Resultado 1 – Paciente B;
Resultado 2 – Paciente A;
Resultado 3 – Paciente C.
c) Resultado 1 – Paciente C;
Resultado 2 – Paciente B;
Resultado 3 – Paciente A.
d) Resultado 1 – Paciente A;
Resultado 2 – Paciente C;
Resultado 3 – Paciente B.
e) Resultado 1 – Paciente C;
Resultado 2 – Paciente A;
Resultado 3 – Paciente B.

Referências

AGUIAR, F. J. B. *et al*. C-reactive protein: clinical applications and proposals for a rational use. *Revista da Associação Médica Brasileira*, v. 59, n. 1, p. 85–92, 2013. Disponível em: http://www.scielo.br/pdf/ramb/v59n1/v59n1a16.pdf. Acesso em: 10 out. 2019.

ARYAL, S. *C-Reactive Protein (CRP):* test- principle, uses, procedure and result interpretation in microbiology info. 2019. Disponível em: https://microbiologyinfo.com/c-reactive-protein-crp-test-principle-uses-procedure-and-result-interpretation/. Acesso em: 10 out. 2019.

BENDER, A. L.; VON MÜHLEN, C. A. Testes laboratoriais aplicados à imunologia clínica. *In:* VOLTARELLI, J. C. (ed.). *Imunologia clínica na prática médica*. São Paulo: Atheneu, 2008. p. 73–94. —x–

BRASIL. Ministério da Saúde. *Doença de Chagas*: triagem e diagnóstico sorológico em unidades hemoterápicas e laboratórios de saúde público. Brasília, DF: Ministério da Saúde, 1998. Disponível em: http://bvsms.saude.gov.br/bvs/publicacoes/cd07_08.pdf. Acesso em: 10 out. 2019.

BRASIL. Ministério da Saúde. Telelab. *Diagnóstico da Sífilis*: aula 2. [201–?]. Disponível em: https://telelab.aids.gov.br/moodle/pluginfile.php/22193/mod_resource/content/1/S%C3%ADfilis%20-%20Manual%20Aula%202.pdf. Acesso em: 10 out. 2019.

DIAGNÓSTICO da sífilis. [201–?]. Disponível em: https://telelab.aids.gov.br/moodle/pluginfile.php/22193/mod_resource/content/1/S%C3%ADfilis%20-%20Manual%20Aula%202.pdf. Acesso em: 10 out. 2019.

GEERTS, I. *et al*. The clinical-diagnostic role of antistreptolysin O antibodies. *Acta Clinica Belgica*, v. 66, n. 6, p. 410–415. 2011.

HAZEN, K. C. Exames imunológicos para doenças infecciosas. *Manual MSD*, 2016. Disponível em: https://www.msdmanuals.com/pt-br/profissional/doen%C3%A7as-infecciosas/diagn%C3%B3stico-laboratorial-das-doen%C3%A7as-infecciosas/exames-imunol%C3%B3gicos-para-doen%C3%A7as-infecciosas. Acesso em: 10 out. 2019.

INGEGNOLI, F.; CASTELLI, R.; GUALTIEROTTI, R. Rheumatoid factors: clinical applications. *Disease Markers*, v. 35, n. 6, p. 727–734, 2013. Disponível em: https://www.ncbi.nlm.nih.gov/pmc/articles/PMC3845430/. Acesso em: 10 out. 2019.

LEVINSON, W. *Microbiologia médica e imunologia*. 13. ed. Porto Alegre: AMGH, 2016.

LUMEN LEARNING. *Agglutination assays*. 2019. Disponível em: https://courses.lumenlearning.com/microbiology/chapter/agglutination-assays/. Acesso em: 10 out. 2019.

MAYER, G. *Imunologia:* capítulo sete: imunoglobulinas: reações antigeno-anticorpo e testes selecionados. Carolina do Sul, 2017. Disponível em: https://www.microbiologybook.org/Portuguese/immuno-port-chapter7.htm. Acesso em: 10 out. 2019.

MONTASSIER, H. J. *Reações Ag-Ac*. 2015. Disponível em: https://www.fcav.unesp.br/Home/departamentos/patologia/HELIOJOSEMONTASSIER/aula-8--interacoes-antigeno--anticorpo.pdf. Acesso em: 10 out. 2019.

RUFINO, R. [*Análises clínicas*]. 2019. Disponível em: https://www.webstagramsite.com/media/BvpBPaDAgu9. Acesso em: 10 out. 2019.

SOARES, J. L. M. *et al.* (org.). *Métodos diagnósticos*. 2. ed. Porto Alegre: Artmed, 2007. (Série Consulta rápida).

SOCIEDADE BRASILEIRA DE REUMATOLOGIA. São Paulo, 2011. Disponível em: https://www.reumatologia.org.br. Acesso em: 10 out. 2019.

TORTORA, G. J.; CASE, C. L.; FUNKE, B. R. *Microbiologia*. 12. ed. Porto Alegre: Artmed, 2016.

Leitura recomendada

BRASIL. Ministério da Saúde. Secretaria de Vigilância em Saúde. *Manual técnico para diagnóstico da sífilis*. Brasília, DF: Ministério da Saúde, 2016. Disponível em: http://www.aids.gov.br/pt-br/pub/2016/manual-tecnico-para-diagnostico-da-sifilis. Acesso em: 10 out. 2019.

UNIDADE 3

Imuno-hematologia

Objetivos de aprendizagem

Ao final deste texto, você deve apresentar os seguintes aprendizados:

- Descrever os sistemas sanguíneos.
- Identificar os testes imuno-hematológicos associados aos sistemas sanguíneos.
- Caracterizar a incompatibilidade sanguínea e a eritroblastose fetal.

Introdução

Foi misturando o sangue de diferentes pessoas que o médico austríaco Karl Landsteiner descobriu que nem todos os indivíduos apresentam o mesmo tipo sanguíneo. Ele observou que, ao misturar alguns tipos de sangue, estes formavam aglomerados e não se diluíam entre si, concluindo, então, que determinadas pessoas não tinham compatibilidade sanguínea. A partir dessa observação, Landsteiner se dedicou ao estudo da tipagem sanguínea, que chamou de sistema ABO devido à denominação dos tipos de sangue que identificou. Desde então, o sistema ABO é aplicado em diversas áreas da prática clínica, não só no desenvolvimento de tratamentos hematológicos, mas também no suporte de intervenções cirúrgicas, na determinação de paternidade, no diagnóstico de desordens do sangue e no monitoramento gestacional, entre outras utilidades.

Neste capítulo, você vai conhecer os grupos sanguíneos definidos por Landsteiner e entender o funcionamento do sistema ABO, além de aprender, também, os principais testes laboratoriais relacionados à determinação e à compatibilidade sanguínea, bem como sua aplicação na prática laboratorial e clínica.

Tipos sanguíneos: sistemas ABO e Rh

Karl Landsteiner baseou a descrição do **sistema ABO** em duas características: a presença de aglutinogênios, que são antígenos fixados na membrana dos eritrócitos, e de aglutininas, que são anticorpos naturais contra os antígenos eritrocitários que podem estar circulantes no soro do paciente (Figura 1).

Primeiramente, Landsteiner identificou quatro antígenos eritrocitários diferentes, os quais definiriam o grupo sanguíneo do indivíduo (A, B, AB e O), depois, ele descreveu esses tipos sanguíneos quanto à presença das aglutininas, concluindo o seguinte (CONTROLLAB, 2014; BRASIL, 2014; FRIDMAN, 2019):

- **grupo A** — apresenta antígeno A e anticorpos anti-B;
- **grupo B** — apresenta antígeno B e anticorpos anti-A;
- **grupo AB** — apresenta os antígenos A e B e não apresenta anticorpos de superfície;
- **grupo O** — não apresenta antígenos na superfície eritrocitária e apresenta anticorpos anti-A e anti-B.

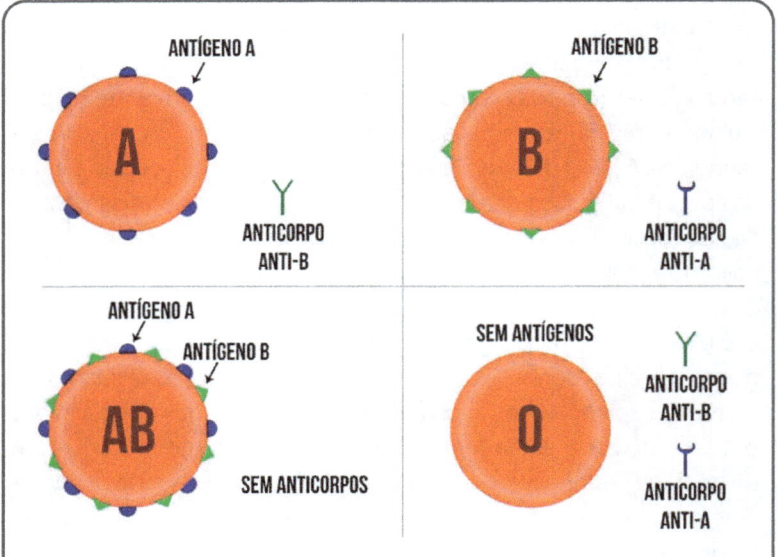

Figura 1. Representação esquemática da expressão dos antígenos (aglutinogênios) e dos anticorpos (aglutininas) relacionados ao sistema ABO.
Fonte: Pinheiro (2019, documento *on-line*).

Apesar de estarem expressos obrigatoriamente na membrana das hemácias, os antígenos ABO não estão restritos apenas aos eritrócitos, esses aglutinogênios também estão presentes nas plaquetas, nos linfócitos, na medula óssea, nas secreções e nos fluidos.

A frequência dos tipos sanguíneos varia entre as populações, uma vez que o tipo de sangue é geneticamente determinado. Esta é, portanto, uma característica transmitida de pais para filhos por meio da herança mendeliana de alelos múltiplos (um gene com três alelos I^A, I^B e i) (BRASIL, 2014; FRIDMAN, 2019).

Saiba mais

Um estudo conduzido com mais de 2 mil indivíduos indicou que o grupo O é o tipo sanguíneo mais frequente entre caucasoides e negroides da região Sudeste do Brasil.

Sistema de grupo sanguíneo ABO - Frequência fenotípica relativa (percentual) em 2.462 doadores de sangue caucasoides e negroides da Fundação Pró-Sangue/Hemocentro de São Paulo.[16]

População estudada	Caucasoides	Negroides		Total
		Mulatos	Negros	
O	46,52	53,20	47,94	49,23
A	39,45	29,63	31,96	33,71
B	11,51	13,78	16,60	13,39
AB	2,52	3,39	3,50	3,13

Para saber mais sobre os alelos variantes relacionados aos tipos sanguíneos nessa população, leia no *link* a seguir o artigo "Aspectos moleculares do sistema sanguíneo ABO" de Ana Carla Batissoco e Márcia Cristina Zago Noveretti (2003).

https://qrgo.page.link/coSrp

Sistema Rh

O **sistema Rhesus (Rh)** só foi descoberto quase 40 anos depois do estabelecimento do sistema ABO. A presença de antígenos Rh também é geneticamente determinada, uma vez que essas proteínas são codificadas por um par de genes homólogos. Porém, diferentemente dos antígenos A, B e O, os antígenos do sistema Rh estão presentes somente nos eritrócitos. A classificação Rh se detém à presença ou ausência da expressão de um antígeno Rh na hemácia, o qual é chamado de antígeno D. Não há anticorpos na corrente sanguínea relacionados aos Rh, diferente do sistema ABO, sendo assim, além do grupo sanguíneo, determina-se que o Rh pode ser **positivo** ou **negativo** (BRASIL, 2014; FRIDMAN, 2019).

Determinação laboratorial da tipagem sanguínea

Para identificar a tipagem sanguínea de um indivíduo, realizam-se provas de aglutinação para determinar o grupo e o Rh (Figura 2). O grupo sanguíneo é determinado por duas provas: a primeira é por aglutinação direta, com pesquisa dos antígenos A, B, O por meio de reagentes com anticorpos anti-A, anti-B e anti-AB; a uma segunda prova, chamada de **prova reversa**, pesquisa os anticorpos (aglutininas) no soro do paciente. A definição do grupo sanguíneo se dá, portanto, pela congruência dos resultados desses dois testes.

 A execução técnica laboratorial da determinação do grupo sanguíneo pode ser em lâminas ou tubos. Para testes em lâminas, são utilizadas quatro gotas do sangue a ser testado. Em uma primeira lâmina, são dispostas duas gotas de sangue em paralelo e, em cada uma delas, pinga-se um reagente distinto: em uma o anti-A e em outra o anti-B. Se houver aglutinação no reagente anti-A, significa que os anticorpos contra o antígeno A se ligaram às hemácias, indicando, nesse caso, a presença do antígeno A. O mesmo ocorre com a gota que recebeu o reagente anti-B: se houver aglutinação, há presença do antígeno B. O fato de ambas as gotas aglutinarem indica grupo sanguíneo AB, porém, se não houver aglutinação, fica determinado que não há antígenos de superfície nas hemácias, caracterizando o grupo O.

 Na segunda lâmina, colocam-se outras duas gotas de sangue em paralelo e os reagentes da prova reversa são pingados em cada uma delas. O padrão de aglutinação deve ser inverso, conforme mostra o Quadro 1 (CONTROLLAB, 2014; BRASIL, 2014).

Quadro 1. Resultados da tipagem sanguínea para a determinação do grupo ABO

Prova direta (pesquisa do antígeno)	Prova reversa (pesquisa do anticorpo)	Tipo sanguíneo
Antígeno A	Anti-B	Grupo A
Antígeno B	Anti-A	Grupo B
Antígenos A e B	Ausência de anticorpos A e B	Grupo AB
Ausência de antígenos A e B	Anticorpos anti-A e anti-B	Grupo O

Fonte: Adaptado de Brasil (2014).

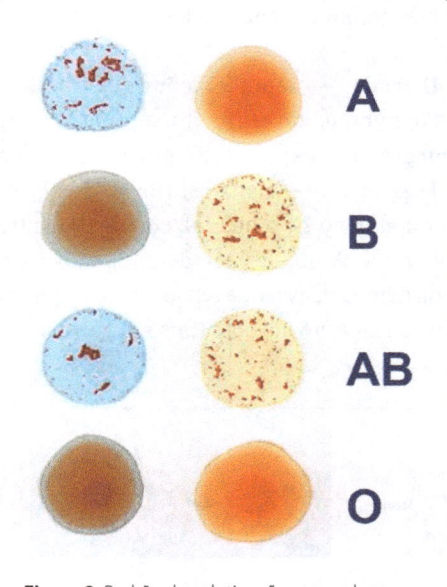

Figura 2. Padrão de aglutinação esperado para o teste de aglutinação direta para pesquisa de antígenos do sistema ABO. Na coluna da esquerda foi adicionado o soro anti-A, enquanto na da direita o anti-B.
Fonte: Freeman (2008, documento *on-line*).

Ao definir o grupo sanguíneo do indivíduo, testa-se o antígeno D de superfície eritrocitária, o qual irá indicar se o Rh é positivo ou negativo. A execução laboratorial é semelhante à que determina o grupo sanguíneo, podendo esta ser realizada em tubo, microplaca, gel de centrifugação ou lâmina. Em lâmina, dispõe-se uma gota do sangue a ser testado e, sob ela, é então pingada uma gota do antissoro contendo anticorpos anti-D. Se houver aglutinação, o anticorpo presente na solução reagiu com o antígeno expresso na membrana eritrocitária, sendo o resultado do teste positivo. Caso tenha ocorrido o contrário, o resultado é negativo.

Por apresentar extenso polimorfismo, já foram descritos mais de 50 tipos de antígenos D, o que justifica o fato de o resultado do Rh não identificar, efetivamente, o antígeno D, mas, sim, expressar a presença ou ausência deste. Diante disso, no momento da testagem do Rh, alguns antígenos podem produzir reações menos intensas (falsos negativos) por apresentarem variações fenotípicas do antígeno D, sejam elas qualitativas ou quantitativas. Esses antígenos D variantes foram caracterizados da seguinte forma:

- **antígenos D fracos** — são alterações quantitativas da expressão do antígeno na membrana do eritrócito, ou seja, o antígeno está presente de forma íntegra, mas expresso em pouca quantidade (Figura 3).
- **antígenos D parciais** — há substituição de algumas proteínas que constituem o antígeno D, o que faz com que o antígeno seja expresso de forma alterada. A quantidade de antígenos alterada é variável na membrana da hemácia, assim, a resposta ao reagente que contém anti-D pode ser desde fraca até ausente (falso negativo).

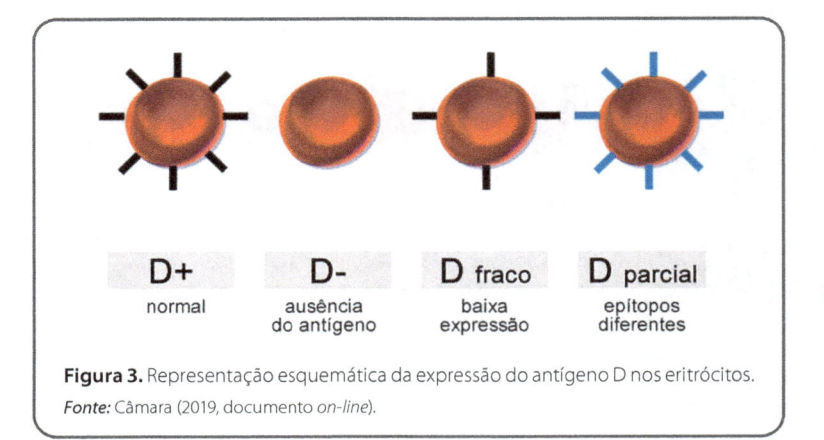

Figura 3. Representação esquemática da expressão do antígeno D nos eritrócitos.
Fonte: Câmara (2019, documento *on-line*).

Diante de um resultado de Rh negativo, é necessária a pesquisa de antígenos D variantes para exclusão de um falso-negativo em virtude de reações fracas ou nulas. Para isso, reagentes monoclonais, com anti-D IgM (imunoglobulina M) e IgG (imunoglobulina G), podem ser empregados (soros de Coombs).

Para pesquisar o antígeno D fraco ou parcial, deve-se testar a amostra para o Rh novamente em tubo. Em caso de o resultado negativo ser duplicado, esse tubo deve ser incubado a 37°C por 15 min e checado novamente quanto à aglutinação. Caso seja negativo, lava-se a amostra três vezes com salina para remover os anticorpos que não estejam ligados ao antígeno D e são então adicionadas duas gotas do soro de Coombs com antiglobulina humana. Após, a amostra é centrifugada e, em seguida, verifica-se se há aglutinação, se houver, o Rh é positivo designado no laudo como D fraco. Há também a possibilidade de realizar genotipagem do antígeno D para detecção dessas formas variantes (CONTROLLAB, 2014; BRASIL, 2014; BARROS *et al.*, 2006; OLIVEIRA; RIBEIRO; VIZZONI, 2013).

Transfusão e incompatibilidades sanguíneas

A presença dos anticorpos naturais do sistema ABO e Rh impede que os indivíduos recebam qualquer tipo de sangue em uma transfusão, uma vez que a aglutinina pode se ligar ao aglutinogênio eritrocitário correspondente e causar hemólise, o que gera graves consequências.

Exemplo

Indivíduos do grupo sanguíneo B não podem receber sangue tipo A, pois, quando os eritrócitos do grupo A entram em contato com o sangue do receptor B, os anticorpos anti-A ali presentes irão aglutinar com o sangue recebido, causando hemólise e obstruções vasocapilares, etc. O mesmo acontece para indivíduos com grupo sanguíneo A, que não podem receber transfusão com o sangue tipo B.

Considerando, então, os antígenos e os anticorpos de cada grupo sanguíneo, há a seguinte compatibilidade:

- indivíduos do grupo sanguíneo A podem receber sangue tipo O ou tipo A;
- indivíduos do grupo sanguíneo B podem receber sangue tipo O ou tipo B;
- indivíduos do grupo sanguíneo AB podem receber qualquer tipo de sangue (O, A ou B), haja vista que não têm anticorpos eritrocitários, já que expressam tanto antígenos A quanto antígenos B, por essa razão, o grupo AB é chamado de **receptor universal**;
- indivíduos do grupo sanguíneo O só podem receber sangue do tipo O, pois produzem anticorpos anti-A e anti-B, sendo assim, por não produzir aglutinogênio, o grupo sanguíneo O é chamado de **doador universal** (Figura 4) (HALL, 2017; BRASIL, 2014; OLIVEIRA; RIBEIRO; VIZZONI, 2013).

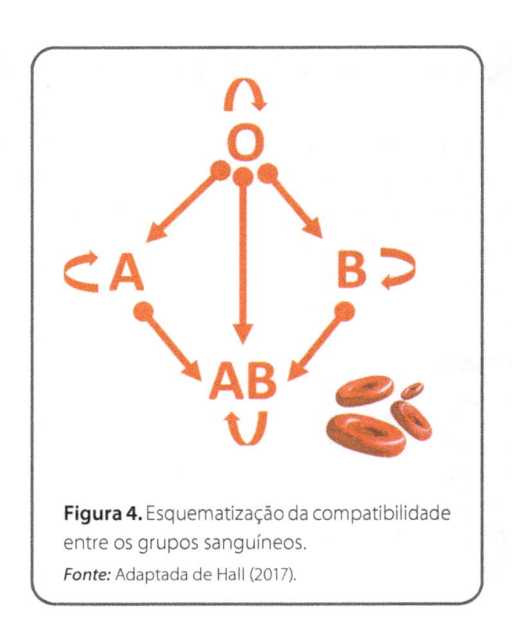

Figura 4. Esquematização da compatibilidade entre os grupos sanguíneos.
Fonte: Adaptada de Hall (2017).

Imuno-hematologia 117

Na prática transfusional, tão importante quanto a compatibilidade do grupo ABO é a compatibilidade do fator Rh. Indivíduos que expressam o antígeno D (Rh positivo) podem receber sangue Rh positivo ou Rh negativo, seguindo o mesmo raciocínio de compatibilidade do grupo ABO. Por outro lado, indivíduos com Rh negativo somente podem receber sangue com essa mesma característica Rh (BRASIL, 2014; HALL, 2017; FRIDMAN, 2019).

Relacionando a compatibilidade entre grupos ABO e Rh, a Figura 5 apresenta algumas possibilidades de transfusão sanguínea.

Receptor [1]	Doador [1]							
	O−	O+	A−	A+	B−	B+	AB−	AB+
O−	✓	✗	✗	✗	✗	✗	✗	✗
O+	✓	✓	✗	✗	✗	✗	✗	✗
A−	✓	✗	✓	✗	✗	✗	✗	✗
A+	✓	✓	✓	✓	✗	✗	✗	✗
B−	✓	✗	✗	✗	✓	✗	✗	✗
B+	✓	✓	✗	✗	✓	✓	✗	✗
AB−	✓	✗	✓	✗	✓	✗	✓	✗
AB+	✓	✓	✓	✓	✓	✓	✓	✓

Figura 5. Compatibilidade sanguínea ABO e Rh em humanos.
Fonte: Brasil (2014, documento *on-line*).

Link

Jogo da tipagem sanguínea
Que tal jogar um jogo com os colegas para ver se você realmente aprendeu o conteúdo? No jogo *Sangue que Salva*, cada jogador recebe um cartão com uma bolsa de sangue e é lançado um dado de papel com os resultados da tipagem sanguínea. Acesse o *link* a seguir, leia o manual, imprima o material e fixe seus conhecimentos nessa atividade sobre o sistema ABO e as transfusões.

https://qrgo.page.link/936gG

Além da tipagem ABO/Rh e das sorologias, para que haja sucesso transfusional, é necessário realizar uma pesquisa dos anticorpos irregulares: os aloanticorpos. Os anticorpos irregulares são anticorpos presentes no sangue, cuja capacidade biológica é reagir com os antígenos eritrocitários, mas sem ocorrência natural (anti-A e anti-B). O processo de aparecimento desses anticorpos é chamado de aloimunização e pode acontecer quando há exposição do indivíduo a antígenos não próprios — por transfusão sanguínea prévia, transplantes ou na gestação. Os aloanticorpos surgem devido à sensibilização quanto ao antígeno D (Rh) e outros mais, que foram classificados em sistemas identificados como Kell, MNSs, Lewis, Duffy e Kidd de acordo com o tipo de antígeno (AGUIAR et al., 2019).

A investigação da presença de aloanticorpos pode ser feita por teste de Pesquisa de Anticorpos Irregulares (PAI), utilizando reagentes com antiglobulinas humanas: os soros de Coombs. A falha na detecção desses anticorpos ocasiona reação hemolítica no transfundido, o que pode agravar ainda mais a sua condição (CONTROLLAB, 2014; OLIVEIRA; RIBEIRO; VIZZONI, 2013; AGUIAR et al., 2019; VIZZON; SILVA, 2015).

Saiba mais

Os soros de Coombs são produzidos a partir da sensibilização do sangue de animais às imunoglobulinas humanas e a frações do complemento. Existem soros específicos ou poliespecíficos que contêm anticorpos contra as imunoglobulinas e a fração C3 do complemento. É importante escolher os reagentes corretos de acordo com a finalidade da pesquisa dos aloanticorpos.

Leia mais detalhes sobre as características dos soros de Coombs no livro *Hematologia Laboratorial*, de Silva et al. (2015).

Pesquisa e identificação de aloanticorpos

O teste de Coombs direto identifica se há sensibilização eritrocitária com IgG e/ou componentes do sistema complemento, ou seja, ele identifica se há aloanticorpos fixados na membrana da hemácia. A execução do teste consiste em misturar a amostra do paciente com o reagente de Coombs direto e observar se há aglutinação. Tal teste pode ser realizado em lâmina ou em tubo. Se houver aglutinação, o paciente apresenta anticorpos irregulares (Figura 6) (BRASIL, 2014; OLIVEIRA; RIBEIRO; VIZZONI, 2013; AGUIAR et al., 2019; VIZZON; SILVA, 2015).

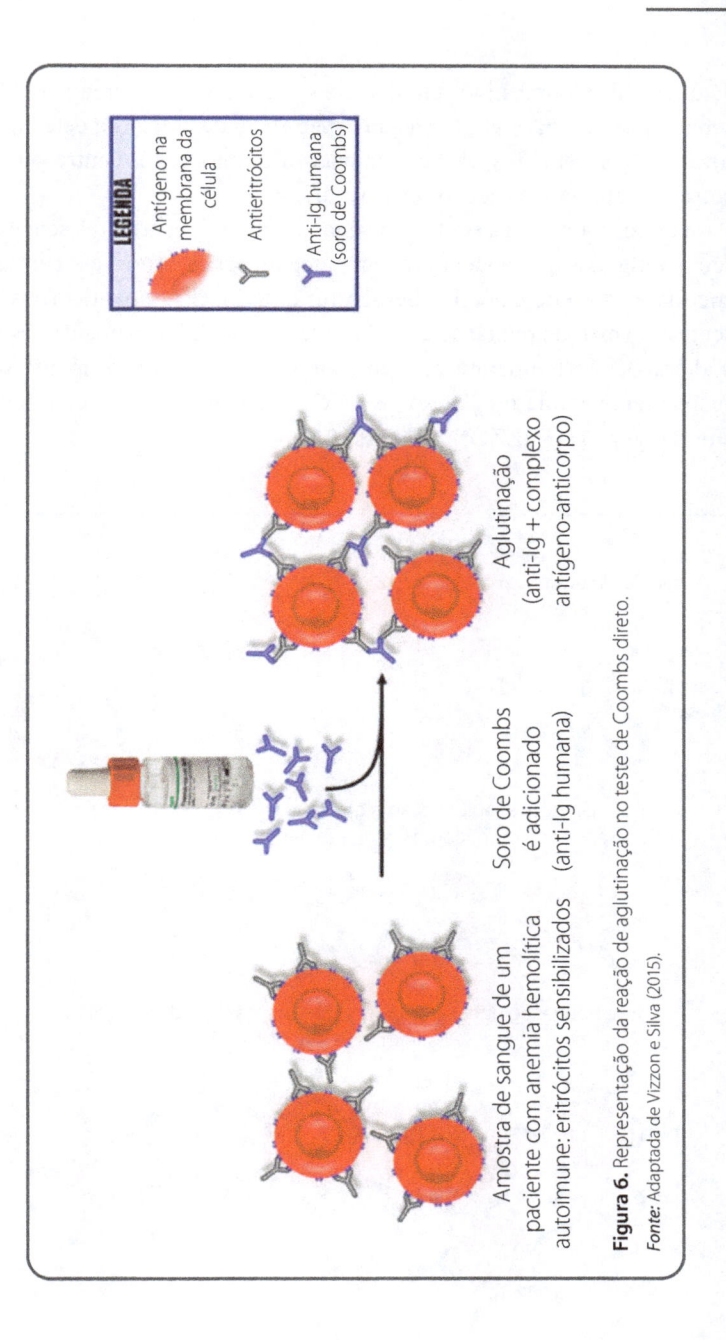

Figura 6. Representação da reação de aglutinação no teste de Coombs direto.
Fonte: Adaptada de Vizzon e Silva (2015).

Já o teste de Coombs indireto detecta se há anticorpos irregulares livres no sangue testado (não ABO) e a sua especificidade. Além de detectar aloimunização do sistema Rh, ele também identifica anticorpos contra antígenos de outros sistemas de antígenos eritrocitários.

Para tanto, a amostra a ser testada é incubada com eritrócitos sensibilizados com antígenos que podem provocar aloanticorpos. Após, essa amostra é submetida ao soro de Coombs. Se ocorrer aglutinação, aloanticorpos estão presentes. No método realizado em tubo, a técnica inclui pelo menos três fases, com alterações de temperatura, visando a detectar anticorpos manifestados exclusivamente acima ou abaixo de 37°C — crioaglutininas ou anticorpos quentes (Figura 7) (VIZZON; SILVA, 2015).

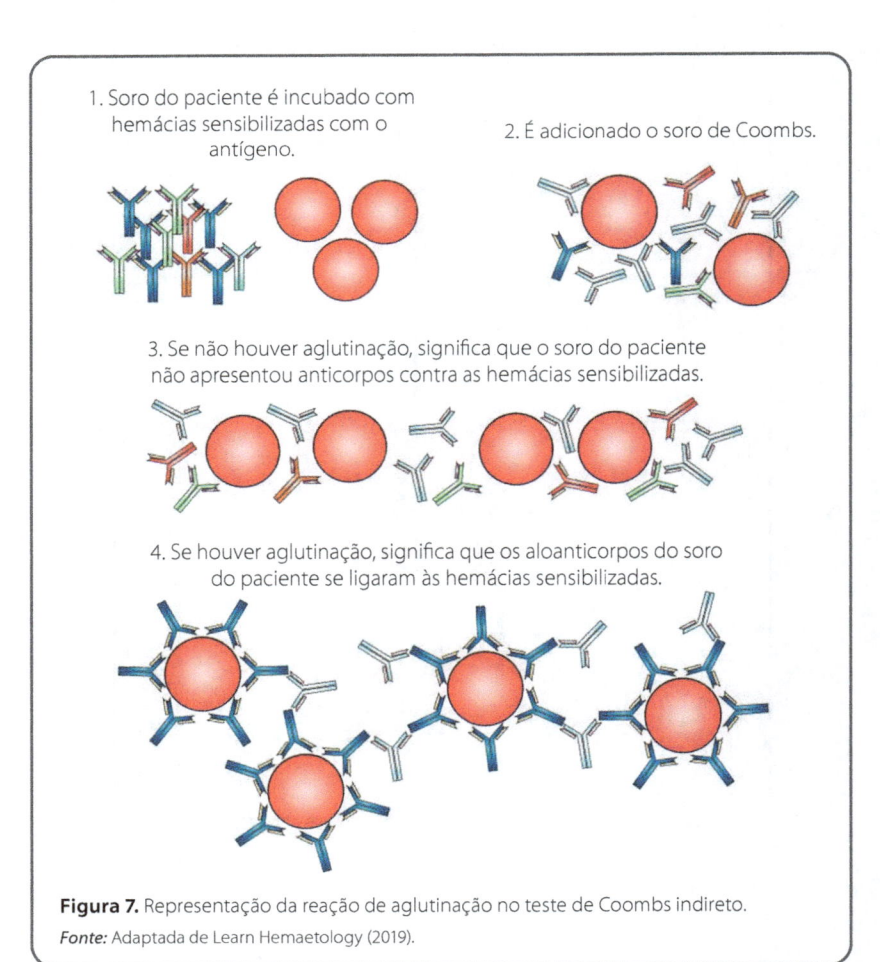

Figura 7. Representação da reação de aglutinação no teste de Coombs indireto.
Fonte: Adaptada de Learn Hemaetology (2019).

O teste de Coombs indireto pode ter sua sensibilidade aumentada com substâncias capazes de fixar os anticorpos durante a fase de incubação, como albumina e polietilenoglicol (AGUIAR *et al.*, 2019).

> **Fique atento**
>
> O princípio do teste de Coombs indireto é o mesmo empregado na detecção do antígeno D fraco ou incompleto, utilizando, inclusive, o mesmo soro. Essa pesquisa é extremamente importante nas gestantes com Rh negativo para monitorar a ocorrência de eritroblastose fetal.

Eritroblastose fetal

Quando há incompatibilidade sanguínea entre o feto e a mãe durante a gestação, pode haver desenvolvimento de eritroblastose fetal. Nessa doença, a mãe é Rh negativo e, ao gestar uma criança Rh positivo, acaba desenvolvendo anticorpos anti-Rh. Esses anticorpos, por serem de natureza IgG, conseguem atravessar a barreira placentária e se fundir com o sangue do feto, provocando aglutinação das hemácias do bebê e sua consequente destruição. Em consequência, há liberação da hemoglobina, que é convertida pelo feto em bilirrubina, o que faz com que o recém-nascido tenha aspecto ictérico.

Quando há eritroblastose fetal, o bebê nasce com a anemia hemolítica do recém-nascido. Como complicações da doença, além do **amarelão**, a criança poderá desenvolver insuficiência cardíaca, surdez ou deficiência mental ou insuficiência hepática com alto risco de morte.

Em geral, não são desenvolvidos anticorpos suficientes para desencadear a eritroblastose na primeira gestação, mas eles atingem altos títulos com o passar dos meses após o parto e seguem circulantes na corrente sanguínea, o que se torna um fator de risco na ocorrência de uma segunda gestação com incompatibilidade Rh (Figura 8). Como profilaxia, é possível administrar a vacina de Rhogan para evitar a sensibilização materna. Nessa vacina, são injetados, na mãe, logo após o primeiro parto, anticorpos incompletos anti-Rh. O objetivo é destruir as hemácias fetais remanescentes do parto e evitar que haja desenvolvimento de anticorpos anti-Rh (HALL, 2017).

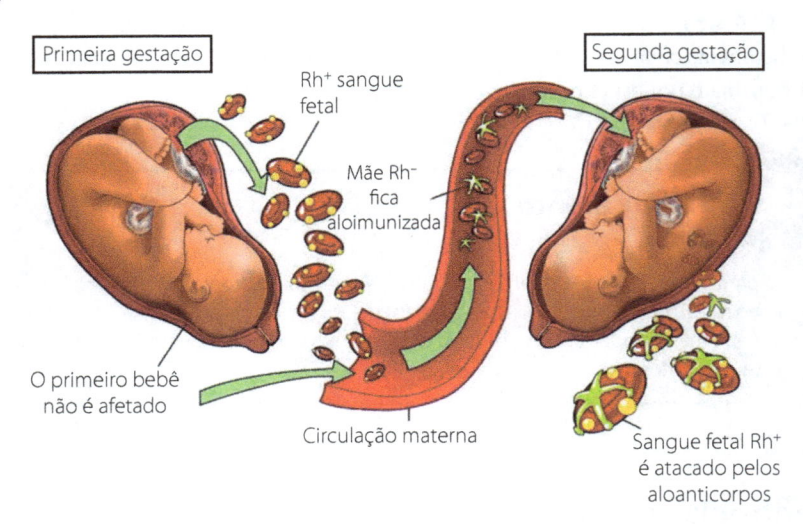

Figura 8. Representação esquemática da eritroblastose fetal.
Fonte: Adaptada de Mãe Coruja (2017).

Exercícios

1. Paulo Roberto ouviu no rádio um pedido de doação de sangue para o hemocentro local, cujos estoques estavam baixos. Sensibilizado, ele procurou o posto de coleta sanguínea para realizar a doação no mesmo dia. Ao ser questionado sobre o seu tipo sanguíneo, Paulo não soube responder, pois nunca havia realizado tipagem sanguínea. Na testagem por aglutinação direta, observou-se o seguinte resultado.

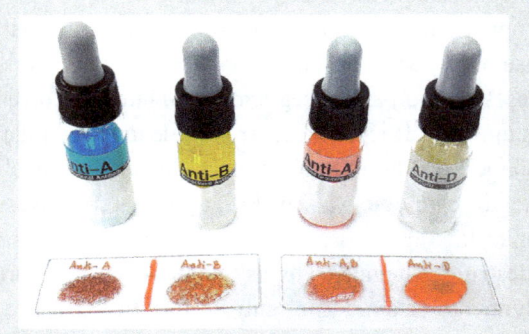

Fonte: Sunisa Butphet/Shutterstock.com.

Diante disso, é possível afirmar que:
a) Paulo Roberto tem tipo sanguíneo O — receptor universal.
b) Paulo Roberto tem tipo sanguíneo B, que não é nem doador nem receptor universal.
c) Paulo Roberto tem tipo sanguíneo O — doador universal.
d) Paulo Roberto tem tipo sanguíneo AB — receptor universal.
e) Paulo Roberto tem tipo sanguíneo AB — doador universal.

2. As cirurgias que envolvem grandes vasos sanguíneos rotineiramente demandam transfusões sanguíneas em virtude do sangramento ocasionado durante esses procedimentos. O mesmo acontece nas cirurgias cardíacas.
O Sr. Antônio, de 53 anos, descobriu um tumor hepático com indicação de remoção cirúrgica previamente ao tratamento com quimioterapia. Como parte da estratégia de tratamento, foi solicitada a tipagem sanguínea para posterior reserva de hemoderivados para o dia de seu procedimento. O resultado do exame indicou que o paciente é do grupo sanguíneo B e Rh positivo. As bolsas de sangue para posterior transfusão durante a cirurgia do tumor podem ser:
a) B positivo, B negativo, O positivo e O negativo.
b) B positivo, B negativo, AB positivo e AB negativo.
c) B positivo, AB positivo e O positivo.
d) B positivo.
e) B positivo e O positivo.

3. A eritroblastose fetal é uma condição em que a gestante apresenta sangue Rh negativo, enquanto o sangue do bebê é Rh positivo. Essa incompatibilidade sanguínea acarreta a formação de anticorpos anti-Rh pela mãe, que podem atacar os eritrócitos do bebê em formação e causar uma anemia hemolítica, por essa razão, é muito importante a determinação laboratorial correta do antígeno D em gestantes. Sobre a pesquisa do antígeno D fraco e/ou parcial, é possível afirmar que esta:
a) deve ser realizada por meio do teste de Coombs direto.
b) deve ser realizada por meio do teste de Coombs indireto.
c) deve ser realizada por meio de tipagem Rh e concomitante teste de Coombs indireto.
d) deve ser realizada por meio de tipagem Rh e concomitante teste de Coombs direto.
e) deve ser realizada como na tipagem Rh.

4. A compatibilidade sanguínea entre indivíduos se baseia na definição dos antígenos eritrocitários e na presença de anticorpos naturais e não naturais no sangue de cada um. Para determinar essas características, são utilizados testes que indicam o grupo sanguíneo e o fator Rh, além da pesquisa de anticorpos irregulares. Sobre os anticorpos pesquisados para determinar a compatibilidade sanguínea, é possível afirmar que:
a) os aloanticorpos da classe IgG são anticorpos naturais.
b) os anticorpos de ocorrência natural são pesquisados no teste de grupo sanguíneo (anti-A e anti-B).

c) todos os aloanticorpos são de ocorrência natural.
d) os anticorpos anti-A e anti-B são aloanticorpos.
e) os anticorpos anti-O são de ocorrência não natural.

5. A ocorrência dos aloanticorpos é uma preocupação na prática transfusional, principalmente por conta do risco de anemias hemolíticas e da consequente piora do estado do paciente transfundido. O teste de Coombs direto é útil na detecção desses anticorpos de ocorrência não natural e, por essa razão, é um exame obrigatório na seleção de hemocomponentes para transfusão. Sobre essa técnica, é correto afirmar que:

a) o soro de Coombs utiliza eritrócitos sensibilizados.
b) o teste de Coombs direto também determina o grupo sanguíneo ABO.
c) o teste de Coombs direto só pode ser realizado em tubo.
d) o soro de Coombs utilizado é composto de anticorpos monoclonais.
e) no teste de Coombs direto, há identificação dos aloanticorpos e também de anticorpos naturais.

Referências

AGUIAR, K. M. *et al.* Avaliação da validação da pesquisa de anticorpos irregulares no Hemocentro Regional de Montes Claros. *Revista Cuidado é Fundamental*, v. 11, n. esp., p. 285–288, 2019.

BARROS, C. *et al.* Avaliação de reagentes anti-D na detecção dos antígenos D fraco e D parcial. *Revista Brasileira de Hematologia e Hemoterapia*, v. 28, n. 4, p. 269–274, 2006. Disponível em: http://www.scielo.br/pdf/rbhh/v28n4/a10v28n4.pdf. Acesso em: 3 out. 2019.

BRASIL. Ministério da Saúde. Secretaria de Atenção à Saúde. *Imuno-hematologia laboratorial*. Brasília, DF: Ministério da Saúde, 2014. Disponível em: http://bvsms.saude.gov.br/bvs/publicacoes/imuno_hematologia_laboratorial.pdf. Acesso em: 3 out. 2019.

CÂMARA, B. *Antígeno RhD:* Du, D fraco, D parcial e testes laboratoriais. 2019. Disponível em: https://www.biomedicinapadrao.com.br/2019/07/antigeno-rhd-du-d-fraco-d--parcial-e.html. Acesso em: 3 out. 2019.

CONTROLLAB. *Imunohematologia*. 2014. Disponível em: https://controllab.com/pdf/hemo_online_OrientacaoImunohematologia201410.pdf. Acesso em: 3 out. 2019.

FREEMAN, H. *Are you an A, B or O - or even a duffy?*: why you should know your blood type. UK, 2008. Disponível em: https://www.dailymail.co.uk/health/article-1028274/Are-A-B-O--Duffy-Why-know-blood-type.html. Acesso em: 3 out. 2019.

FRIDMAN, C. *Replicação de DNA*: genótipo/fenótipo e herança quantitativa. São Paulo, 2019. Disponível em: https://midia.atp.usp.br/plc/plc0030/impressos/plc0030_top03.pdf. Acesso em: 3 out. 2019.

HALL, J. E. *Tratado de fisiologia médica*. 13. ed. Rio de Janeiro: Elsevier, 2017.

LEARN HEMAETOLOGY. *The Coombs test*. 2019. Disponível em: http://learnhaem.com/courses/anaemia/lessons/autoimmune-haemolytic-anaemia/topic/the-coombs-test/. Acesso em: 3 out. 2019.

MÃE CORUJA. *Incompatibilidade sanguínea na gravidez*. 2017. Disponível em: https://guiamaecoruja.com/incompatibilidade-sanguinea-na-gravidez/. Acesso em: 3 out. 2019.

OLIVEIRA, M. B. S. C.; RIBEIRO, F. C.; VIZZONI, A. G. (org.). *Conceitos básicos e aplicados em imuno-hematologia*. Rio de Janeiro: EPSJV, 2013. Disponível em: https://www.arca.fiocruz.br/bitstream/icict/8639/2/Livro%20EPSJV%20012298.pdf. Acesso em: 3 out. 2019.

PINHEIRO, P. *Tipos sanguíneos:* sistema ABO e fator RH. 2019. Disponível em: https://www.mdsaude.com/hematologia/tipos-sanguineos-sistema-abo/. Acesso em: 3 out. 2019.

SILVA, P. H. da *et al. Hematologia laboratorial*: teoria e procedimentos. Porto Alegre: Artmed, 2015.

VIZZON, A. G.; SILVA, F. R. M. Teste da antiglobulina humana: uma revisão de literatura. *Revista Eletrônica de Farmácia*, v. 12, n. 3, p. 5–14, 2015.

Ensaios conjugados

Objetivos de aprendizagem

Ao final deste texto, você deve apresentar os seguintes aprendizados:

- Caracterizar metodologicamente os ensaios conjugados.
- Identificar os tipos de ensaios conjugados.
- Interpretar corretamente os resultados de testes conjugados.

Introdução

A imunologia é fascinante, pois permite utilizar técnicas imunológicas que são poderosas ferramentas de análises laboratoriais na especificidade da interação antígeno-anticorpo (Ag-Ac) para a detecção de determinadas doenças. Essas técnicas imunológicas são usadas na identificação, caracterização, detecção e quantificação de anticorpos (Acs) e antígenos (Ags). Elas são conhecidas como **ensaios conjugados**, ou imunoensaios, e estão divididas em radioimunoensaio (RIA), ensaio imunoenzimático (ELISA, do inglês *enzyme-linked immunosorbent assay*) e imunofluorescência. Outro aspecto importante é compreender o princípio, a metodologia e a interpretação dos resultados de cada um desses tipos de imunoensaios para que seja possível obter um diagnóstico preciso.

Neste capítulo, você vai estudar os ensaios conjugados, bem como as suas características metodológicas, os tipos de cada ensaio conjugado e a detecção dos resultados de RIA, ELISA e imunofluorescência.

Metodologia dos ensaios conjugados

Os Acs podem ser utilizados como sensíveis e específicas ferramentas para identificar, detectar e quantificar Ags de bactérias, vírus, parasitas ou fungos. Já os Acs específicos são obtidos de pacientes convalescentes (p. ex., Acs antivirais) ou são preparados em animais.

Complexos Ag-Ac são especificamente detectados de forma indireta pela medição da reação dirigida ao Ac, como a fixação do complemento, ou diretamente por técnicas de precipitação, ou então são marcados por uma sonda fluorescente. Os procedimentos para identificar e detectar o Ag são usados, em sua maioria, para avaliar sorologicamente os níveis de Ac.

RIA

O RIA é um dos mais sensíveis métodos de análise quantitativa das reações Ag-Ac. A quantidade de reagente marcado nesse método quantifica o Ac ou o Ag que não foi marcado na amostra. Segundo Levinson (2010), esse método é utilizado para quantificar Ags ou haptenos que podem ser radiativamente marcados. Os complexos que se formam entre Ag e Ac podem ser separados e então a quantidade de radioatividade pode ser medida.

No RIA, para padronizar o ensaio, o preparo de um Ag puro ou de um Ac conhecido, ou os dois, é necessário. A descrição do ensaio é feita com uma amostra de Ac ou Ag puros. Em geral, isto ocorre nas análises laboratoriais, nas quais o Ac puro contra o Ag é radioativamente marcado com ^{125}I (Iodo 125).

Ainda no RIA, a ligação do Ac é medida pela quantidade de radioatividade retida em um poço de uma microplaca: quanto maior a quantidade de Ag não marcado na amostra, menor é a medida de radioatividade no complexo Ag--Ac. O Ag não marcado pode se ligar ao Ac marcado, nesse caso, a adsorção inespecífica é bloqueada e todos os Acs não ligados e outras proteínas são retirados por lavagens.

Segundo Murphy (2014), o método de RIA e o ELISA são ensaios conjugados, ou seja, de ligação direta a Ags ou Acs, nos quais ambos utilizam o mesmo princípio, mas se diferem quanto ao meio de detecção para a ligação específica. Enquanto pelo método RIA são avaliados os níveis de hormônios no sangue, os fármacos no soro e os níveis de líquidos teciduais, o ELISA é muito usado no diagnóstico viral, como na detecção de casos de infecção pelo vírus da imunodeficiência humana (HIV, do inglês *human immunodeficiency virus*).

O ensaio radioalergoabsorvente é um RIA especializado que é utilizado para avaliar a quantidade de Ac IgE (imunoglobulina E) sérico radiomarcado que reage com um alérgeno conhecido, que é um Ag, para detectar respostas alérgeno específicas.

ELISA

Como citado anteriormente, o ELISA é um ensaio de ligação direta a Acs, ou de ligação a Ags, que é frequentemente utilizado no diagnóstico viral. Um dos exemplos marcantes de diagnóstico são os casos de infecção pelo HIV — agente causador da síndrome da imunodeficiência adquirida (aids, do inglês *acquired immunodeficiency syndrome*).

De acordo com Murphy (2014), no ELISA, uma enzima é quimicamente ligada ao Ac. O componente não marcado, que nesse caso é o Ag, é então ligado a um suporte sólido como um poço de uma microplaca que adsorverá uma determinada quantidade de qualquer enzima.

Para a padronização do ELISA, é necessário que a preparação de um Ac, ou Ag conhecido, seja pura. Em um ensaio com uma amostra de Ac puro, no qual uma enzima é quimicamente ligada ao Ac, o Ag proveniente do paciente é o componente não marcado que é ligado por meio de uma ação enzimática a uma enzima. O Ac marcado então se liga ao Ag não marcado. Na lavagem, os Acs não ligados e outras enzimas serão retirados da microplaca.

Segundo Levinson (2016), esse método é tão sensível quanto o RIA, mas com a vantagem de não requerer marcação radioativa ou equipamento especial. O método segue da seguinte forma: Ags conhecidos, ou seja, provenientes de um paciente, são fixados em pequenos poços de uma microplaca, e então são incubados com diluições de soro do paciente, lavados e reincubados com Acs contra IgG (imunoglobulina G) humana, que são marcados com uma enzima. Essa atividade enzimática é medida pela adição de um substrato à enzima em um aparelho chamado de espectrofotômetro, de forma a estimar, dessa forma, a reação colorimétrica da enzima. O título de Acs ligados no soro do paciente é proporcional à sua atividade enzimática, ou seja, a reação colorimétrica positiva se dará pela maior diluição do soro desse paciente (Figura 1).

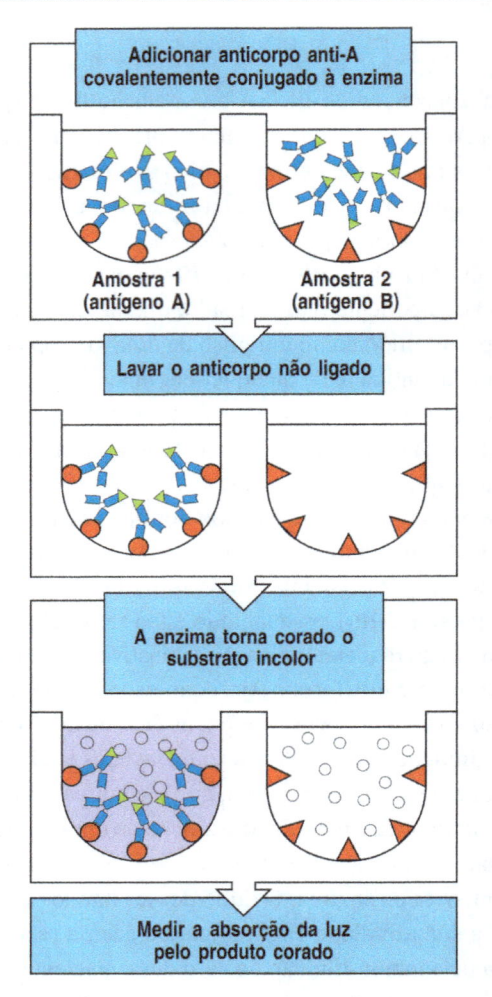

Figura 1. Para identificar o Ag A, o Ac específico purificado para o Ag A é quimicamente ligado a uma enzima. As amostras a serem testadas são colocadas sobre uma superfície de poços plásticos, aos quais se ligam, inespecificamente. Locais de adesividade residual são bloqueados pela adição de proteínas irrelevantes (não mostrado). O Ac marcado é, então, adicionado aos reservatórios sob condições nas quais se evita a ligação inespecífica, de modo que apenas o Ag A retém o Ac na superfície. O Ac marcado não ligado é removido dos reservatórios por lavagem, enquanto o Ac ligado é detectado por uma reação de troca de coloração enzima-dependente. Esse ensaio permite que séries de poços, conhecidas como placas de microtitulação, sejam lidas em espectrofotômetros multicanais de fibras ópticas, aumentando, assim, a rapidez do teste.

Fonte: Murphy (2014, p. 724).

> **Fique atento**
>
> Você deve ficar atento aos métodos de RIA e o ELISA, pois estes são ensaios conjugados, ou seja, de ligação direta a Ags ou Acs, sendo que ambos utilizam o mesmo princípio, mas se diferem no meio de detecção para a ligação específica (MURPHY, 2014).

Imunofluorescência

Ligados a moléculas de Acs, os corantes fluorescentes, como a rodamina e a fluoresceína, tornam-se visíveis pela ação da luz ultravioleta e são verificados em um microscópio fluorescente. Acs marcados com corantes fluorescentes podem ser utilizados na identificação de Ags, como, por exemplo, na superfície de bactérias e em células de cortes histológicos.

A reação de imunofluorescência direta ocorre quando Acs conhecidos marcados se ligam diretamente aos Ags desconhecidos, ou seja, o corante fluorescente que é conjugado ao Ac interage com o Ag de forma direta na superfície da célula. Em contrapartida, a reação de imunofluorescência indireta acontece quando um processo é utilizado em dois estágios, ou seja, o corante fluorescente é conjugado ao Ac contra a IgG humana (Figura 2).

Para um melhor entendimento dessas reações, segue um exemplo, de acordo com Levinson (2016, p. 535):

> [...] um antígeno conhecido é fixado em uma lâmina, o soro do paciente (não marcado) é adicionado e a preparação é lavada. Caso o soro do paciente contenha anticorpos contra o antígeno, estes permanecerão ligados aos antígenos na lâmina e podem ser detectados após adição dos anticorpos anti-IgG humana seguida do exame em microscópio UV. O teste indireto é, em geral, mais sensível que a imunofluorescência direta porque mais anticorpos marcados se aderem a cada local antigênico. Além disso, a antiglobulina marcada torna-se um "reagente universal" (i.e., ele é independente da natureza do antígeno pesquisado, uma vez que o anticorpo anti-IgG reage com todas as IgGs humanas.

A. Teste de imunofluorescência direta

B. Teste de imunofluorescência indireta

Figura 2. Teste de imunofluorescência. A figura *A* indica a reação de imunofluorescência direta, na qual o corante fluorescente que é conjugado diretamente ao Ac interage com o Ag (triângulos escuros) na superfície da célula. A figura *B*, por outro lado, demonstra a reação de imunofluorescência indireta, quando o corante fluorescente é conjugado ao Ac contra a IgG humana.
Fonte: Levinson (2010, p. 535).

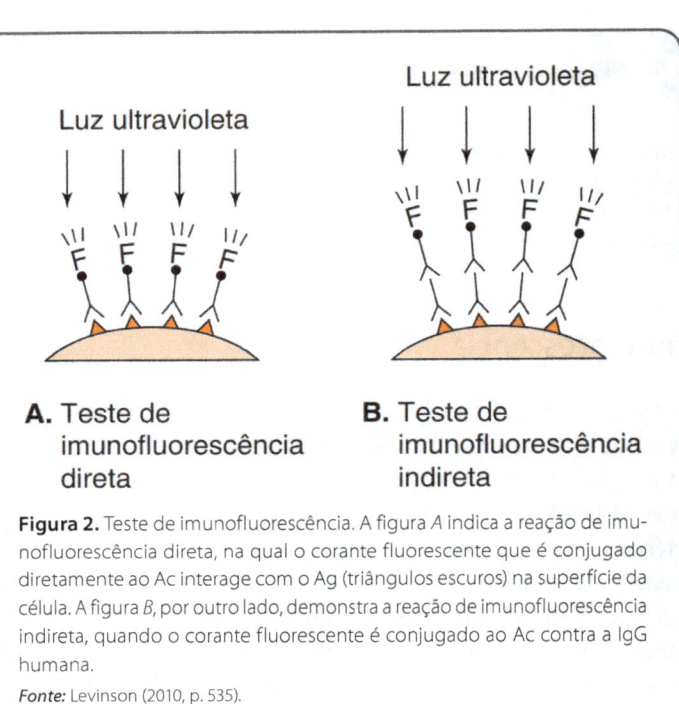

Tipos de ensaios conjugados

A identificação de cada tipo de ensaio conjugado é feita pela pesquisa do que se quer encontrar. Por exemplo: no teste de alergia, utiliza-se o RIA; para casos de infecção com o vírus do HIV, utiliza-se o ELISA; para a detecção de bactérias específicas, o ensaio mais usado é a imunofluorescência.

Ensaios conjugados, mais conhecidos como imunoensaios, devem ser preestabelecidos antes de iniciar as análises. Deve-se, portanto, definir a escolha correta de marcadores para que eles apresentem boa sensibilidade e estabilidade, fácil conjugação e detecção, além de baixo custo, sendo que cada método tem um tipo de sistema específico de identificação.

RIA

Os tipos de metodologias para RIA são classificados em: RIA de fase sólida, RIA direto de competição com Ag marcado e RIA de competição com Ac marcado.

- **RIA de fase sólida:** os poços da microplaca são sensibilizados com Ac ou Ag, nos quais um dos reagentes é imobilizado.
- **RIA direto de competição com Ag marcado:** nos poços de uma microplaca, deve ser colocada uma quantidade de Ac com uma quantidade de Ag marcado. Após esse procedimento, serão então adicionadas soluções padrão com Ag não marcado. O Ag que não se ligar ao Ac será lavado. Após o período de incubação, será medida a radioatividade da fase sólida.
- **RIA de competição com Ac marcado:** no poço de uma microplaca, o Ag é imobilizado e o Ac marcado específico é misturado à amostra teste, ou misturado à solução padrão que contém Ag. Após a incubação, os Ac e Ag que não se ligaram são removidos por lavagem, e a radioatividade da fase sólida é então medida.

ELISA

O ELISA é bem parecido com o RIA, porém, ele tem como princípio a imobilização de um dos reagentes na fase sólida, enquanto o outro reagente é ligado a uma enzima. Esse procedimento preserva a atividade enzimática, bem como a atividade imunológica do Ac. O resultado é qualitativamente obtido pelo desenvolvimento de cor ou por densidade óptica por intermédio da leitura em um aparelho de espectrofotômetro. Os testes são então divididos em ensaios para a análise de Acs e Ags.

Ensaios para Acs:

a) **Método indireto** — microplacas são sensibilizadas com Ag, e a amostra com Acs é adicionada nos poços da microplaca. O conjugado anti-Ig humana deve reagir com o Ac capturado. A reação é identificada pela solução cromógena, ou seja, a reação ficará colorida. Esse método apresenta algumas vantagens, como ter um único conjugado para diferentes sistemas, ou determinar Acs de classes diferentes.

b) **Método de captura para Ac IgM (imunoglobulina M)** — a fase sólida é sensibilizada com anti-IgM específica. Caso exista a captura de qualquer IgM da amostra, o soro teste é então incubado. Na sequência, o Ag, marcado ou não, é incubado, seguido do Ac específico marcado. Pode ocorrer, nesse método indireto para detecção de IgM, o resultado falso positivo devido à presença simultânea do fator reumatoide (FR) e do Ac IgG, que podem reagir com o conjugado anti-IgM. Outro fato que pode ocorrer é o resultado falso negativo por conta do IgG, que compete com maior afinidade pelos sítios de ligação.

Ensaios para Ags:

a) **Método de captura** — a fase sólida do Ag é sensibilizada com Ac específico. A leitura é feita no espectrofotômetro.
b) **Método da competição com Ac marcado** — o Ag é inserido no poço da microplaca e a ligação com o Ac marcado é inibida pelo Ag da amostra ou pelo padrão. As demais etapas devem competir com o Ac marcado e com a densidade óptica, que será lida em aparelho de espectrofotômetro.
c) **Método de competição com Ag marcado** — os poços das microplacas são sensibilizados com Ag específico e são então incubados com uma amostra padrão e um conjugado Ag-enzima. Depois de obter o equilíbrio da reação, a microplaca é lavada e incubada com uma solução que contém o substrato da enzima. A leitura é feita no espectrofotômetro.
d) **Método da inibição para haptenos** — os poços das microplacas são sensibilizados com haptenos e incubados com amostras de pesquisas de haptenos e com Ac contra hapteno. Após a lavagem, o conjugado anti-Ig marcado com enzima é adicionado. Ao mesmo tempo, um teste sem hapteno é realizado como controle. O resultado é dado pelo nível de hapteno apresentado pela diferença na absorbância da amostra e da amostra controle.

> **Saiba mais**
>
> Bastante explorada em análises clínicas, a combinação entre a imunologia e a química analítica tem despertado, nos últimos anos, o interesse de outras áreas. Entre elas, a ambiental, a ocupacional e a de alimentos. Entre as razões que têm influenciado esse fato, cita-se o crescente rigor, por parte de entidades nacionais e internacionais, nas fiscalizações de alimentos e do meio ambiente, o que torna necessário o desenvolvimento de técnicas seletivas e rápidas para uma grande variedade de analitos.
>
> Ao acessar o *link* a seguir, você poderá entender melhor as técnicas de imunoensaio, como o RIA, e o surgimento de enzima-imunoensaios como ELISA.
>
> https://qrgo.page.link/MxN2x

Imunofluorescência

A capacidade de o Ac se ligar a fluorocromos, covalentemente, sem perder a reatividade específica com o Ag, é analisada pela imunofluorescência. A imunofluorescência é dividida em dois testes: teste de imunofluorescência indireta e teste de imunofluorescência direta.

- **Teste de imunofluorescência indireta:** esse teste tem alta sensibilidade, pois aumenta o sinal do Ac ou do Ag.
  - **Pesquisa de Ac:** o Ag padrão é fixado em lâminas de vidro. O soro do paciente é então diluído e incubado com o Ag fixado na lâmina. Após o período de incubação, a lâmina é lavada, como nos testes de ELISA. Em seguida, a lâmina é incubada com o conjugado fluorescente anti-Ig marcado. O conjugado irá reagir com o Ac específico para o Ag, detectando classes e subclasses de imunoglobulinas.
  - **Pesquisa de Ag:** a incubação do Ag e do Ac é realizada e, após a lavagem, a preparação é incubada com o conjugado anti-Ig, que foi produzido em outra espécie de animal.
- **Teste de imunofluorescência direta:** esse teste é altamente específico, pois necessita de um conjugado para cada sistema. A pesquisa e a localização do Ag são feitas também em células ou tecidos, como no teste de imunofluorescência indireta, mas com um Ac específico marcado.

Após a lavagem, os Acs ligados são visualizados no microscópio de fluorescência. As aplicações desse teste são utilizadas, principalmente, em imunocitoquímica, pesquisa de estreptococos β-hemolíticos, pesquisas de *chlamydia trachomatis*, pesquisas de treponema pallidum, entre outros.

> **Link**
>
> Para saber como o teste de ELISA é utilizado e para qual tipo de doença específica, leia o artigo "Testes para diagnóstico da Sífilis", do Ministério da Saúde.
>
> https://qrgo.page.link/vaSm4

Resultados dos testes de ensaios conjugados

A detecção de qualquer vírus em sangue, tecido do hospedeiro, líquido de vesículas ou líquido cefalorraquidiano é considerada um achado altamente significativo. Por outro lado, a liberação viral pode ser induzida por uma condição subjacente (p.ex., no caso da imunossupressão, estresse e até mesmo infecção), por essa razão, é possível que não esteja relacionada aos sintomas da doença.

Alguns vírus podem ser liberados em períodos intermitentes, sem causar sintomas na pessoa afetada, por exemplo: o enterovírus nas fezes em semanas e o adenovírus na orofaringe e no trato intestinal em períodos de muitos meses, ou anos.

Detecção de proteínas virais

Produzidas durante a replicação viral, as enzimas e outras proteínas podem ser detectadas por mecanismos imunológicos e bioquímicos e por Biologia Molecular. Para que você entenda melhor o que foi estudado, Acs podem ser utilizados como ferramentas específicas e sensíveis que identificam, detectam e qualificam o vírus e o seu Ag viral em culturas de células pela imunohistoquímica ou em amostras clínicas. Acs monoclonais, ou monoespecíficos, são úteis para diferenciar cepas virais e mutantes.

Na superfície ou no interior da célula, os Ags virais podem ser detectados por ELISA e imunofluorescência. Os Ags ou vírus que são liberados por células infectadas podem ser detectados pelos métodos RIA e ELISA. A detecção também pode ser amplificada pela combinação de métodos imunológicos e culturas de células. A amostra clínica para esses métodos é centrifugada sobre células cultivadas em uma lamínula que fica no fundo de um tubo de ensaio. Esse procedimento é adequado para aumentar a eficácia e acelerar a progressão da infecção nas células, que ficam sobre a lamínula. Após esse procedimento, as células podem ser analisadas para a pesquisa de Ags virais precoces e detectadas em 24 h por imunofluorescência, especificamente pelo teste de imunofluorescência direta ou por ELISA. Para realizar a detecção entre 7 a 14 dias, é necessário que os vírus se tornem evidentes.

Detecção de Ags associados à célula do tecido (imunohistologia)

Dentro ou na superfície da célula, os Ags podem ser detectados por imunofluorescência ou por ELISA. Na imunofluorescência direta, uma molécula fluorescente é acoplada ao Ac covalentemente. Um exemplo é o Ac antiviral de coelho, que foi marcado com isotiocianato de fluoresceína e que é usado para detectar o Ac primário e localizar o Ag.

No ELISA, uma enzima como a fosfatase alcalina ou a peroxidase é conjugada ao Ac e converte um substrato em um cromóforo que é utilizado para marcar o Ag. Outra alternativa é um Ac que foi modificado pelo acoplamento de uma molécula de vitamina, no caso a biotina, e pode ser localizado pela ligação de alta afinidade das moléculas de estreptavidina ou avidina. Para promover a detecção, uma enzima ou uma molécula fluorescente podem modificar a estreptavidina ou avidina. Essas técnicas são utilizadas na análise de células sanguíneas, células de cultura de tecidos e biópsia de tecido.

Detecção de Ac e Ag solúveis

No teste de ELISA, costuma-se colocar o Ag imobilizado no soro do paciente para capturar e separar o Ac específico de outros Acs. Uma enzima chamada fosfatase alcalina, por exemplo, covalentemente ligada com um Ac anti-humano (a peroxidase), detecta o Ac afixado do paciente. A leitura é feita no espectrofotômetro.

As variações dos testes de ELISA são obtidas pela detecção do Ac ou do Ag. A concentração real do Ac específico deve ser comparada com a reatividade de soluções-padrão de Ac humano. Para que você possa entender melhor, o ELISA pode ser usado para quantificar o Ag solúvel na amostra de um paciente. O Ag solúvel é então capturado e concentrado com um Ac que foi imobilizado na microplaca. O resultado da detecção se dará pela inserção de outro Ac marcado com uma enzima. Essas técnicas são geralmente utilizadas na análise do teste de gravidez para o hormônio gonadotrofina coriônica humana (hCG).

Exemplo

É importantíssimo que você saiba qual tipo de ensaio conjugado utilizar nas análises. Por essa razão, seguem alguns exemplos:

Os exames indiretos por imunoensaios de fase sólida e por Acs fluorescentes, como imunofluorescência, ELISA e RIA, são usados para detectar e quantificar o Ac antiviral e o Ag viral. Nos laboratórios de análises clínicas, o RIA pode ser usado para medir os níveis de hormônios para teste de gravidez (como βhCG), detectar respostas para alergias específicas, analisar drogas farmacológicas no soro e, até mesmo, líquidos teciduais.

O ELISA é usado na triagem do suprimento sanguíneo para excluir os resultados soropositivos para hepatites B e C. Além disso, ele também indica a capacidade de os Acs do paciente detectarem proteínas virais específicas, as quais são separadas por eletroforese, transferidas para uma membrana e visualizadas com um Ac anti-humano conjugado com enzimas, de modo a confirmar o diagnóstico da infecção por HIV, por exemplo.

Exercícios

1. Com relação ao método de RIA, leia e analise as afirmativas a seguir.
  I. É utilizado para quantificar marcadores tumorais, drogas, hormônios e alérgenos, bem como Acs e Ags em doenças parasitárias.
  II. É um dos reagentes no RIA de fase sólida, sendo imobilizado nas cavidades de placas plásticas de microtitulação.
  III. Quantifica o Ac ou o Ag que não foi marcado na amostra.
  IV. É o teste no qual a quantidade de reagente não é limitada à diluição de Ac utilizado.

Assinale a alternativa correta.
  a) Somente a afirmativa I está correta.

b) Somente a afirmativa II está correta.
c) Somente a afirmativa III está correta.
d) As afirmativas I, II e III estão corretas.
e) As afirmativas I, II e IV estão corretas.

2. No método ELISA, os Ags provenientes de um paciente são fixados em pequenos poços de uma microplaca, incubados com diluições de soro desse paciente, lavados e então reincubados com Acs que são marcados com uma determinada enzima. Essa atividade enzimática é medida pela adição de um substrato à enzima em um aparelho que estima a sua reação colorimétrica. Qual é o nome desse aparelho? Assinale a alternativa correta.
   a) Centrífuga.
   b) Espectrofotômetro.
   c) Voltímetro.
   d) Microscópio de fluorescência.
   e) Fluxo laminar.

3. Analise as afirmativas descritas a seguir referentes ao teste de ELISA e utilize V para as afirmações verdadeiras e F para as falsas.
   ( ) A fosfatase alcalina, enzima covalentemente ligada a um Ac anti-humano, detecta o Ac afixado do paciente.
   ( ) A concentração real do Ac específico deve ser determinada ao comparar com a reatividade de soluções-padrão de Ac humano.
   ( ) O teste de ELISA quantifica o Ag solúvel na amostra de um paciente. O Ag solúvel é então capturado e concentrado com um Ac imobilizado, sendo que a detecção é realizada com outro Ac que foi marcado com uma enzima.
   ( ) O Ac puro contra o Ag é radioativamente marcado com 125I (Iodo 125).
   Assinale a alternativa correta.
   a) F, V, V, V.
   b) V, V, F, F.
   c) V, V, V, F.
   d) V, V, V, V.
   e) V, F, F, V.

4. A capacidade de o Ac covalente se ligar ao fluorocromo sem perder a reatividade específica com o Ag é analisada pela imunofluorescência, que é dividida em teste de imunofluorescência indireta e direta. Assinale a alternativa que corresponde à afirmação correta sobre o teste de imunofluorescência direta.
   a) Para cada sistema há um conjugado, no qual a pesquisa e a localização do Ag são feitas em células ou tecidos, mas por intermédio de um Ac específico marcado. Após a lavagem, o preparado final é observado no microscópio de fluorescência.
   b) Na pesquisa de Ac, o Ag é fixado em lâminas de vidro, o soro do paciente é então diluído e incubado com o Ag e o conjugado fluorescente anti-Ig e marcado e lavado. O conjugado irá reagir com o Ac específico para o Ag.
   c) Na pesquisa de Ag com o Ac de célula ou tecido, é feita a incubação do Ag e do Ac e, em seguida a lavagem, a preparação é incubada com o conjugado anti-Ig que foi produzida em outra espécie de animal.

d) Microplacas sensibilizadas com haptenos são incubadas com amostras de pesquisas de haptenos e com Ac contra hapteno, em seguida, o anti-Ig marcado com enzima é adicionado. Após a lavagem, o resultado é dado pelo nível de hapteno apresentado pela diferença na absorbância.

e) Microplacas são sensibilizadas com Ags que reagem com Acs da amostra. O conjugado anti-Ig humana reage com Ac capturado, a reação é então revelada com solução cromógena e a intensidade de cor é estimada fotometricamente.

5. Nesse tipo de ensaio, uma quantidade fixa do Ag é imobilizada. Em um suporte sólido, é adicionado ao Ag uma quantidade fixa de Ac marcado específico que foi misturado com uma solução padrão com concentração variada de Ag ou com a amostra teste. Após o tempo necessário da incubação, o Ac marcado e o Ag solúvel que não se ligaram à fase sólida são removidos por lavagem, e a radioatividade da fase sólida é medida. A afirmação pertence a qual ensaio conjugado? Assinale a alternativa correta.

a) ELISA.
b) Teste de imunofluorescência.
c) RIA fase sólida.
d) RIA direto de competição, com Ag marcado.
e) RIA de competição com Ac marcado.

Referências

LEVINSON, W. *Microbiologia médica e imunologia*. 10. ed. Porto Alegre: AMGH, 2010.

LEVINSON, W. *Microbiologia médica e imunologia*. 13. ed. Porto Alegre: AMGH, 2016.

MURPHY, K. *Imunobiologia de Janeway*. 8. ed. Porto Alegre: Artmed, 2014.

Leituras recomendadas

BRASIL. Ministério da Saúde. Testes para diagnóstico da Sífilis. *Relatório de Recomendação, n. 159, 2015*. Disponível em: http://conitec.gov.br/images/Relatorios/2015/Relatorio_Testes-IST_final.pdf. Acesso em: 14 out. 2019.

GIL, E. de S.; KUBOTA, L. T.; YAMAMOTO, Y. I. Alguns aspectos de imunoensaios aplicados à química analítica. *Química Nova*, v. 22, n. 6, p. 874–881, 1999. Disponível em: http://www.scielo.br/pdf/qn/v22n6/2592.pdf. Acesso em: 14 out. 2019.

MURRAY, P. R.; ROSENTHAL, K. S.; PFALLER, M. A. *Microbiologia médica*. New York: Elsevier, 2006.

SILVA, A. P. F. *Imunoensaios*: ensaios conjugados. [2019?]. Disponível em: https://www.portaleducacao.com.br/conteudo/artigos/farmacia/imunoensaios-ensaios-conjugados/54438. Acesso em: 14 out. 2019.

Imunoensaios automatizados

Objetivos de aprendizagem

Ao final deste texto, você deve apresentar os seguintes aprendizados:

- Reconhecer a imunoturbidimetria.
- Descrever a nefelometria.
- Listar as características da citometria de fluxo.

Introdução

A resposta imune adaptativa inclui a ativação de células como linfócitos T e B, e culmina com a produção de anticorpos específicos contra antígenos, geralmente derivados de patógenos. Esses anticorpos também podem reagir e reconhecer antígenos virais purificados e/ou artificiais. Nesse sentido, a interação entre os anticorpos produzidos pelo indivíduo e os antígenos artificiais pode ser detectada e mensurada por meio de testes laboratoriais.

Diversos exames sorológicos podem ser utilizados de forma simples, sem a necessidade de equipamentos mais caros e específicos. No entanto, muitos desses exames — especialmente quando realizados em maior quantidade — podem ser feitos via sistemas de automação laboratorial, que aumentam a eficiência e a sensibilidade analítica das reações.

Neste capítulo, você vai aprender os princípios de alguns métodos de exames sorológicos automatizados, que são a base para a detecção de diversos antígenos e anticorpos, e que funcionam por meio da detecção da luz absorvida ou desviada pela presença de imunocomplexos. Outro teste é a citometria de fluxo, que utiliza anticorpos e luz para detectar antígenos em células vivas e a separação dessas células com base no fenótipo.

Espectrofotometria e automação laboratorial

Um conhecimento sólido sobre os princípios de instrumentação e métodos de análise utilizados em laboratórios de análises clínicas é fundamental para a correta execução dos métodos. Sem o conhecimento dessas técnicas, não é possível realizar procedimentos de manutenção, calibrações, soluções de pequenos problemas ou mesmo a prevenção de mau funcionamento dos aparelhos (MCPHERSON; PINCUS, 2012). Embora a automação tenha se tornado rotina nos laboratórios clínicos, o trabalho de pessoas continua sendo requerido em diferentes fases do processo de análise, especialmente na validação e interpretação dos resultados, bem como na interpretação de potenciais erros na fase pós-analítica (VAZ et al., 2014).

Anticorpos são proteínas altamente específicas para os seus antígenos correspondentes, capazes de detectar um único antígeno proteico entre mais de 10^8 moléculas similares (MURPHY, 2014). Dessa forma, os anticorpos são extremamente potentes para isolar e identificar antígenos, podendo ser utilizados como sondas para a detecção de moléculas ou processos biológicos. A técnica de **citometria de fluxo**, que será apresentada neste capítulo, tem esse processo como base, permitindo a separação de tipos celulares baseados nos antígenos que possuem.

Muitas das análises feitas em laboratórios são baseadas na detecção de luz, visível ou não, que é absorvida ou transmitida. Os instrumentos utilizados nesse tipo de análise são conhecidos como **fotômetros** ou **espectrofotômetros** (XAVIER; DORA; BARROS, 2016). Em imunologia clínica, esses aparelhos podem ser utilizados para detectar de forma altamente sensível (ou seja, mesmo em baixíssimas concentrações) a ocorrência de formação de complexos antígeno-anticorpo. Se esses ensaios forem feitos utilizando reagentes marcados, a sensibilidade de detecção se torna ainda maior, chegando a 10^{-19} (VAZ et al., 2014).

A fotometria analisa a luz absorvida, emitida, refletida ou dispersa por uma substância, a qual é medida por aparelhos específicos. A espectrofotometria utiliza as propriedades de substâncias, como imunocomplexos, de absorver ou dispersar a luz em determinados comprimentos de onda, o que é utilizado para detectar de forma direta a presença desses antígenos ou anticorpos em uma solução. Assim, ensaios baseados em espectrofotometria são ditos **quantitativos**, pois permitem a dosagem da substância que está sendo buscada, uma vez que a quantidade de luz absorvida ou a intensidade da cor da solução é proporcional à concentração da substância corada em solução (XAVIER; DORA; BARROS, 2016). Essa relação é conhecida como lei de Beer, a qual afirma que, quando a luz é absorvida por uma amostra, a energia radiante do feixe de luz diminui (Figura 1). Ao medir a diferença entre a luz transmitida e a luz incidente, é possível medir a concentração da substância dispersa no meio sólido. Essa diferença não é a mesma para todos os comprimentos de onda, então muitos fotômetros utilizam um concentrador de luz.

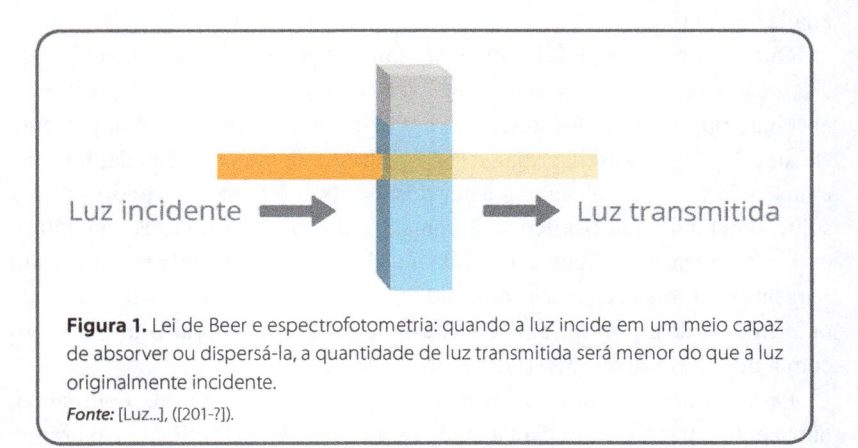

Figura 1. Lei de Beer e espectrofotometria: quando a luz incide em um meio capaz de absorver ou dispersá-la, a quantidade de luz transmitida será menor do que a luz originalmente incidente.
Fonte: [Luz...], ([201-?]).

Quanto mais concentrada for a solução, maior será a absorção de luz. A cor da solução será determinada pela cor da luz transmitida, sendo geralmente aplicada a apenas uma fração do espectro eletromagnético para aumentar a especificidade e a sensibilidade de detecção. Assim, uma análise por espectrofotometria é um método analítico baseado na absorção da luz após a sua incidência em uma solução na qual estão dispersas as substâncias que se deseja dosar. Para uma análise por espectrofotometria, você precisa conhecer a **transmitância**, ou a fração da luz que absorve um material sem ser absorvida, e a **absorbância**, ou a quantidade de luz que é absorvida por um material — também conhecida como **densidade ótica**. A diferença entre a luz incidente e a absorvida é expressa em porcentagem de transmitância ou absorbância.

Os componentes básicos de um espectrofotômetro incluem a fonte de energia radiante, o seletor de comprimento de onda, o local para a inserção da cubeta contendo o material a ser analisado, o fotodetector, processadores de sinal e dispositivos de leitura (MCPHERSON; PINCUS, 2012). Veja as partes que compõem esse aparelho e o seu funcionamento no esquema apresentado na Figura 2.

Uma fonte de luz emite a luz visível, fluorescente ou ultravioleta, e essa luz passa por um monocromador, que a fraciona nos comprimentos de onda específicos de cada cor. Somente um dos comprimentos de onda será selecionado para atravessar a cubeta contendo a solução a ser dosada. Um detector após a cubeta mede a quantidade de luz que foi absorvida pela solução, e o leitor indica para o operador do aparelho os valores obtidos para aquela análise específica.

Quando um feixe de luz incide em uma cubeta (suporte onde é colocada a solução a ser medida), vão ocorrer interferências, como refração, reflexão, absorção por outros reagentes, etc. Para evitar essas situações, é importante "ensinar" para o aparelho qual seria o padrão nulo de absorbância, ou seja, a ausência total de substância a ser dosada. Isso é feito utilizando-se uma solução denominada **branco**, que contém todos os constituintes da análise, exceto a amostra. É necessária ainda a utilização de um **padrão**, isto é, um reagente cuja concentração é conhecida. Toda vez que o comprimento de onda ou o tipo de dosagem for alterado, deve-se zerar e recalibrar o instrumento com a utilização do branco (NELSON; COX, 2019).

Para as dosagens, deve-se utilizar sempre três tubos: um para o branco, outro para o padrão e um para a amostra. Primeiramente, utiliza-se o branco para zerar o aparelho; depois dosa-se o padrão; por fim, usa-se a amostra. O resultado é calculado a partir de uma regra de três entre o padrão e o resultado obtido para a amostra.

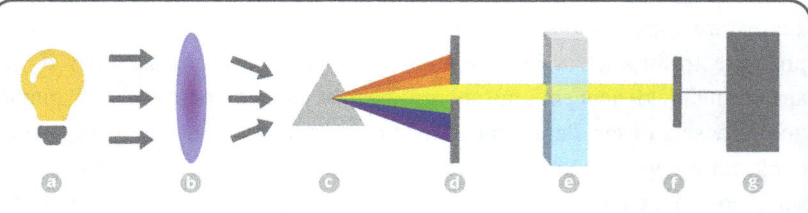

Figura 2. Partes de um espectrofotômetro e funcionamento do aparelho: (a) fonte de luz; (b) concentrador; (c) prisma de difração; (d) fenda seletora; (e) cubeta contendo a substância a ser dosada; (f) detector; (g) leitor.
Fonte: [Espectrofotômetro], ([201-?]).

A utilização de equipamentos como o espectrofotômetro para a dosagem de substâncias em um laboratório permite a automatização de vários exames. A automação aumenta a velocidade de liberação de resultados e a segurança para o operador, e diminui custos de execução dos exames. Desde a década de 1960, com o surgimento dos radioimunoensaios, começaram a ser desenvolvidos *kits* de diagnóstico para finalidades específicas. A partir do final da década de 1980 e início dos anos 1990, a automação entrou de vez nos laboratórios de análises clínicas, que passaram a utilizar, ainda, os imunoensaios associados a técnicas automatizadas. A capacidade de análise dos métodos automatizados gira em torno de 30 a 200 testes por hora.

No entanto, a automação não é perfeita, e geralmente os equipamentos apresentam um tempo de vida curto, em torno de cinco anos. Além disso, muitos possuem sistemas fechados, ou seja, só podem ser utilizados reagentes do mesmo fabricante do equipamento. O perfil dos profissionais que atuam em laboratórios clínicos requer não apenas conhecimento técnico das análises, mas também domínio de equipamentos de informática, controle de qualidade, gerenciamento de custos de exames e de administração, e gerência laboratorial.

Os principais objetivos da automação laboratorial são a padronização de procedimentos, a redução de custos e de tempo de processamento, o aumento da produtividade, a diminuição de variação nos parâmetros de qualidade e a diminuição de erros na entrada de dados (fase pré-analítica) (VAZ *et al.*, 2014). A maioria dos sistemas automatizados de análise laboratorial são sistemas integrados, os quais realizam todas as etapas do teste, incluindo pipetagem, incubações, lavagens, análises e medições. Os ditos sistemas modulares integrados permitem ainda a utilização de múltiplas análises a partir de um único tubo de amostra. Assim, diversos parâmetros bioquímicos ou imunológicos, por exemplo, podem ser analisados com a mesma amostra (MCPHERSON; PINCUS, 2012).

Imunoturbidimetria

Um dos ensaios automatizáveis que se utilizam de técnicas de detecção da ocorrência da reação antígeno-anticorpo é a imunoturbidimetria. Como o próprio nome já indica, esse exame detecta a turbidez em uma amostra, provocada pela presença maior ou menor de imunocomplexos. A imunoturbudimetria detecta partículas grandes, identificando a redução da transmissão de luz (absorbância) devido à presença de partículas em suspensão, e detectando diminuições pequenas na emissão do sinal total (MCPHERSON; PINCUS, 2012).

Em uma solução em que está ocorrendo a interação entre antígenos e anticorpos, a presença de complexos insolúveis dispersa a luz, e a quantidade dessa dispersão é proporcional à concentração dos imunocomplexos. Assim, quanto maior a quantidade de antígeno ou anticorpo, maior a dispersão da luz, que será medida pelo espectrofotômetro, permitindo assim a medição da presença dos anticorpos em solução (XAVIER; DORA; BARROS, 2016). A luz a ser medida é a absorvida, ou seja, detectada a partir da medição frontal imediatamente após a cubeta (VOLTARELLI, 2009).

A imunoturbidimetria é, atualmente, o método de análise mais popular em diferentes laboratórios, uma vez que permite a automatização e a realização de testes em grande volume, e pode ser utilizada para diferentes testagens, incluindo dosagens bioquímicas como hemoglobina glicada (VENOS; KONING, 2017). Essa técnica é útil para a dosagem de proteínas em fluidos corporais diversos, além do soro, como urina e líquido cefalorraquidiano (LCR). Em laboratório, pode ser utilizada para detecção de anticorpos específicos, além de antígenos como fator reumatoide, proteína C reativa, antiestreptolisina O, proteínas C3 e C4 do sistema complemento, entre outros antígenos (XAVIER; DORA; BARROS, 2016).

Fique atento

A imunoturbidimetria mede a redução na absorbância causada pela presença de imunocomplexos. Quanto maior a quantidade de imunocomplexos, maior a turbidez.

Muitos ensaios imunoturbidimétricos utilizam partículas sólidas sensibilizadas com anticorpos para facilitar a ocorrência da reação e aumentar a sensibilidade de detecção. Essas partículas podem ser microesferas magnéticas (em inglês, *beads*) ou partículas de látex sensibilizadas com antígenos ou anticorpos. Nesse caso, a técnica é conhecida como **turbidimetria indireta** (Figura 3). A formação de imunocomplexos promove a agregação dessas partículas, turvando o meio, e essa turvação é detectada pelo espectrofotômetro.

Quando se mede diretamente a turbidez do meio, sem o auxílio de partículas sólidas para medição da turbidez, a técnica chama-se **turbidimetria direta**. Essas análises são úteis, por exemplo, para medir a turvação de amostras e detectar crescimento bacteriano em culturas líquidas e a sensibilidade a antibióticos. Em analisadores de coagulação, medidas por turbidimetria direta detectam a formação de coágulo nas amostras (MCPHERSON; PINCUS, 2012).

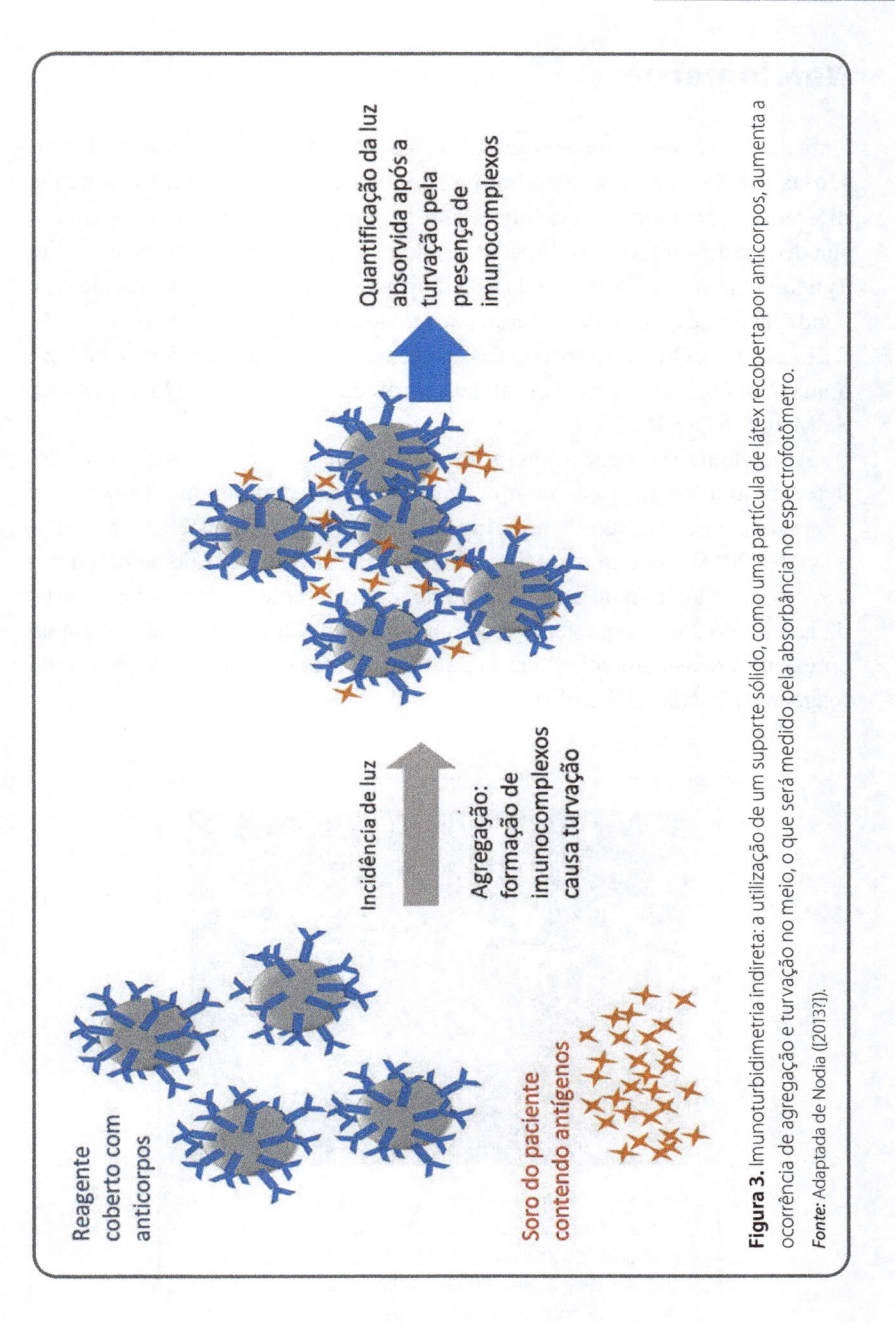

Figura 3. Imunoturbidimetria indireta: a utilização de um suporte sólido, como uma partícula de látex recoberta por anticorpos, aumenta a ocorrência de agregação e turvação no meio, o que será medido pela absorbância no espectrofotômetro.
Fonte: Adaptada de Nodia ([2013]).

Nefelometria

Uma das principais características das soluções é a sua capacidade de dispersão da luz. Quando um feixe luminoso incide sobre uma solução contendo diferentes partículas, estas interferem na passagem da luz, provocando a sua dispersão em todas as direções. Esse fenômeno é conhecido como efeito Tyndall (Figura 4). Ele não altera o comprimento de onda da luz incidente e é independente do tipo de material particulado presente na solução (VOLTARELLI, 2009). Quando as partículas crescem em tamanho, a dispersão da luz é ainda maior e, assim, a luz é espalhada em ainda mais direções (MACHADO, S.; MACHADO, R., 2012).

A nefelometria mede a interação de anticorpos e antígenos em solução, detectando a formação de complexos imunes por meio da monitoração de alterações na dispersão de uma luz incidente (IMBODEN; HELLMANN; STONE, 2014). Podemos tratar a nefelometria como um ensaio de precipitação em solução, no qual a quantidade de imunocomplexos formados a partir da adição do soro do paciente é comparada com uma curva-padrão, a qual apresenta a densidade ótica gerada por quantidades conhecidas do padrão do reagente (LEVINSON, 2016).

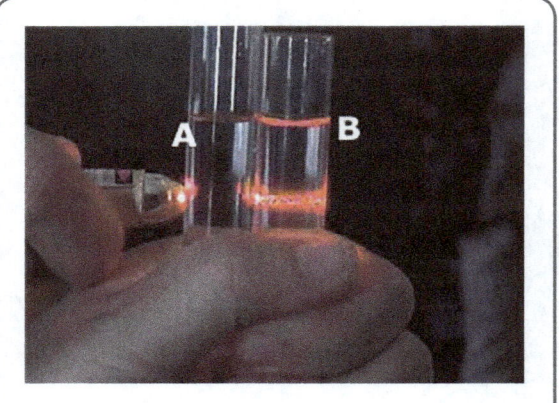

Figura 4. O efeito Tyndall é a dispersão de partículas de luz causadas pela presença de partículas em suspensão: na ausência de partículas suspendidas (tubo A), a luz atravessa o tubo com pouca interferência; na presença de uma solução particulada (tubo B), a luz interage com as partículas e é dispersa para diferentes direções.
Fonte: O QUE... (2015).

Um aparelho de nefelometria típico é um espectrofotômetro com um detector para luz dispersa em ângulos de 15 a 90° em relação ao feixe que incide sobre a cubeta (Figura 5). A intensidade da dispersão depende do comprimento de onda e do tamanho da partícula. As fontes luminosas utilizadas na nefelometria incluem lâmpadas de mercúrio, lâmpadas de tungstênio e luz *laser*. A utilização de *lasers* é útil porque eles emitem luz polarizada e monocromática, aumentando a sensibilidade de detecção da nefelometria em relação a fontes luminosas convencionais. As desvantagens do uso de *laser* como fonte luminosa incluem o aumento de custos, a necessidade de resfriamento dos aparelhos e a limitação dos comprimentos de onda (MCPHERSON; PINCUS, 2012).

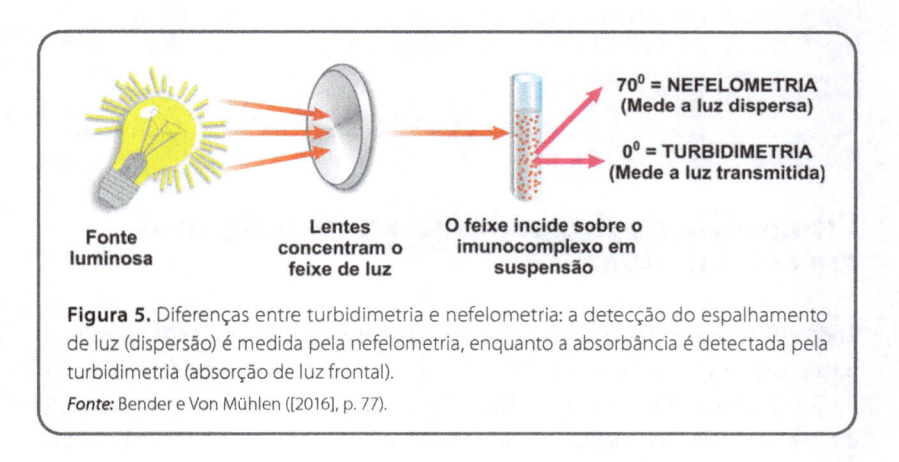

Figura 5. Diferenças entre turbidimetria e nefelometria: a detecção do espalhamento de luz (dispersão) é medida pela nefelometria, enquanto a absorbância é detectada pela turbidimetria (absorção de luz frontal).
Fonte: Bender e Von Mühlen ([2016], p. 77).

A utilização da nefelometria permite a total automatização da análise, que passa a ser de fácil realização, rápida e precisa, além de empregar pequenas quantidades de amostra (até 1 µL para alguns exames). A sua utilização é similar à da turbidimetria, e ela é muito útil para a detecção de classes específicas de anticorpos, de anticorpos específicos contra patógenos, proteína C reativa, proteínas do sistema complemento, entre outras (VOLTARELLI, 2009). Na prática, a nefelometria é mais aplicada à detecção de antígenos do que de anticorpos (DELVES *et al.*, 2013).

Alguns fatores podem interferir nos resultados de análises nefelométricas: amostras lipêmicas (pois são ricas em lipoproteínas de baixa densidade e quilomícrons), hemólise e até mesmo a presença de impressões digitais na cubeta utilizada para análise (MACHADO, S.; MACHADO, R., 2012). Para diminuir essas interferências, recomenda-se realizar uma diluição 1:50 em materiais lipêmicos ou hemolisados — esse procedimento é desnecessário para amostras de urina ou de LCR. Deve-se ainda evitar a presença de bolhas na amostra, pois estas podem interferir na dispersão da luz.

Em algumas situações, é mais útil verificar a velocidade na qual os imunocomplexos surgem, pois velocidades maiores estão relacionadas com maiores concentrações de antígenos. Nessas situações, a medição da dispersão da luz é chamada de **nefelometria cinética** (DELVES *et al.*, 2013).

> **Fique atento**
>
> A nefelometria detecta a dispersão da luz causada pela presença de material particulado em uma solução. Assim, quanto maior for a quantidade de um imunocomplexo em uma solução, maior será a dispersão da luz em direções diferentes, o que é medido pelo espectrofotômetro.

Citometria de fluxo: detectando antígenos em células vivas

Todos os métodos de ensaios laboratoriais apresentados até agora neste capítulo mensuram a dispersão da luz em imunocomplexos particulados em uma solução. A citometria de fluxo funciona de maneira completamente diferente: detecta a fluorescência associada a células marcadas com anticorpos monoclonais ou com corantes fluorescentes (geralmente ambos), em um meio líquido em movimento (MCPHERSON; PINCUS, 2012; DELVES *et al.*, 2013). A análise por esse método permite a investigação de múltiplos parâmetros em uma célula por vez, analisando milhares de células vivas por minuto.

A citometria de fluxo também pode ser chamada de separação de células por fluorescência ativada (FACS, *fluorescence-activated cell sorting*). O princípio dessa técnica, mostrada na Figura 6, é a marcação da célula com anticorpos monoclonais contra antígenos presentes tanto na membrana celular quanto no próprio citoplasma. Esses anticorpos monoclonais podem ser eles mesmos marcados com corantes fluorescentes, ou então pode-se ter anti-anticorpos (anticorpos secundários) marcados com a fluorescência. Por se basear em uma reação antígeno-anticorpo, somente as células que possuem o antígeno buscado se ligarão à marcação fluorescente. A mistura de células marcadas é passada por um capilar muito fino, que só permite a passagem de uma célula por vez. Ao passar por esse capilar, as células individuais são atingidas por um feixe *laser*. Nesse processo, cada célula vai dispersar a luz de uma maneira, e o seu corante fluorescente será excitado e liberará o seu sinal, o qual é lido por um complexo sistema de sensores óticos, detectando parâmetros individuais de cada célula, como a granulosidade, o tamanho e a emissão de fluorescência (MURPHY, 2014; ABBAS; LICHTMAN; PILLAI, 2015).

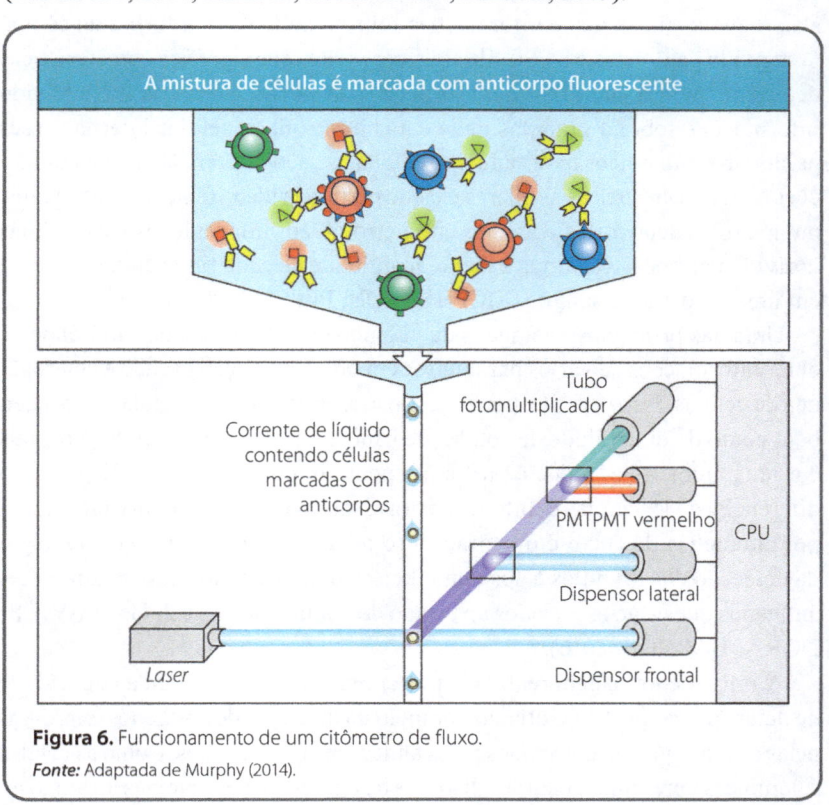

Figura 6. Funcionamento de um citômetro de fluxo.
Fonte: Adaptada de Murphy (2014).

Citômetros de fluxo são aparelhos complexos que podem obter diferentes dados em uma única amostra, desde que haja marcação fluorescente e capacidade do equipamento de ler esses dados — o que geralmente é limitado à quantidade de *lasers* e de sensores óticos (ABBAS; LICHTMAN; PILLAI, 2015). Assim, essa técnica é chamada de citometria multiparamétrica. Na sua forma mais simples, a citometria de fluxo é utilizada nos analisadores hematológicos automatizados, sendo a tecnologia aplicada para a diferenciação de populações de linfócitos em um hemograma (MCPHERSON; PINCUS, 2012).

O funcionamento de um aparelho que realiza hemogramas automatizados geralmente não utiliza um feixe de luz *laser* nem anticorpos monoclonais fluorescentes, apenas luz normal, e mede somente dois parâmetros. O primeiro deles é conhecido como FSC (da sigla em inglês, que significa características de espalhamento frontal), medido pelo dispersor frontal e relacionado à absorbância, que fornece informações sobre o tamanho e a forma da célula. O segundo parâmetro é o SSC (da sigla em inglês, que significa características de espalhamento lateral), o qual fornece a dispersão lateral da luz, obtendo informações sobre a granulosidade e a complexidade celular interna. Esses parâmetros são únicos para cada tipo celular, e a sua diferenciação em populações com características similares é o que permite a identificação de linfócitos, monócitos e neutrófilos. Como o citômetro obtém informações para células individuais, é possível ainda saber a quantidade de cada tipo celular presente em uma amostra de sangue (MCPHERSON; PINCUS, 2012).

Uma das principais vantagens da citometria de fluxo é a possibilidade de obter informações de vários parâmetros em uma população grande e heterogênea de células. Isso permite, por exemplo, a identificação de células de câncer, bem como da quantidade de células de câncer em relação às células normais em uma amostra — o que é particularmente importante para o diagnóstico diferencial de leucemias e linfomas. Para essas doenças, a **imunofenotipagem** por citometria de fluxo é o padrão-ouro de diagnóstico, pois permite, além da detecção dos grânulos e dos tamanhos celulares, a marcação de diferentes antígenos que estão associados ao estado de maturação das células (XAVIER; DORA; BARROS, 2016).

A imunofenotipagem realizada por citometria de fluxo tem a capacidade de determinar o perfil fenotípico por meio da detecção de antígenos expressos pelas células, que são detectados pelos anticorpos monoclonais. Como as células sanguíneas apresentam padrões distintos de expressão de proteínas ao longo do seu processo de diferenciação celular (ABBAS; LICHTMAN; PILLAI, 2015), a utilização de um painel de marcadores permite a identificação da linhagem (mieloide ou linfoide, células B ou T) e o grau de maturação da célula leucêmica (XAVIER; DORA; BARROS, 2016). A identificação do imunofenótipo de células neoplásicas é importante não só para o diagnóstico, mas também para a posterior monitoração da doença residual mínima durante o tratamento.

As aplicações da citometria de fluxo são variadas, permitindo inclusive a marcação de proteínas nucleares e citoplasmáticas via permeabilização temporária das membranas. Outras aplicações incluem a dosagem de íons e de radicais livres. A análise do ciclo celular pode ser realizada por citometria de fluxo em células coradas com marcadores fluorescentes ligados ao DNA, como iodeto de propídeo. Células apoptóticas podem ser identificadas com marcadores fluorescentes como anexina V, que se liga a fosfolipídios anormalmente expostos na superfície das células mortas (MCPHERSON; PINCUS, 2012; DELVES *et al.*, 2013; MURPHY, 2014; ABBAS; LICHTMAN; PILLAI, 2015; NICOLL *et al.*, 2019).

Outra aplicação extremamente útil da citometria de fluxo é a detecção da quantidade de linfócitos T CD4+ em pacientes com HIV. Nesses pacientes, a infecção pelo vírus causa uma diminuição progressiva na quantidade de linfócitos T CD4+, responsáveis pela ativação da resposta imune adaptativa (ABBAS; LICHTMAN; PILLAI, 2015). Assim, é fundamental monitorar as quantidades dessas células nesses pacientes, de modo a avaliar de forma constante o seu estado imunológico. Nesse caso, a amostra de sangue é coletada e marcada com anticorpos monoclonais anti-CD4+ marcados com fluorescência e submetidos à análise por citômetro de fluxo, que identifica a quantidade dessas células (LEVINSON, 2016).

Fique atento

Um citômetro de fluxo mensura padrões luminosos produzidos quando partículas passam em fila única por uma fonte *laser*. Esse aparelho é utilizado para contar e identificar células. Ele é um componente-chave de analisadores da hematologia e também se apresenta como a tecnologia utilizada para diferenciar leucócitos, entre outras células.

Exercícios

1. Uma das principais vantagens da citometria de fluxo é a sua capacidade de detectar a presença de antígenos marcados com fluorescência em uma célula, bem como a sua complexidade e o seu tamanho. O parâmetro que mede a complexidade interna de uma célula, muito utilizado em aparelhos que realizam hemogramas automatizados, é:
   a) a dispersão da luz.

b) a absorção da luz.
c) o SSC (características de espalhamento lateral).
d) o FSC (características de espalhamento frontal).
e) a presença de fluorescências múltiplas.

2. Os imunoensaios baseados em turbidimetria utilizam a luz como parâmetro de detecção, que é medida por um aparelho chamado espectrofotômetro. Sobre esse aparelho, assinale a alternativa correta:
a) Espectrofotômetros podem detectar luz visível, fluorescente ou UV.
b) Aparelhos para esse fim podem detectar a presença de luz em tecidos maciços.
c) Espectrofotômetros necessitam de cubetas, onde serão colocadas as amostras a serem analisadas, e a sua função é medir a luz emitida pelo aparelho.
d) A calibração do aparelho é feita utilizando-se somente um branco, que contém apenas uma cubeta vazia.
e) Quanto menos concentrada for a solução, mais intensa será a absorção da luz.

3. Sobre os imunoensaios automatizados, analise as seguintes afirmativas:
I. A nefelometria mede o espalhamento frontal da luz.
II. A imunoturbidimetria é baseada na turbidez, medida pela absorbância da luz.
III. Quanto mais turva uma amostra, menos luz será absorvida.

Estão corretas:
a) I.
b) II e III.
c) I e III.
d) II.
e) III.

4. A citometria de fluxo é um ensaio automatizado capaz de detectar diversos parâmetros, como complexidade interna, tamanho e presença de antígenos. Uma das limitações da quantidade de detecções feitas pelo citômetro é:
a) a presença de populações celulares distintas.
b) a necessidade de avaliação de múltiplos parâmetros.
c) a necessidade de se avaliar somente células leucêmicas.
d) a quantidade de *lasers* e sensores óticos presentes no aparelho.
e) o fato de só poderem ser analisadas células sanguíneas.

5. Sobre os imunoensaios automatizados de análise da dispersão da luz, assinale a alternativa correta:
a) A imunoturbidimetria só pode ser utilizada para detecção de anticorpos.
b) Fatores próprios da amostra, como lipemia e hemólise, não interferem na análise.
c) Esses ensaios são ditos semiautomatizados, pois requerem carreamento manual de amostras.
d) Em termos práticos, a nefelometria é mais útil para detecção de antígenos.
e) Esses ensaios não apresentam interferentes.

Referências

ABBAS, A. K.; LICHTMAN, A. H.; PILLAI, S. H. I. V. *Imunologia celular e molecular*. 8. ed. Rio de Janeiro: Elsevier, 2015.

BENDER, A. L.; VON MÜHLEN, C. A. *Testes laboratoriais aplicados à imunologia clínica*. [S. l., 2016]. Disponível em: https://www.sobrau.com/wp-content/uploads/2016/11/Testes-Laboratoriais-Aplicados-Imunologia-Clinica.pdf. Acesso em: 28 out. 2019.

DELVES, P. J. *et al*. *Fundamentos de imunologia*. 12. ed. Rio de Janeiro: Guanabara Koogan, 2013.

[ESPECTROFOTÔMETRO]. [S. l., 201-?]. Disponível em: https://secureservercdn.net/104.238.71.140/98n.27d.myftpupload.com/wp-content/uploads/2018/02/espectrofotometria-2.jpg. Acesso em: 28 out. 2019.

IMBODEN, J. B.; HELLMANN, D. B.; STONE, J. H. *Current Diagnóstico e Tratamento*: reumatologia. 3. ed. Porto Alegre: AMGH, 2014. (Lange).

LEVINSON, W. *Microbiologia médica e imunologia*. 13. ed. Porto Alegre: Artmed, 2016. (Série Lange).

[LUZ incidente, luz transmitida]. [S. l., 201-?]. Disponível em: https://secureservercdn.net/104.238.71.140/98n.27d.myftpupload.com/wp-content/uploads/2018/02/espectrofotometro-02.jpg. Acesso em: 28 out. 2019.

MCPHERSON, R. A.; PINCUS, M. R. *Diagnósticos clínicos e tratamento por métodos laboratoriais de Henry*. 21. ed. Barueri, SP: Manole, 2012.

MURPHY, K. *Imunobiologia de Janeway*. 8. ed. Porto Alegre: Artmed, 2014.

NELSON, D. L.; COX, M. M. *Princípios de bioquímica de Lehninger*. 7. ed. Porto Alegre: Artmed, 2019.

NICOLL, D. *et al*. *Manual de exames diagnósticos*. 5. ed. Porto Alegre: AMGH, 2019. (Lange).

NODIA. *Liaphen™ vWF:Ag*. [2013?]. Disponível em: https://www.nodia.be/site/liaphen-vwfag/. Acesso em: 28 out. 2019.

O QUE é o efeito Tyndall?: entenda a diferença entre soluções e suspensões. *Nanocell News*, 2015. Disponível em: https://www.nanocell.org.br/o-que-e-o-efeito-tyndall-entenda-a-diferenca-entre-solucoes-e-suspensoes/. Acesso em: 28 out. 2019.

MACHADO, S. L.; MACHADO, R. D. *Imunologia básica aplicada às análises clínicas*. Brasil, 2012. Disponível online em http://files.imunologia.webnode.com/200000000-a4830a57c7/Imunologia%20B%C3%A1sica%20e%20Aplicada%20%C3%A0%20An%C3%A1lises%20Cl%C3%ADnicas.pdf. Acesso em: 28 out. 2019.

VAZ, A. J. *et al*. *Imunoensaios*: fundamentos e aplicações. Rio de Janeiro: Guanabara Koogan, 2014. (Ciências farmacêuticas).

VENOS, E.; KONING, L. Endocrine markers of diabetes and cardiovascular disease risk. SADRZADEH, H.; KLINE, G. *Endocrine biomarkers*. New York: Elsevier, 2017.

VOLTARELLI, J. C. *Imunologia clínica na prática médica*. São Paulo: Atheneu, 2009.

XAVIER, R. M.; DORA, J. M.; BARROS, E. *Laboratório na prática clínica*. 3. ed. Porto Alegre: Artmed, 2016.

UNIDADE 4

Diagnóstico sorológico das hepatites

Objetivos de aprendizagem

Ao final deste texto, você deve apresentar os seguintes aprendizados:

- Caracterizar as hepatites e seus tipos.
- Identificar os marcadores sorológicos das hepatites.
- Realizar a identificação sorológica dos diferentes tipos de hepatites.

Introdução

Existe uma grande lista alfabética de vírus da hepatite, e entre eles estão os que atingem diretamente o fígado, os vírus das hepatites A, B, C, D e E. Os vírus da hepatite são referidos como agentes causais da hepatite. Há, no mínimo, seis tipos diferentes de vírus presentes nas análises dos laboratórios de pesquisa, porém muitos deles não são clinicamente reconhecidos. Os vírus da hepatite A (HAV, do inglês *hepatites A virus*) e da hepatite B (HBV, do inglês *hepatites B virus*) são considerados os vírus clássicos da hepatite. Já os vírus da hepatite C (HCV, do inglês *hepatites C virus*), D (HDV, do inglês *hepatites D virus*), G (HGV, do inglês *hepatites G virus*) e E (HEV, do inglês *hepatites E vírus*) são conhecidos como vírus de hepatite não A e não B (NANBH).

Os testes laboratoriais para diagnóstico são específicos para os vírus das hepatites A, B, C, D e E. Por exemplo, para as hepatites B e C, são disponibilizados tratamentos antivirais específicos, com ou sem imunomoduladores. As vacinas disponíveis são para as hepatites A e B.

Neste capítulo, você estudará as hepatites, bem como aprenderá quais são os tipos de hepatites e seus marcadores sorológicos. Por fim, identificará sorologicamente os diferentes tipos de hepatites.

Hepatites

O vírus da hepatite danifica e infecta o órgão-alvo da doença, o fígado. O vírus pode causar sintomas como icterícia e liberar enzimas hepáticas. Alguns vírus causam hepatite, e, destes, cinco são de total importância médica, visto que seu principal local de infecção é o fígado.

Segundo Levinson (2016), os cinco vírus da hepatite são: HAV, vírus da hepatite HBV, HCV, HDV, ou deltavírus, e HEV.

Os vírus das hepatites A e E são infecções autolimitadas, transmissíveis pela via fecal-oral e não se apresentam como portadores. As hepatites B, C e D (delta) são transmissíveis por vias semelhantes, incluindo transmissão por sangue e transmissão sexual, e todas levam ao estado de portador crônico. Nesse aspecto, a infecção por hepatite B por transmissão sexual é mais comum do que a hepatite C, tanto que esta última não é comumente chamada de infecção sexualmente transmissível (IST). Não há evidências de que a hepatite G infecta o fígado diretamente, porém ele é considerado um alvo secundário. Alguns agentes transmissores podem ser referidos como hepatites não A até não E.

Os sintomas básicos da hepatite são similares, porém diferem muito na forma de transmissão, na estrutura, no modo de replicação e na evolução da doença. Para compreender melhor as hepatites, é preciso estudar separadamente cada uma delas. Confira, a seguir, os tipos de vírus da hepatite.

Hepatite A

A hepatite A, também conhecida como hepatite infecciosa, é endêmica mundialmente, pois seu vírus é disseminado de pessoa a pessoa pelo simples contado através de mãos infectadas, alimentos e água contaminados, via fecal-oral e contato íntimo com relação anal. O HAV tem, aproximadamente, 3 a 5 semanas de incubação. Após esse período, os sintomas ictéricos começam a aparecer rapidamente. A transmissão pode se disseminar facilmente e levar a surtos em locais com aglomerados de pessoas, como, por exemplo, em escolas, uma vez que o contágio se dá a partir de 10 a 14 dias, e muitos podem não apresentar infecções aparentes.

A hepatite A não causa doença hepática crônica e, do ponto de vista clínico, é mais branda em crianças de pouca idade, sendo raramente fatal. O HAV, após infecção no trato gastrintestinal, atinge a corrente sanguínea, sofre replicação e, depois, infecta as células hepáticas no fígado, passando para o trato biliar, até que chega ao intestino, sendo eliminado nas fezes.

Os sintomas clínicos são náuseas, vômitos, febre, fadiga, dor abdominal, e, em adultos, é mais comum ocorrer icterícia. Não há terapia antiviral, mas sim vacina, que protege grupos que têm alto risco de infecção, como, por exemplo, crianças em idade escolar, funcionários da rede escolar e ambientes institucionais, viajantes para países endêmicos, homens homossexuais e indivíduos com doença hepática crônica.

> **Link**
>
> Para entender melhor sobre a doença da hepatite A e seus sintomas, acesse o *link* a seguir. Segundo o *site* do Dr. Drauzio Varella, o diagnóstico da hepatite A é feito pela observação dos sintomas e a detecção de anticorpos contra o HAV no sangue.
>
> https://qrgo.page.link/P7aut

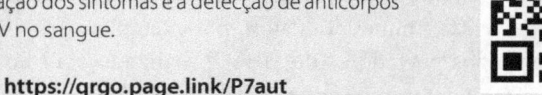

Hepatite B

A hepatite B é causada pelo HBV. O HBV tem um tropismo definido para o fígado. O antígeno de superfície da hepatite B pode ser encontrado no sangue e em outros fluidos corporais. O HBV é transmissível através de relação sexual, de mãe para filho (infecção intrauterina, peri e pós-natal), através do sangue e de hemoderivados, como, por exemplo, agulhas e equipamentos contaminados com sangue utilizados por usuários de drogas injetáveis.

O HBV, após entrar no corpo, atinge a corrente sanguínea e o fígado, resultando em inflamação hepática e necrose. O período de incubação é de aproximadamente 2,5 meses. Os sintomas clínicos aparecem como erupções na pele e artralgia. A hepatite B costuma ser mais grave do que a hepatite A.

De acordo com Levinson (2016), a maioria dos portadores crônicos é assintomática, porém alguns podem apresentar hepatite crônica ativa, ocasionando cirrose, o que pode levar à morte.

> **Link**
>
> Ainda no *site* do Dr. Drauzio Varella, disponível no *link* a seguir, você poderá entender melhor sobre a hepatite B e seus sintomas. A hepatite B é uma doença que atinge preferencialmente as células do fígado. A maneira mais segura e eficaz de prevenir a infecção pelo HBV é tomar as três doses da vacina contra a hepatite B.
>
> https://qrgo.page.link/XJbMJ

Você sabia que alguns grupos de pessoas são mais propensos a se tornarem portadores da hepatite B, pois o sangue permanece infectado por toda a vida? É o caso dos pacientes imunodeficientes, por exemplo.

O tratamento dos portadores do HBV é realizado com fármacos, como lamivudina (3TC), adefovir, interferon alfa-2b. A prevenção é feita por meio da vacina HBsAg, geneticamente produzida em leveduras ou mamíferos, em três doses, por um período de 6 meses, sendo recomendada a pessoas expostas a sangue e hemoderivados, como pacientes em diálise, pacientes que fazem múltiplas transfusões, que tiveram relações sexuais com indivíduos com hepatite B aguda ou crônica e usuários de drogas intravenosas.

> **Exemplo**
>
> Existem grupos de alto risco para infecção pelo HBV, os quais geralmente moram em regiões endêmicas. Todavia, existem outros grupos que podem ser infectados, como bebês de mães com HBV crônica, usuários de drogas intravenosas — devido a utilizarem seringas sujas por sangue contaminado —, homens homossexuais, pessoas com múltiplos parceiros sexuais, hemofílicos e outros pacientes que precisem de tratamento com sangue, pessoa da área da saúde que teve contato com sangue contaminado, residentes e membros contratados de instituições para pacientes psiquiátricos, pacientes de hemodiálise e receptores de sangue e órgãos.

Hepatite C

O HCV foi descoberto há três décadas, em 1989, como hepatite associada à transfusão de sangue, e sua descoberta foi um avanço na virologia molecular. O HCV causa 90 a 95% dos casos de hepatites não A e não B pós-transfusão.

As vias de transmissão do HCV são semelhantes às da hepatite B: pelo sangue e hemoderivados, por agulhas e equipamentos contaminados com sangue. Pesquisadores acreditam que o HCV tenha infectado cerca de 170 milhões de pessoas em todo o mundo. No ambiente hospitalar, a transmissão pode ocorrer em unidades de hemodiálise, devido aos equipamentos contaminados, até mesmo por luvas que não são trocadas entre um paciente e outro no atendimento. A transmissão por relação sexual é incomum na hepatite C.

O período de incubação ocorre, em média, entre 7 semanas. A infecção é subclínica, e em 10% dos pacientes, a doença é branda. Cerca da metade dos pacientes infectados pelo HCV desenvolvem hepatite crônica aguda, e 20% progridem para cirrose, dos quais alguns podem desenvolver câncer hepático. Sintomas como febre, anorexia, vômitos, náuseas e icterícia são comuns. O tratamento antiviral é realizado com ribavirina em associação com interferon alfa. Não há vacina disponível para a hepatite C.

Hepatite D

A hepatite D é causada pelo HDV, e pode se multiplicar em uma célula infectada HBV. O HDV é conhecido como NANBH.

A infecção por HDV pode ocorrer concomitantemente com a infecção pelo HBV, porém a doença é mais grave que a HBV isolada. Não há vacina HDV-específica, porém, se o indivíduo tiver uma imunização bem-sucedida para a hepatite B, estará prevenido para a hepatite D.

Hepatite E

A hepatite E é causada pelo HEV, cujo "E" significa endêmico ou entérico. O HEV é disseminado por via fecal-oral e água contaminada. Conhecido como NANBH, faz parte do gênero de *Norovirus*, sendo encontrado predominantemente em países em desenvolvimento.

Os sintomas e o período de incubação da doença são similares aos HAV, causando doença aguda. A taxa de mortalidade é de 1%, 10 vezes mais se comparada ao HAV. No entanto, em gestantes, a taxa de mortalidade é de 20%. Não há vacina para a hepatite E.

> **Saiba mais**
>
> Um dos problemas mais sérios de saúde pública em todo o mundo é a infecção HBV. A estimativa é que existam, aproximadamente, 350 milhões de portadores crônicos desse vírus distribuídos em várias regiões do mundo. Para saber mais sobre a epidemiologia, as vias de transmissão, a prevenção e demais informações sobre o HBV, leia o artigo de revisão *Aspectos gerais da hepatite B*, disponível no *link* a seguir.
>
> https://qrgo.page.link/EKFQ3

Hepatite G

A hepatite G é causada pelo HGV, que é similar ao HCV, até mesmo na identificação dos sintomas, sendo conhecido também como NANBH.

O HGV possui tropismo por outras células, e, além de nos hepatócitos, se replica nos linfócitos, ao contrário do HCV, que se replica exclusivamente nos hepatócitos. É um flavivírus com transmissão pelo sangue, sendo considerado como hepatite crônica. A detecção é realizada por meio do genoma utilizando a técnica de reação em cadeia da polimerase com transcriptase reversa (RT-PCR), bem como por outros métodos de detecção de RNA. Não há vacina para a hepatite G.

> **Fique atento**
>
> Os HAV e da hepatite E são infecções autolimitadas, transmissíveis por via fecal-oral e não se apresentam como portadores. No caso das hepatites B, C e D (delta), são transmissíveis por vias semelhantes, incluindo transmissão por sangue e transmissão sexual, e todas levam ao estado de portador crônico. Na transmissão sexual, a contaminação por hepatite B é maior do que por hepatite C. O fígado não é um alvo preferencial para a hepatite G. Existem transmissores das hepatites não A, não B, não C, não D e não E.

Marcadores sorológicos das hepatites

As análises e pesquisas clínicas laboratoriais são realizadas por meio de metodologias e testes para a identificação dos vírus das hepatites. Para que essas análises sejam conclusivas, são utilizados marcadores específicos para cada tipo de hepatite viral. A seguir, são apresentados os marcadores sorológicos de cada hepatite.

Hepatite A

Para o HAV, a reatividade sorológica por marcador está ligada ao anticorpo anti-HAV, um picornavírus, isto é, um vírus de RNA não envelopado. O anticorpo IgM anti-HAV é o marcador sorológico para a hepatite A.

Hepatite B

Para o HBV, o marcador sorológico é um vírus que contém um genoma de DNA envelopado, conhecido como hepadnavírus, que codifica uma transcriptase reversa e se replica através de um RNA.

Para um vírus envelopado, os vírions são muito estáveis e resistentes, o que ajuda muito na transmissão de uma pessoa para outra. De acordo com Murray, Rosenthal e Pfaller (2006), o vírion do HBV contém uma proteína-quinase, no caso, uma polimerase com atividade de transcriptase reversa, uma ribonuclease H e uma proteína P aderida ao genoma. Essas características são circundadas pelo antígeno da hepatite B (HBcAg), um envelope de glicoproteína que contém o antígeno de superfície de hepatite B (HBsAg) e uma proteína de antígeno de hepatite B (HBeAg), o menor componente do vírion. As proteínas HBcAg e HBsAg dividem a maioria de suas sequências de proteínas. As células infectadas por HBV liberam grandes quantidades de partículas HBsAg desprovidas de DNA, o que faz o genoma do HBV se integrar ao cromossomo hospedeiro.

O diagnóstico laboratorial da infecção por HBV é feito por meio de testes sorológicos (sangue) (Figura 1). O HBsAg aparece no soro durante o período de incubação, incluindo a detecção de IgM HB cerne-específica e do antígeno HBe.

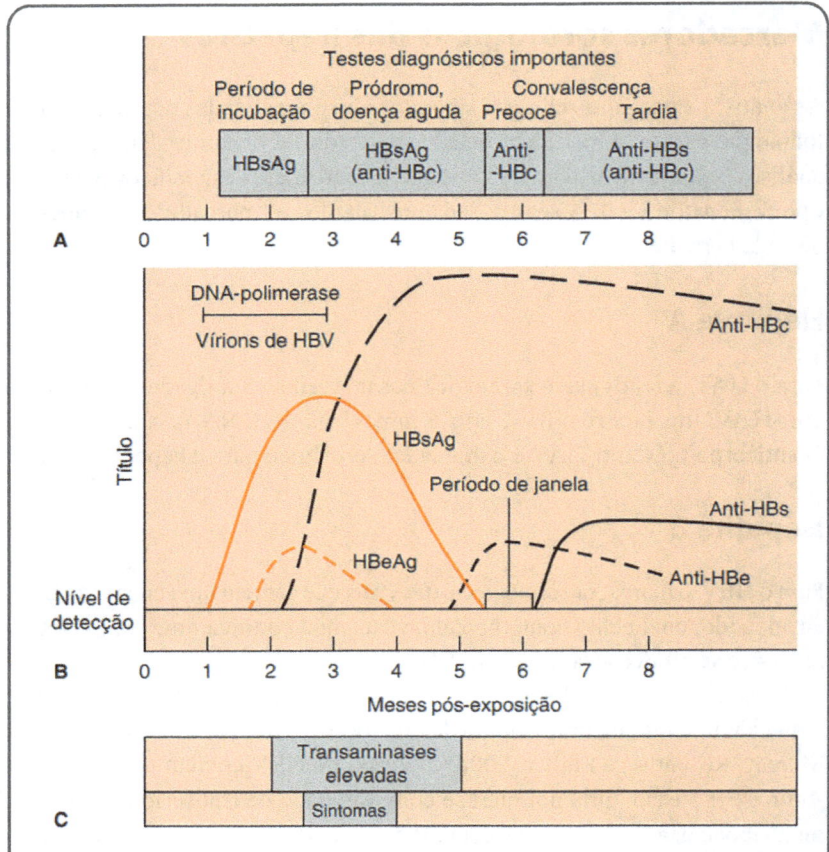

Figura 1. A) Testes diagnósticos importantes durante os vários estágios da hepatite B. B) Achados sorológicos em um paciente com hepatite B aguda. C) Duração da atividade aumentada de enzimas hepáticas e dos sintomas em um paciente com hepatite B aguda. Anti-HBc, anticorpo contra o capsídeo do HBV; anti-HBe, anticorpo contra o antígeno do HBV; anti-HBs, anticorpo contra o antígeno de superfície do HBV; HBeAg, antígeno do HBV; HBsAG, antígeno de superfície do HBV.
Fonte: Adaptada de Levinson (2016).

Hepatite C

O HCV é um vírus RNA relacionado aos gêneros *Flavivirus* e *Pestivirus*. Para o HCV, o RNA foi extraído do sangue, um DNA complementar (DNAc) foi feito a partir do RNA e o antígeno viral foi produzido.

O soro do indivíduo com hepatite não A, não B que foi testado na presença de anticorpos contra antígenos virais é o marcador sorológico para a hepatite C. Nesse caso, verifica-se uma melhora na sensibilidade e na especificidade desses testes e, consequentemente, uma redução massiva na infecção por HCV associada à transfusão.

Hepatite D

O HDV tem um genoma RNA de fita simples pequeno, circular, sendo um vírus incompleto. O HDV surge da superfície de uma célula hepática e adquire um envelope de HBsAg, que se torna uma partícula viral infecciosa, permitindo a sua ligação com os hepatócitos. Os marcadores sorológicos utilizados são para o antígeno delta (HD) ou para IgM e IgG anti-HD e HBsAg.

Hepatite E

O HEV é um hepevírus (i.e., vírus de um RNA não envelopado em que um dos vírus é não A, não B). O anticorpo IGM anti-HEV é o marcador sorológico para a hepatite E.

Hepatite G

Para a hepatite G, a detecção do HGV é realizada por meio do genoma de detecção de RNA.

Identificação sorológica dos diferentes tipos de hepatites

A identificação sorológica dos diferentes tipos de hepatites é realizada com base nos sintomas clínicos, na identificação de uma fonte infectada conhecida e, principalmente, nos resultados produzidos por testes sorológicos específicos para cada tipo de vírus da hepatite.

Hepatite A

Para a hepatite A, o método de diagnóstico laboratorial é a detecção sorológica de anticorpos IgM anti-HAV-específico, feita por ensaio imunoadsorvente ligado à enzima (ELISA) ou por radioimunoensaio (RIE).

O vírus não é isolado, pois os sistemas eficientes de cultura de tecido para o crescimento do vírus não são disponíveis para HAV.

Hepatite B

O diagnóstico laboratorial da infecção por HBV é feito por meio de testes sorológicos de antígeno ou anticorpo, medido por ELISA, PCR e RT-PCR.

Como citado, o HBsAg aparece no soro durante o período de incubação, incluindo a detecção de IgM HB cerne-específica e do antígeno HBe. Quando o antígeno HBe é detectado, o paciente possui grandes quantidades de vírus no sangue, e, portanto, é considerado portador de alta infecciosidade. Quando este antígeno desaparece, o anticorpo HB pode ser detectável nos exames, porém o portador pode ser considerado de baixa infecciosidade. Estes pacientes são considerados antígeno HBe-negativo e anticorpo HBe-positivo.

Hepatite C

Para a hepatite C, o diagnóstico laboratorial é baseado nos testes de ELISA, em reconhecimento do anticorpo anti-HCV ou na detecção do genoma de RNA.

O método ELISA é utilizado para rastrear o suprimento de sangue de doadores normais, e os resultados podem ser confirmados por procedimentos de *Western immunoblot*, bem como por técnicas de RT-PCR. Os doadores de sangue fazem testes laboratoriais que rastreiam RNA de HCV e anticorpos anti-HCV.

Hepatite D

Para a hepatite D, o diagnóstico laboratorial é realizado por testes sorológicos para o antígeno delta (HD) ou para IgM e IgG anti-HD, e o HBsAg está presente.

A detecção é feita pelo genoma de DNA, pelo antígeno delta ou por anticorpos anti-HDV por meio dos procedimentos ELISA e RIE. O antígeno delta é detectado no sangue, durante a fase aguda da doença, em uma amostra de soro tratada com detergente. Para detectar o genoma do vírion no sangue, são utilizadas técnicas de RT-PCR.

Hepatite E

Para a hepatite E, o teste para anticorpos anti-HEV não está disponível, portanto, o diagnóstico é realizado por meio da exclusão do HAV.

Hepatite G

Para a hepatite G, a detecção do HGV é realizada por meio do genoma por RT-PCR ou por outros métodos de detecção de RNA. O Quadro 1, a seguir, apresenta uma relação das características clínicas das hepatites virais.

Quadro 1. Características clínicas das hepatites virais

Vírus	Modo de transmissão	Portador crônico	Teste laboratorial normalmente utilizado para o diagnóstico	Vacina disponível	Imunoglobulinas úteis
HAV	Fecal-oral	Não	IgM HAV	Sim	Sim
HBV	Sangue, sexual, ao nascimento	Sim	HBsAg, Anti-HBs, Anti-HBc IgM	Sim	Sim
HCV	Sangue, sexual[1]	Sim	Anti-HCV	Não	Não
HDV	Sangue, sexual[1]	Sim	Anticorpos contra o antígeno delta	Não	Não
HEV	Fecal-oral	Não	Nenhum	Não	Não

Anti, anticorpo; Ag, antígeno.
[1] A transmissão sexual parece provável, mas é pouco documentada.

Fonte: Adaptado de Levinson (2016).

Exercícios

1. Com relação ao vírus da hepatite, analise as afirmativas a seguir:
   I. Danifica e infecta o principal local de infecção, o fígado.
   II. Possui como principal meio de transmissão a via fecal-oral.
   III. Após a infecção, pode causar sintomas, como náuseas, vômitos, febre, fadiga, dor abdominal, icterícia, e liberar enzimas hepáticas.
   IV. O tratamento antiviral é feito exclusivamente com ribavirina em associação com interferon alfa. Não há vacina para a hepatite.

   Assinale a alternativa correta:
   a) Somente a afirmativa I está correta.
   b) Somente a afirmativa II está correta.
   c) Somente a afirmativa III está correta.
   d) As afirmativas I, II e III estão corretas.
   e) As afirmativas I, II e IV estão corretas.

2. A hepatite é uma doença infecciosa que danifica as células do tecido do fígado. Essa doença é causada por vírus que se apresentam em cada tipo de hepatite, são eles: vírus das hepatites A, B, C, D, E G, porém há uma lista extensa de vírus que ainda estão sendo pesquisados. São seis tipos diferentes de vírus: HAV, HBV, HCV, HDV, HEV e HGV. O vírus é identificado por meio de marcadores sorológicos nos laboratórios de análise e pesquisa clínica. Com base na informação dada, qual é o marcador específico presente nas pesquisas sorológicas para as hepatites A, B, D e E?
   a) Anticorpo IgA.
   b) Anticorpo IgM.
   c) Antígeno IgG.
   d) Antígeno de DNA.
   e) Antígeno de RNA.

3. Analise as afirmativas descritas a seguir e utilize (V) para as afirmações verdadeiras e (F) para as falsas. Referente à hepatite B:
   ( ) O diagnóstico laboratorial é feito por meio de testes sorológicos de antígeno ou anticorpo, medido por ELISA, PCR e RT-PCR.
   ( ) O HBV contém um genoma de DNA envelopado, conhecido como hepadnavírus, que codifica uma transcriptase reversa e se replica através de um RNA.
   ( ) O vírion de um HBV contém uma proteína-quinase, no caso, uma polimerase com atividade de transcriptase reversa, uma ribonuclease H e uma proteína P aderida ao genoma.
   ( ) Não causa doença hepática crônica e, do ponto de vista clínico, é mais branda em crianças de pouca idade, sendo raramente fatal.

   Assinale a alternativa correta:
   a) (F); (V); (V); (V).
   b) (V); (V); (F); (F).
   c) (V); (V); (V); (F).
   d) (V); (V); (V); (V).
   e) (V); (F); (F); (V).

4. As hepatites virais mais comuns no Brasil são as causadas pelos vírus das hepatites A, B e C. No Brasil, milhões de pessoas são portadoras do HBV

ou da hepatite C e não sabem. Há também os vírus das hepatites D e E. O HEV é mais frequente na África e na Ásia, e sua transmissão pode ocorrer de pessoa para pessoa. Assinale a alternativa que corresponde à via de transmissão e contágio das hepatites:

a) Transmissão via fecal-oral e sanguínea, via relação sexual sem proteção, por compartilhamento de seringas e agulhas contaminadas para os vírus das hepatites B, C e D; e, para os vírus das hepatites B, C e D, transmissão da mãe para o filho durante a gravidez, o parto e a amamentação.

b) Transmissão via alimentos contaminados para os vírus das hepatites B e D; e, para os vírus das hepatites G, transmissão da mãe para o filho durante a o processo de gestação, com risco de transmissão também durante o parto e a amamentação.

c) Transmissão sanguínea via seringas e agulhas contaminadas para os HDV; e, para os vírus das hepatites tipo A, B, C e, via alimentos contaminados, verduras e frutas mal lavadas/ higienizadas e carnes malcozidas.

d) Transmissão via fecal-oral pelos HCV e; e, para os vírus das hepatites A, B e D, via alimentos contaminados, verduras e frutas mal lavadas/ higienizadas e carnes malcozidas.

e) Transmissão via fecal-oral e sanguínea via relação sexual sem proteção, por compartilhamento de seringas e de agulhas contaminadas para os vírus das hepatites A, B, C, D, E G.

5. Neste tipo de hepatite, o (vírion) vírus contém uma proteína-quinase, uma polimerase com atividade de transcriptase reversa, uma ribonuclease H e uma proteína P aderida ao genoma. Essas características são circundadas pelo antígeno da hepatite (HBcAg), um envelope de glicoproteína que contém o antígeno de superfície de hepatite (HBsAg) e uma proteína de antígeno e de hepatite (HBeAg), o menor componente do vírion. As proteínas HBcAg e HBsAg dividem a maioria de suas sequências de proteínas. As células infectadas por vírus da hepatite liberam grandes quantidades de partículas HBsAg desprovidas de DNA, o que faz o genoma do vírus se integrar ao cromossomo hospedeiro. A informação dada pertence à qual hepatite?

a) Hepatite A.
b) Hepatite B.
c) Hepatite C.
d) Hepatite D.
e) Hepatite E.

Referências

LEVINSON, W. *Microbiologia médica e imunologia*. 13. ed. Porto Alegre: AMGH, 2016. (Série Lange).

MURRAY, P. R.; ROSENTHAL, K. S.; PFALLER, M. A. *Microbiologia médica*. 5. ed. Rio de Janeiro: Elsevier, 2006.

Leituras recomendadas

LEVINSON, W. *Microbiologia médica e imunologia*. 10. ed. Porto Alegre: AMGH, 2010. (Série Lange).

LOPES, T. G. S. L.; SCHINONI, M. I. Aspectos gerais da hepatite B. *Revista de Ciências Médicas e Biológicas*, v. 10, n. 3, p. 337–344, 2011. Disponível em: https://portalseer.ufba.br/index.php/cmbio/article/viewFile/5899/4251. Acesso em: 21 out. 2019.

MIMS, C. *et al*. *Microbiologia médica*. 3. ed. Rio de Janeiro: Elsevier, 2005.

VARELLA, M. H. *Hepatite A*. São Paulo, [2019?]a. Disponível em: https://drauziovarella.uol.com.br/doencas-e-sintomas/hepatite-a/. Acesso em: 21 out. 2019.

VARELLA, M. H. *Hepatite B*. São Paulo, [2019?]b. Disponível em: https://drauziovarella.uol.com.br/doencas-e-sintomas/hepatite-b/. Acesso em: 21 out. 2019.

Diagnóstico sorológico do HIV

Objetivos de aprendizagem

Ao final deste texto, você deve apresentar os seguintes aprendizados:

- Caracterizar o HIV.
- Identificar a patogenia e a resposta imune associada ao HIV.
- Descrever o diagnóstico laboratorial do HIV.

Introdução

O HIV (vírus da imunodeficiência humana) é um retrovírus que apresenta uma estrutura genômica importante na compreensão dos mecanismos de infecção na célula hospedeira, nos mecanismos de resistência ao sistema imunológico e na detecção pelos testes laboratoriais. O HIV tem genes responsáveis pela infectividade dos indivíduos (genes *gag*, *pol* e *env*), bem como genes que podem sofrer rápidas mutações. A partícula viral, ou vírion (estrutura molecular que constitui um vírus), liga-se ao CD4, ao CCR5 e ao CXCR4 das células *T* (linfócitos), dos macrófagos e das células dendríticas. A glicoproteína de envelope gp120 se liga fortemente à célula CD4 e o envelope viral se funde à membrana celular, permitindo a entrada do genoma viral para dentro da célula. Em seguida, a enzima transcriptase reversa copia o genoma do RNA viral em DNA, que interage com o DNA do hospedeiro.

Neste capítulo, você vai conhecer o genoma viral do HIV, sua patogenicidade e a resposta imune gerada no organismo do indivíduo infectado. Além disso, também irá compreender o atual tratamento do HIV e o diagnóstico laboratorial.

Vírus da imunodeficiência humana (HIV)

A infecção pelo HIV é uma doença infecciosa crônica provocada por um dos vírus da imunodeficiência humana — HIV-1 e HIV-2, retrovírus identificado em 1983 e 1986, poucos anos após o eclodir da Síndrome da Imunodeficiência Adquirida (Aids) em 1981 nos Estados Unidos. A doença apresenta características clínicas, imunológicas e virológicas distintas ao longo de todo o seu período evolutivo, pois há variações entre hospedeiros e o tipo de vírus. Apesar da disponibilidade de um tratamento antiviral eficaz, ainda não há cura para a infecção (MIRANDA, 2003). De acordo com Levinson (2016, p. 367):

> A origem do HIV e como ele foi introduzido nas populações humanas são questões que permanecem incertas. Há evidência de que chimpanzés que vivem na África Ocidental tenham sido a fonte do HIV-1. Se os chimpanzés fossem a fonte de HIV para seres humanos, seria um bom exemplo de um vírus que "cruza a barreira entre espécies". Além do HIV-1, dois outros retrovírus similares são dignos de nota: O Vírus da Imunodeficiência Humana tipo 2 (HIV-2) foi isolado de um paciente com AIDS na África Ocidental, em 1986. As proteínas do HIV-2 são somente cerca de 40% idênticas às dos isolados iniciais do HIV. O HIV-2 permanece localizado principalmente na África Ocidental e é muito menos transmissível que o HIV-1.

Segundo o Ministério da Saúde (MS), o Sistema de Informação de Agravos de Notificação notificou a ocorrência de 926.742 casos de Aids no Brasil no período de 1980 a junho de 2018. O país tem registrado, anualmente, uma média de 40 mil novos casos de Aids nos últimos cinco anos. O número anual de casos vem diminuindo desde 2013, quando atingiu 43.269 casos. Em 2017, foram registrados 37.791 casos. No período de 2007 a junho de 2018, foram registrados 247.795 casos de infecção pelo HIV no Brasil, sendo 117.415 (47,4%) deles na região Sudeste e 50.890 (20,5%) na região Sul, ou seja, as regiões Sul e Sudeste têm os maiores índices de casos notificados no país.

O HIV tem capacidade de sobreviver 1,5 dia dentro de uma célula e apenas 6 h fora dela. A transmissão do HIV dá por meio de fluidos corporais infectados, sendo que os mais importantes são o sangue (contém 1 a 100 mil vírus por mL) e o sêmen (cerca de 10 a 50 vírus por mL). A forma mais perigosa de transmissão por contato sexual é a relação anal, pois os tecidos são mais vulneráveis, além disso, a relação vaginal tem maior probabilidade de transmitir o HIV do homem para mulher, do que o contrário. As vias de transmissão incluem o contato sexual íntimo, a ingestão de leite materno infectado, a infecção transplacentária de um feto, acidentes com materiais perfurocortantes contaminados por sangue, transmissão por meio de transplantes de órgãos, inseminação artificial e transfusão sanguínea (TORTORA; FUNKE; CASE, 2017).

Após a invasão do organismo, o vírus causa uma infecção aguda caracterizada pelo aumento da carga viral plasmática e pela diminuição de linfócitos *T* CD4. Depois disso, o vírus pode permanecer em latência clínica por vários anos e então evoluir para o quadro de Aids, ocorrendo imunidade ineficiente e surgimento das doenças oportunistas. O tratamento inibe a replicação do HIV, proporcionando redução do RNA viral. Com isto, observa-se uma não agregação dos linfócitos CD4 — células-alvo do HIV. A recuperação da imunidade nesses indivíduos garante maior sobrevida, já que diminui os riscos de infecções por doenças oportunistas. Apesar de os medicamentos serem eficientes, os pacientes podem apresentar ampla manifestação de efeitos colaterais. Atualmente, os tratamentos clínicos com esquemas antirretrovirais potentes visam a postergar o resultado final da história natural da doença: a Aids (SEPKOWITZ, 2001; SILVA FILHO; SOUZA, 2004).

Os vírus apresentam uma variedade de mecanismos que os permitem escapar da destruição pela resposta imune do hospedeiro. O HIV esconde seus sítios de ligação da resposta imune e ataca diretamente os componentes do sistema imune. Como a maioria dos vírus, o HIV é célula-específico, ou seja, ele infecta apenas células específicas para um marcador de superfície, nesse caso, a proteína CD4 (os sítios de ligação do HIV são complementares à proteína CD4).

As proteínas CD4 são afiladas e compridas o suficiente para alcançar os sítios de ligação, já as moléculas de anticorpos produzidas contra o HIV são muito grandes para fazerem contato com os sítios, o que torna difícil, para esses anticorpos, destruir o HIV. O vírus também escapa das defesas imunes sofrendo rápidas mudanças antigênicas. Com a atividade da enzima transcriptase reversa, os vírus têm uma alta taxa de mutação (se comparados aos vírus de DNA), sendo assim, em uma pessoa infectada, uma mutação provavelmente será introduzida em todas as posições do genoma do HIV, várias vezes se equivalendo ao acúmulo de 1 milhão de variantes do vírus em um indivíduo assintomático e 100 milhões de variantes durante os estágios finais da infecção, o que gera problemas de resistência a fármacos e aos obstáculos para o desenvolvimento de vacinas e testes diagnósticos (TORTORA; FUNKE; CASE, 2017).

A classificação do HIV é feita por meio da análise filogenética de sequências nucleotídicas dos vírus e consiste em identificar grupos, subtipos, subsubtipos e formas recombinantes. O HIV-1 e o HIV-2 são tipos distintos do vírus, sendo filogeneticamente mais distantes. O HIV-1 é subdividido em quatro grupos: grupo MG, grupo NG, grupo OG (o mais divergente dos grupos) e grupo PG. A maioria das infecções ocorre com HIV-1 do grupo M, que se diferencia nos subtipos A, B, C, D, F, G, H, J e K. Os subtipos A e F, por sua vez, são subdivididos em A1, A2, A3, A4 e A6 e em F1 e F2, respectivamente. Quando uma pessoa é portadora de uma infecção mista, composta por dois ou mais vírus de linhagens (subtipos) diferentes, pode ocorrer a transferência de material genético entre eles, o que dá origem às formas recombinantes. A variação genética do HIV tem implicações na biologia e na transmissão do vírus, na evolução clínica, na reatividade e nas reações cruzadas em testes diagnósticos. A epidemia de HIV/Aids no Brasil é complexa quanto à distribuição e prevalência dos diferentes subtipos de HIV-1 quando comparada aos outros países da América do Sul. O subtipo B do HIV-1 tem sido descrito como o mais prevalente no Brasil (BRASIL, 2018a).

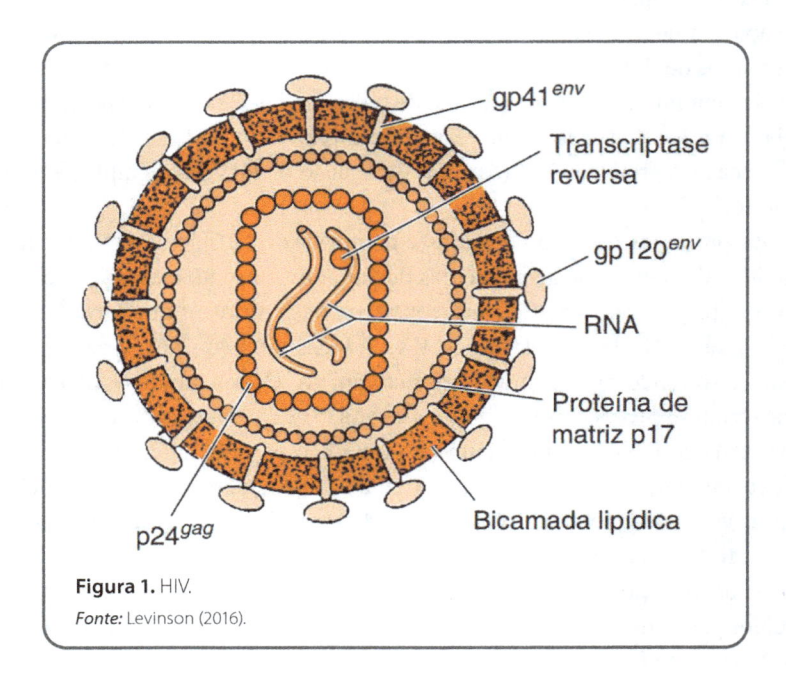

Figura 1. HIV.
Fonte: Levinson (2016).

Genoma viral

O HIV tem um capsídeo cônico envolto por um envelope que contém glicoproteínas virais específicas (gp120 e gp41) (Figura 1). O genoma do HIV é composto por duas moléculas idênticas de RNA de fita simples. O seu genoma é o mais complexo dos retrovírus conhecidos (Figura 2), além de ter três genes retrovirais típicos (*gag*, *pol* e *env*) que codificam as proteínas estruturais. O RNA genômico tem seis genes reguladores, sendo que dois destes (*tat* e *rev*) são necessários para a replicação viral. O gene *gag* codifica a proteína p24, a qual é clinicamente importante, sendo ela o antígeno nos testes sorológicos iniciais que determina se o paciente tem anticorpos para o HIV. O gene *pol* codifica muitas proteínas, incluindo a transcriptase reversa do vírion, que sintetiza o DNA utilizando o RNA genômico como molde. É importante lembrar que o HIV é um retrovírus, sendo assim, seu material genético é constituído de RNA, o qual utiliza a enzima transcriptase reversa para produzir DNA na multiplicação viral (LEVINSON, 2016). O nome retrovírus deriva das letras iniciais de transcriptase reversa (do inglês *reverse transcriptase*).

Após a síntese de DNA, o DNA viral se integra ao cromossomo da célula hospedeira na forma de um provírus. O provírus nunca é removido do cromossomo. Ele pode permanecer em estado latente e se replicar somente quando o DNA da célula hospedeira for replicado. Na forma de provírus, o HIV é protegido do sistema imune do hospedeiro e dos fármacos antivirais (TORTORA; FUNKE; CASE, 2017).

Fique atento

A transmissão do HIV via transfusão sanguínea tem sido reduzida pela testagem de doadores de sangue quanto à presença de anticorpos para o HIV, entretanto, há um período precoce na infecção, chamado de *janela imunológica*, quando o sangue de uma pessoa infectada pode conter o HIV, mas os anticorpos ainda não são detectáveis. Atualmente, os bancos de sangue testam quanto à presença do antígeno p24 na tentativa de detectar HIV em amostras de sangue de doadores (LEVINSON, 2016). Uma das ferramentas complementares aos testes sorológicos para controle da transmissão de doenças infecciosas por meio de produtos obtidos a partir do sangue são os testes de ácidos nucleicos (NAT), os quais se baseiam em técnicas de amplificação de ácidos nucleicos que permitem a identificação muito mais rápida do agente infeccioso antes da formação da resposta imunológica, visando a reduzir a janela imunológica (KAMEDA; CORREA; CASSIER, 2018).

O gene *env* codifica a gp160, uma glicoproteína precursora das glicoproteínas do envelope (superfície), a gp120 e a gp41. Três enzimas estão localizadas no nucleocapsídeo do vírion: transcriptase reversa, integrase e protease. A integrase medeia a integração do DNA pró-viral no DNA da célula hospedeira, já a protease viral cliva as poliproteínas precursoras em polipeptídeos virais funcionais (LEVINSON, 2016).

O HIV tem diversos genes reguladores. Um gene essencial é o *tat* (transativação da transcrição), o qual codifica a proteína que aumenta a transcrição dos genes virais (e talvez dos genes celulares). A proteína *tat* e outra proteína reguladora codificada pelo HIV, denominada *nef*, reprimem a síntese de proteínas do complexo principal de histocompatibilidade, reduzindo, assim, a habilidade de as células T citotóxicas matarem as células infectadas pelo HIV. Outro gene regulador essencial é o *rev*. Ele controla a passagem do mRNA tardio do núcleo ao citoplasma. A proteína acessória *vif* aumenta a infectividade do HIV por inibir a ação da APOBEC3G, uma enzima que causa hipermutação no DNA retroviral. A APOBEC3G é considerada um importante membro da imunidade inata do hospedeiro contra a infecção retroviral (LEVINSON, 2016).

Os antígenos virais gp120 e gp41 são as glicoproteínas tipo-específicas do envelope. A gp120 se projeta a partir da superfície e interage com o receptor CD4 (e com uma proteína secundária, um receptor de quimiocina) na superfície celular. A gp41 está encaixada no envelope e medeia a fusão do envelope viral com a membrana celular durante a infecção (LEVINSON, 2016).

A entrada do HIV nas células se dá pela ligação do vírion da proteína do envelope gp120 à proteína CD4 da superfície celular. A proteína gp120 do vírion interage com uma segunda proteína na superfície celular, um dos receptores de quimiocina. Em seguida, a proteína gp41 do vírion medeia a fusão do envelope viral com a membrana celular e o cerne viral contendo nucleocapsídeo, RNA genômico e transcriptase reversa, que penetra no citoplasma. Os receptores de quimiocina, assim como as proteínas CXCR4 e CCR5, são necessários para a entrada do HIV nas células CD4. As amostras de HIV com tropismo pelas células T se ligam ao CXCR4, ao passo que as amostras com tropismo pelos macrófagos se ligam ao CCR5 (LEVINSON, 2016).

Saiba mais

Você sabia que existem pessoas geneticamente protegidas do HIV? Essa população é exposta, mas não infectada, pois não apresenta o gene que codifica a proteína CCR5, dessa forma, o HIV não penetra na célula-alvo.

Figura 2. Genoma do HIV-1.
Fonte: Brasil (2018b).

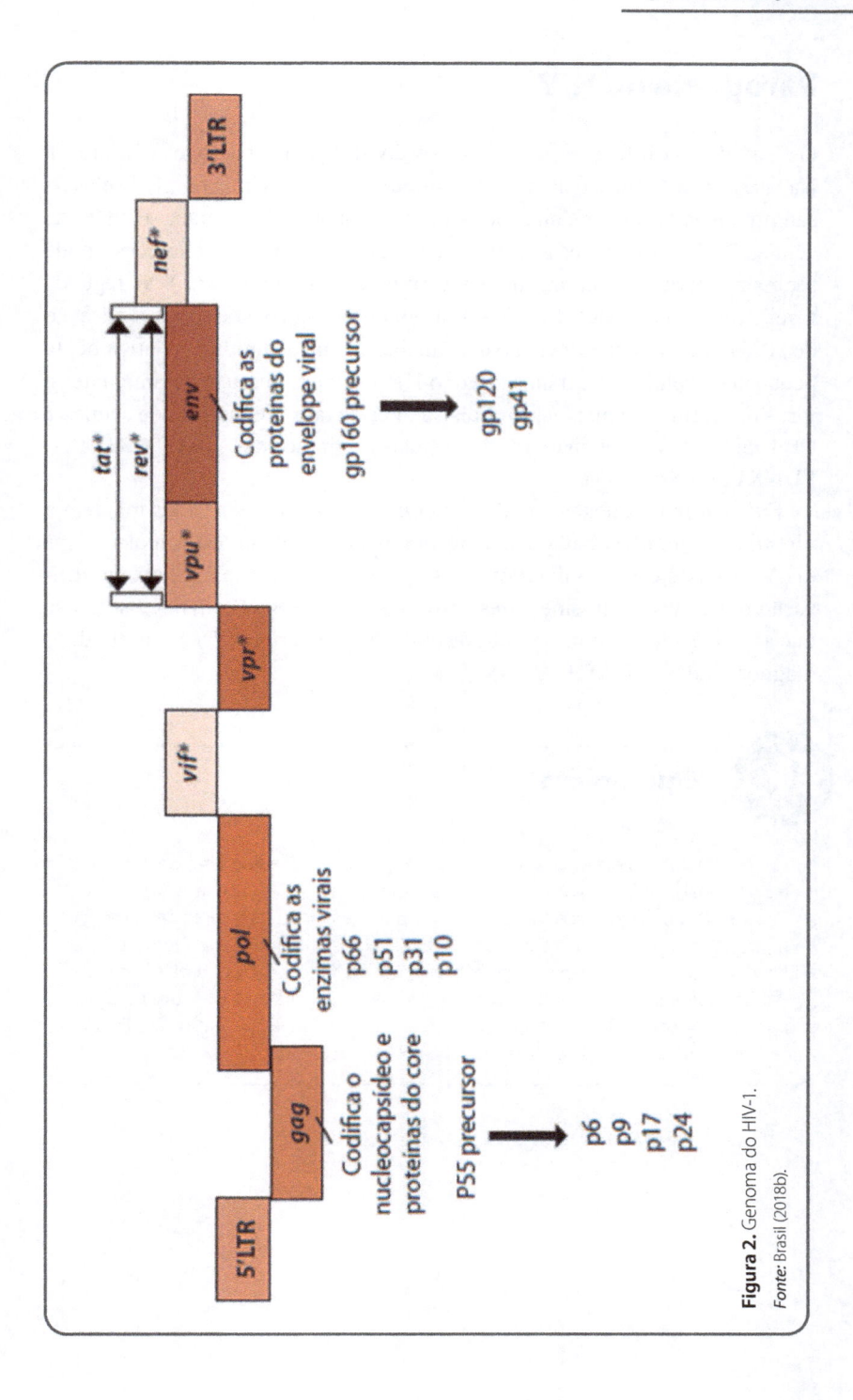

Patogenia do HIV

Os estágios da infecção pelo HIV são divididos em três fases (Figura 3). Na fase inicial crônica, o número de moléculas de RNA viral por mL de plasma sanguíneo pode chegar a mais de 10 milhões na primeira semana. Bilhões de células T CD4 podem ser infectadas em algumas semanas e a infecção pode ser assintomática ou causar linfodenopatia (edema dos linfonodos). Na segunda fase, o número de células T CD4 diminui de forma constante e a replicação do HIV ocorre em um nível baixo, além disso, uma quantidade relativamente pequena de células infectadas libera o HIV, embora muitas possam conter o vírus nas formas latente ou proviral. Na terceira fase, a contagem de células T CD4 apresenta valores abaixo de 200 células/µL (indicando Aids) (TORTORA; FUNKE; CASE, 2017).

Existem indivíduos chamados de *controladores de elite*. Eles mantêm a viremia em um nível baixo e até mesmo indetectável em testes moleculares (TMs). Nesses casos, o diagnóstico só pode ser realizado mediante a utilização dos testes complementares convencionais (WB, IB e IBR). Estima-se que a ocorrência de controladores de elite não é superior a 1% dos indivíduos diagnosticados (BRASIL, 2018).

Fique atento

Um dos equívocos mais comuns é que a infecção pelo HIV é sinônimo de Aids. Aids é a fase final da infecção pelo HIV. Algumas condições clínicas indicam a Aids, como: infecção dos brônquios, da traqueia ou dos pulmões, frequentemente causada por *C. albicans*; infecções dos olhos por citomegalovírus; tuberculose; pneumonia por *Pneumocystis*; toxoplasmose cerebral e sarcoma de Kaposi. O Centro de Controle e Prevenção de Doenças classifica o progresso das infecções pelo HIV com base nas populações de células *T*. A população normal de células *T* CD4 em um indivíduo saudável é de 800 a 1.000 células/µL (TORTORA; FUNKE; CASE, 2017).

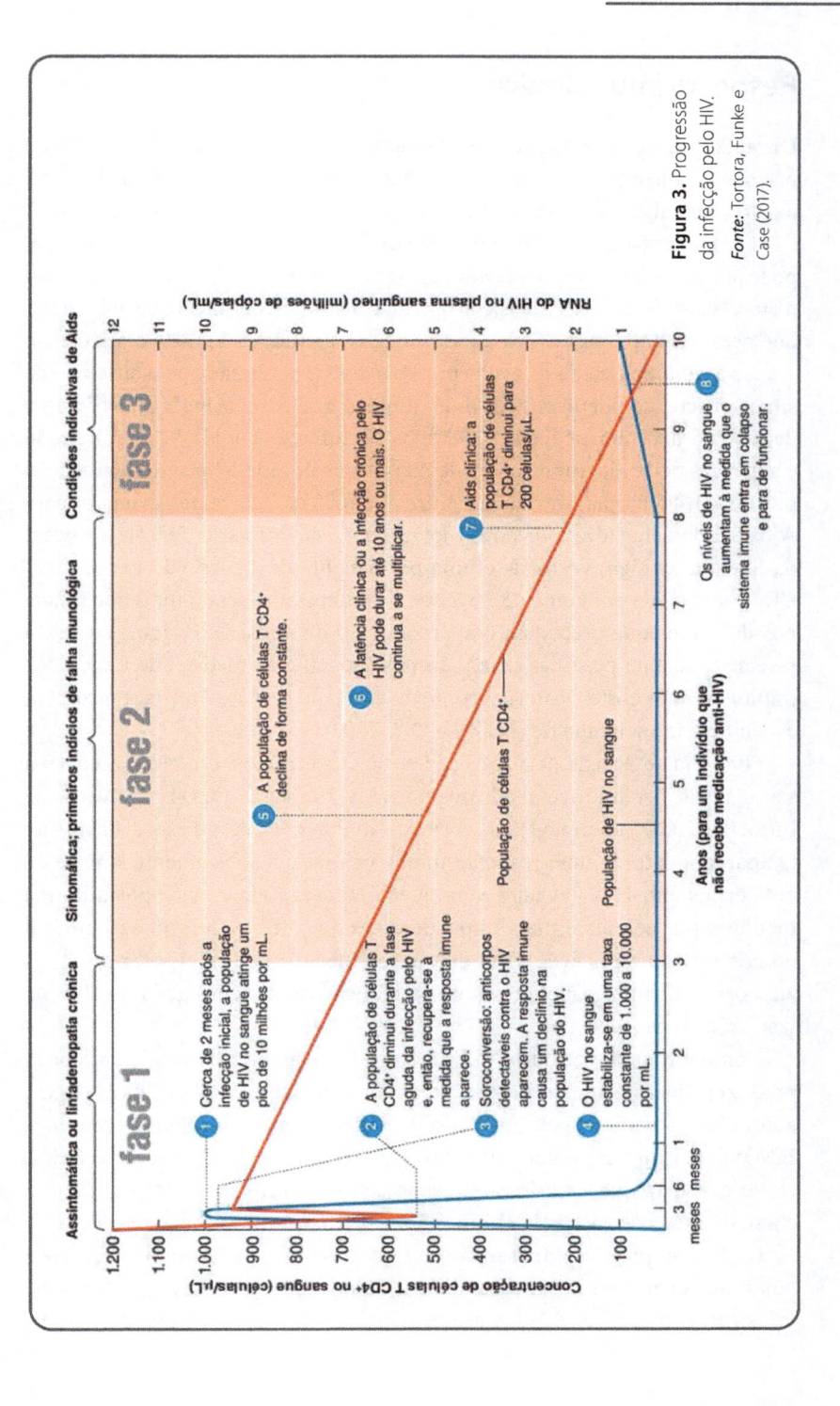

Figura 3. Progressão da infecção pelo HIV.
Fonte: Tortora, Funke e Case (2017).

Resposta imunológica

Durante a infecção primária, caracterizada como *síndrome aguda*, de duração não superior a duas ou três semanas, há intensa replicação viral com disseminação visceral e, nos tecidos linfoides, diminuição acentuada dos linfócitos *T* CD4+, que, em alguns infectados, apesar da resposta imunológica vigorosa, pode atingir valores críticos favorecedores da ocorrência de infecções oportunistas. Nessa fase, surge a soroconversão, com desenvolvimento de anticorpos que persistem ao longo da vida toda e que constituem a base do diagnóstico. A fase assintomática da infecção por HIV-1 é caracterizada pela ausência de sinais físicos de doença e tem uma duração que pode atingir mais de uma década, durando em média de 8 a 12 anos. Na infecção por HIV-2, esse período é superior, podendo atingir mais de duas a três décadas. Mesmo na infecção por HIV-1, há amplas variações: entre 5 e 10% dos pacientes evoluem para Aids rapidamente (diminuição abrupta e rápida de linfócitos *T* CD4+). Apesar da latência clínica, verifica-se uma permanente destruição de linfócitos *T* CD4+, estimada em cerca de 50 a 100 linfócitos/ano, sendo mais acentuada nos dois anos que precedem o aparecimento da Aids. O diagnóstico nessa fase se baseia na pesquisa de anticorpos específicos, recorrendo a métodos imunoenzimáticos e posterior confirmação por *western-blot* ou outro com especificidade semelhante (MIRANDA, 2003).

Por volta de 21 a 28 dias após a exposição ao HIV, há um pico de viremia associado ao declínio acentuado no número de linfócitos *T* CD4. A ativação de linfócitos *T* CD8 contra o HIV ocorre, normalmente, antes da soroconversão. O aparecimento de uma resposta imune celular e a subsequente síntese de anticorpos anti-HIV levam a uma queda da carga viral. A resposta imune mediada por células é mais importante do que a resposta imune humoral no controle da replicação viral durante a infecção aguda. Apesar disso, os anticorpos têm um papel relevante na redução da disseminação do HIV na fase crônica da infecção.

Como em qualquer outra infecção viral, a primeira classe de anticorpo produzida durante uma resposta imune primária é a imunoglobulina M (IgM), após, ela é substituída pela produção de imunoglobulina G (IgG). A presença IgM não permite diferenciar uma infecção recente de uma infecção crônica, tendo em vista que a IgM pode reaparecer em outros momentos durante o curso da infecção (MCMICHAEL *et al.*, 2010).

O HIV se prolifera apesar dos esforços dos sistemas imunes celular e humoral. Na primeira e na segunda fase da infecção, há uma resposta imune inicial forte e efetiva. Alguns meses depois da infecção, os níveis do vírus diminuem pela atividade das células *T* citotóxicas (T CD8). As CD8 continuam a suprimir os números virais, apesar de as mudanças genéticas rápidas do vírus diminuírem a eficiência dos anticorpos. Uma vez que o HIV infecta as células *T* CD4 de forma latente, quase nenhum paciente consegue eliminar a infecção completamente. Esse reservatório não é erradicado mesmo quando a terapia antirretroviral (TARV) reduz a viremia a níveis indetectáveis (menos de 50 vírus por mL) (TORTORA; FUNKE; CASE, 2017).

Link

Acesse o *link* a seguir para ler o texto *Prevenção combinada do HIV: bases conceituais para profissionais trabalhador(es) e gestor(es) de saúde* publicado no *site* do MS.

https://qrgo.page.link/DWqA5

O tratamento da infecção pelo HIV resulta na redução significativa da mortalidade e em melhor qualidade de vida dos indivíduos infectados. Os objetivos do tratamento incluem restabelecer as funções imunes por meio do incremento da contagem de CD4, diminuindo, assim, a ocorrência de infecções oportunistas e certas neoplasias, e reduzir a carga viral, restringindo também as chances de transmissão do vírus para outras pessoas. A TARV é efetiva no prolongamento da vida, no aumento da qualidade de vida e na redução da carga viral, porém, ela não cura a infecção crônica pelo HIV. É importante citar que, caso o tratamento seja interrompido, o vírus volta a se multiplicar, ocasionando o aumento da carga viral.

O tratamento das infecções pelo HIV, em geral, envolve múltiplos medicamentos antirretrovirais. A escolha dos fármacos é complexa e depende de vários fatores, como infecção inicial ou infecção estabelecida, número de células CD4, carga viral, modelo de resistência e indivíduo gestante. Fármacos como abacavir, didanosina, entricitabina, lamivudina, estavudina e zidovudina inibem a replicação do HIV por interferir na síntese de DNA pró-viral pela transcriptase reversa, ou seja, seu mecanismo de ação é inibir a transcriptase reversa (LEVINSON, 2016).

As classes de fármacos abrangem os inibidores nucleosídeos e os não nucleosídeos da enzima viral transcriptase reversa, bem como os inibidores da enzima protease viral. As novas classes de fármacos incluem os inibidores de fusão que bloqueiam a entrada do vírus nas células, os inibidores de entrada, os quais bloqueiam a ligação do correceptor CCR5 pelo HIV, e os inibidores de integrase que interferem na enzima viral necessária para a replicação do HIV. A terapia com combinações de agentes antirretrovirais é conhecida como TARV altamente ativa (BROOKS *et al.*, 2014). Pessoas que vivem com HIV (PVHIV) fazem o monitoramento da contagem de CD4 continuamente (Quadro 1).

Quadro 1. Frequência de solicitações de exame de linfócito T CD4 para monitoramento laboratorial de PVHIV de acordo com a situação clínica

Situação clínica	Contagem de linfócito *T* CD4+	Frequência de solicitação
PVHIV: ■ em uso de TARV ■ com infecção assintomática ■ com carga viral indetectável	CD < 350 células/mm³	A cada 6 meses[b]
	CD4 > 350 células/mm³ em dois exames consecutivos com pelo menos 6 meses de intervalo	Não solicitar
PVHV que NÃO apresentem as condições acima, tais como: ■ sem uso de TARV ■ evento clínico* ■ em falha virológica	Qualquer valor de LT-CD4+	A cada 6 meses**

* *Infecções (inclusive infecções oportunistas), toxicidades e possíveis causas de linfopenias (neoplasias, uso de interferon, etc.).*

** *Pacientes em uso de profilaxias de infecções oportunistas podem ter a frequência de solicitações de contagem de linfócito T CD4 reduzidas para três meses, a fim de avaliar critérios de resposta imunológica para suspensão ou manutenção da profilaxia.*

Fonte: Adaptado de Brasil (2018c).

Diagnóstico da infecção pelo HIV

Alguns imunoensaios (IEs) foram desenvolvidos para o diagnóstico da infecção por HIV e, de acordo com a evolução das metodologias, existem quatro gerações de IE. O ensaio de primeira geração (ensaio imunoenzimático indireto — ELISA) tem o formato indireto, ou seja, a presença de anticorpos específicos é detectada por um conjugado composto por um anticorpo anti-IgG humana. Na fase sólida, os antígenos têm início a partir de um lisado viral de HIV. Esses antígenos são originados da cultura do HIV em linhagens celulares humanas, nas quais diferentes proteínas virais não são obtidas com a mesma eficiência e algumas sofrem degradação, alterando as proporções estequiométricas das proteínas presentes no vírion. Além disso, proteínas de origem celular e outras impurezas provenientes do meio de cultura podem estar presentes na preparação antigênica final (BRASIL, 2018).

O ensaio de **segunda geração** também tem formato indireto, porém, ele utiliza antígenos recombinantes ou peptídeos sintéticos derivados de proteínas do HIV. Nesse caso, há detecção de regiões antigênicas em determinadas proteínas do HIV — os epítopos —, que são alvos preferenciais da resposta imune humoral. Quanto maior a quantidade de epítopos no ensaio, mais sensível é o ensaio. A janela de soroconversão dos ensaios de segunda geração é de 25 a 35 dias (BRASIL, 2018).

O ensaio de **terceira geração** tem o formato *sanduíche* (ou imunométrico) e utiliza antígenos recombinantes, ou peptídeos sintéticos, tanto na fase sólida quanto sob a forma de conjugado (antígeno solúvel). Esse formato permite a detecção simultânea de anticorpos anti-HIV IgM e IgG. A possibilidade de detectar anticorpos da classe IgM torna esse ensaio mais sensível do que os de gerações anteriores, havendo, portanto, aumento da especificidade. A janela de soroconversão dos ensaios de terceira geração é de 20 a 30 dias.

O ensaio de **quarta geração** (Figura 4) detecta, de forma simultânea, o antígeno p24 e os anticorpos específicos anti-HIV. Nele, há a detecção de todas as classes de imunoglobulinas contra proteínas recombinantes ou peptídeos sintéticos derivados das glicoproteínas gp41 e gp120/160. A janela diagnóstica dos ensaios de quarta geração é de aproximadamente 15 dias (BRASIL, 2018). Em resumo, testes de primeira geração utilizam antígenos lisados, sendo pouco empregados, pois podem ocorrer muitas reações cruzadas.

Os testes de segunda geração são obtidos pela tecnologia do DNA recombinante, enquanto nos testes de terceira geração são utilizados antígenos (gp120 e gp41) quimicamente sintetizados, os quais detectam simultaneamente anticorpos anti-HIV-1 e HIV-2 (IgM e IgG). Por outro lado, os testes de quarta geração detectam o antígeno p24 e os anticorpos anti-HIV no mesmo teste (têm anticorpos anti-p24).

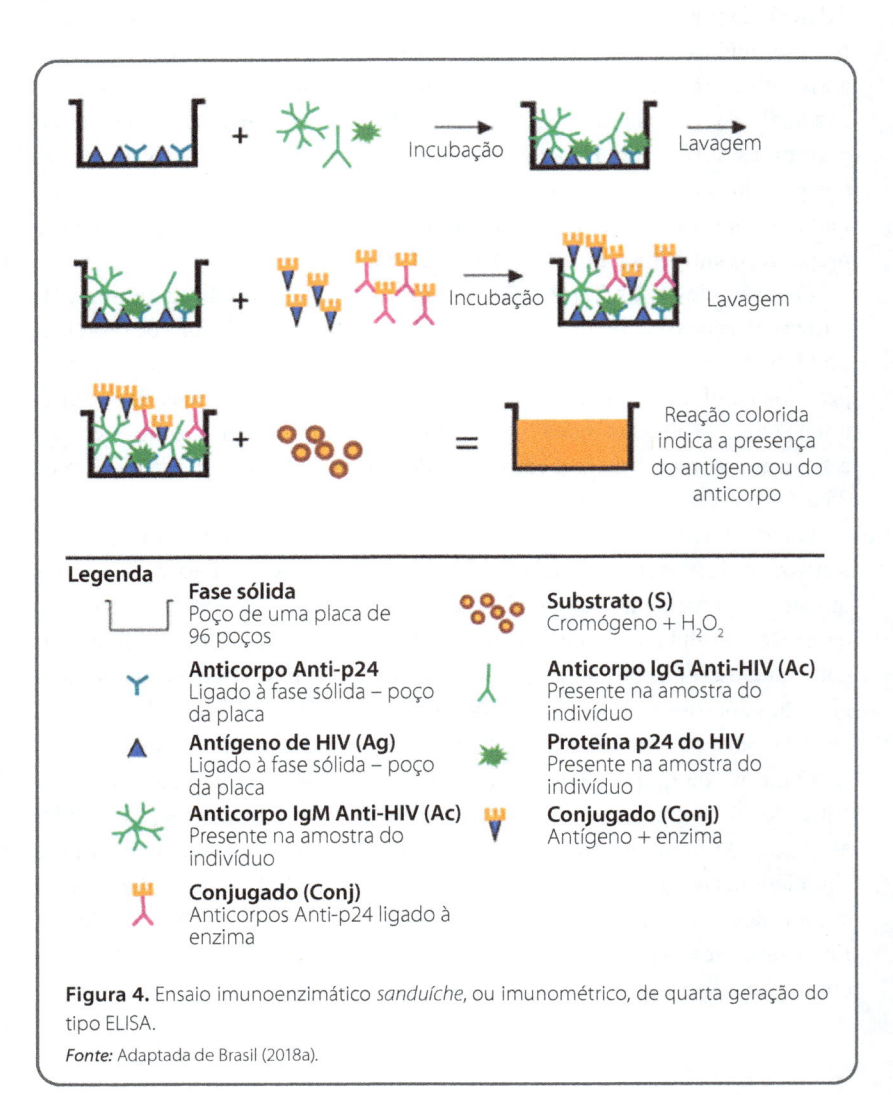

Legenda

- **Fase sólida**: Poço de uma placa de 96 poços
- **Anticorpo Anti-p24**: Ligado à fase sólida – poço da placa
- **Antígeno de HIV (Ag)**: Ligado à fase sólida – poço da placa
- **Anticorpo IgM Anti-HIV (Ac)**: Presente na amostra do indivíduo
- **Conjugado (Conj)**: Anticorpos Anti-p24 ligado à enzima
- **Substrato (S)**: Cromógeno + H_2O_2
- **Anticorpo IgG Anti-HIV (Ac)**: Presente na amostra do indivíduo
- **Proteína p24 do HIV**: Presente na amostra do indivíduo
- **Conjugado (Conj)**: Antígeno + enzima

Figura 4. Ensaio imunoenzimático *sanduíche*, ou imunométrico, de quarta geração do tipo ELISA.
Fonte: Adaptada de Brasil (2018a).

Os **testes rápidos** (TRs) são IEs simples capazes de detectar anticorpos anti-HIV em até 30 min em uma amostra de sangue total obtida por punção digital ou uma amostra de fluido oral. Os kits de testes comercialmente disponíveis para a determinação dos anticorpos por ensaio imunoabsorvente ligado à enzima (ELISA), quando adequadamente executados, apresentam sensibilidade e especificidade que ultrapassam 98% (BROOKS *et al.*, 2014).

O diagnóstico inicial da infecção pelo HIV é realizado pela detecção de anticorpos contra a proteína p24 do HIV no soro do paciente ao utilizar o teste de ELISA (Figura 5). Devido à ocorrência de alguns resultados falso-negativos desse teste, o diagnóstico definitivo é obtido pelo teste de *western blot* (WB), também conhecido como *imunoblot* (IB), no qual as proteínas virais são marcadas em gel de poliacrilamida, transferidas para uma membrana de nitrocelulose (o *blot*) e expostas ao soro do paciente. Se os anticorpos estiverem presentes no soro dos pacientes, eles se ligam às proteínas virais (predominantemente as proteínas gp41 ou gp24) e posteriormente uma anti-IgG humana marcada é adicionada. Uma reação colorimétrica revela a presença dos anticorpos anti-HIV no soro dos pacientes infectados (LEVINSON, 2016).

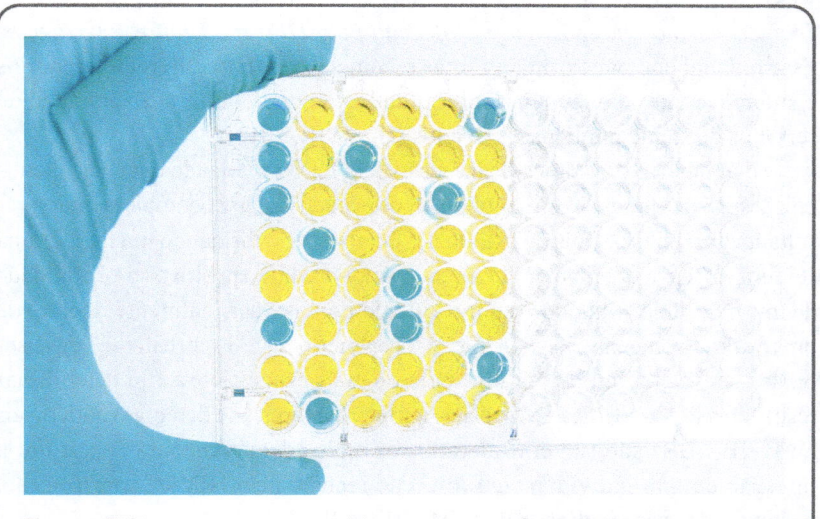

Figura 5. ELISA — exame convencional de triagem para a infecção por HIV. Na interpretação visual, após a microplaca ser incubada, a coloração azul indica a presença de anticorpos na amostra (reativa). Após a adição de solução de bloqueio, há uma mudança na cor: de azul para amarela. A intensidade da cor amarela corresponde à quantidade de anticorpos contra HIV presentes na amostra.
Fonte: Jarun Ontakrai/Shutterstock.com.

Os testes complementares incluem: WB, IB ou IEs em linha (do inglês *line immunoassay*), incluindo o *imunoblot* rápido (IBR) e imunofluorescência indireta (IFI) e os TMs. Apesar de a IFI ter sido muito utilizada como teste complementar durante a primeira década da epidemia de HIV, atualmente ela foi substituída pelos testes WB e IB. O WB e o IB empregam proteínas nativas do HIV, separadas por eletroforese e transferidas para uma membrana WB, ou proteínas recombinantes, ou peptídeos sintéticos impregnados diretamente em membranas IB. São incubadas com amostras de soro ou plasma e os anticorpos presentes na amostra se ligam especificamente às proteínas imobilizadas nas membranas do WB ou IB. Esses anticorpos anti-HIV específicos ligados às proteínas são detectados por anticorpos secundários, conjugados com uma enzima, seguidos por um substrato que gera um produto colorido, o qual precipita no local em que o complexo imune está localizado.

A maioria desses ensaios detecta apenas IgG e, por isso, estes não são indicados para confirmar a presença de anticorpos IgM HIV específicos (ensaios de terceira ou quarta geração) ou a presença do antígeno p24 (ensaios de quarta geração). Dessa forma, recomenda-se utilizar um TM para complementar o diagnóstico do HIV (Quadro 2) (BRASIL, 2018).

O Art. 1º da Portaria nº. 29, de 17 de dezembro de 2013, aprova o *Manual Técnico para o Diagnóstico da Infecção pelo HIV em Adultos e Crianças*. Esse manual contém os fluxogramas recomendados para diferentes cenários e situações que se adéquam à pluralidade de condições e à diversidade de serviços de saúde públicos e privados (BRASIL, 2013).

O diagnóstico sorológico da infecção pelo HIV é realizado com pelo menos dois testes: um inicial e um segundo, mais específico, para complementar o resultado do primeiro. Dois ou mais testes combinados, formando um fluxograma (Figura 6), têm o objetivo de aumentar o valor preditivo positivo (probabilidade de um indivíduo avaliado e com resultado positivo ser realmente doente) de um resultado reagente no teste inicial. O primeiro teste a ser realizado deve ser o mais sensível, seguido por um segundo mais específico, a fim de eliminar resultados falso-positivos. Os testes complementares que detectam anticorpos (WB, IB, IBR) não são considerados os mais adequados para confirmar a infecção em um indivíduo com infecção recente pelo HIV. A confirmação, portanto, deve ser realizada por TMs (BRASIL, 2018).

Os laudos devem conter os resultados de todos os testes realizados, devendo ser expresso o resultado numérico da amostra, o ponto de corte (do inglês *cut-off*) e a unidade de medição do método utilizado, excetuando-se os resultados obtidos por testes cuja leitura seja visual.

Quadro 2. IE de quarta geração seguido de TM como teste complementar

Amostra 1		Amostra 2			Resultado	Observações	Desdobramentos
Ensaios realizados		Ensaios realizados					
IE quarta geração	TM	WB/IB/IBR*	IE quarta geração	TM	WB/IB/IBR			
Não reagente						Amostra não reagente para HIV	Resultado obtido conforme estabelecido pela Portaria nº 29/2013. Se permanecer a suspeita de infecção pelo HIV, uma nova amostra deverá ser coletada 30 dias após a data da coleta dessa amostra	WB/IB/IBR
Reagente								Realizar TM

Fonte: Brasil (2018b).

Os TMs realizam a quantificação das partículas virais no plasma (HIV-RNA) — carga viral. Os TMs quantitativos devem ser expressos pelo número de cópias por mL de plasma e da escala logarítmica em base 10 que indica os limites superior e inferior de detecção, conforme orientado pelo fabricante. Os laudos deverão estar de acordo com o disposto na Resolução RDC nº. 302, de 13 de outubro de 2005, da Anvisa (Agência Nacional de Vigilância Sanitária), suas alterações ou outro instrumento legal que venha a substituí-la (BRASIL, 2018c).

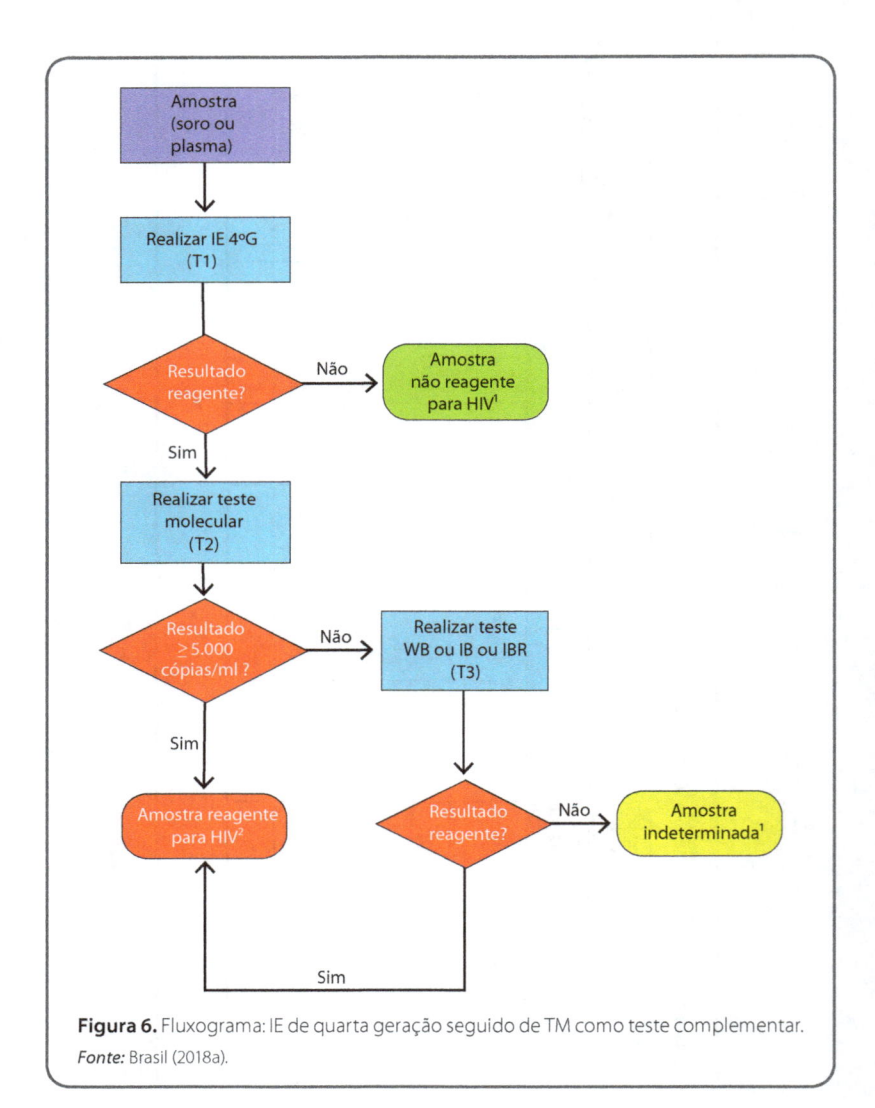

Figura 6. Fluxograma: IE de quarta geração seguido de TM como teste complementar.
Fonte: Brasil (2018a).

Link

Acesse o *link* a seguir, ou utilize o QR Code, para ler, na íntegra, *o Manual Técnico para Diagnóstico da Infecção pelo HIV em Adultos e Crianças.*

https://qrgo.page.link/ZonSA

Exemplo

Interpretação de resultado reagente para anti-HIV-1 no kit HIV Tri Line Bioclin
A amostra é considerada reagente para HIV-1 quando surgem duas linhas coloridas na janela de leitura: linha colorida na área de controle (C) e uma linha colorida na área de teste (T) que contém o número 1. No TR de imunocromatografia para a detecção do HIV, o complexo formado flui pela membrana até encontrar a Ag gp41.

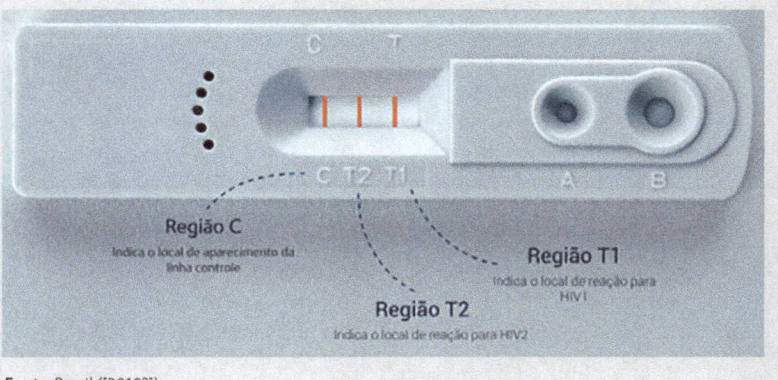

Região C
Indica o local de aparecimento da linha controle

Região T1
Indica o local de reação para HIV1

Região T2
Indica o local de reação para HIV2

Fonte: Brasil ([2019?]).

Exercícios

1. As estruturas morfológicas dos vírus HIV tipo 1 e 2 incluem proteínas estruturais e funcionais e um genoma de RNA protegidos pelo envelope viral. O envelope é constituído por uma bicamada lipídica e contém uma proteína complexa, conhecida como *env*. Essa proteína é formada pelas glicoproteínas gp41, transmembrana e gp120 e exposta à camada externa do envelope. Na face interior, o HIV tem a proteína viral denominada p17 (matriz) e, envolvido por essa proteína, está o capsídeo composto pela p24. Na parte mais interna, encontram-se os elementos mais importantes: dois filamentos simples de RNA, a proteína p7 (nucleocapsídeo) e três enzimas essenciais, p51 (transcriptase reversa), p11 (protease) e p31 (integrase). (Fonte: MELO; BRUNI; FERREIRA, 2006). Em relação às características estruturais presentes no HIV e à sua multiplicação, qual a alternativa correta?

a) Durante a entrada do HIV na célula, a proteína viral p24 interage com a proteína CD4 na superfície celular.
b) O HIV tem uma enzima integrase que sintetiza o DNA de dupla-fita utilizando um genoma de RNA de fita simples como molde.
c) O genoma do HIV é composto por DNA com genes que codificam as proteínas estruturais e genes reguladores.
d) No interior da célula hospedeira, o DNA viral sintetizado se integra ao material genético da célula hospedeira na forma de um provírus.
e) Os genes reguladores têm por função estimular a resposta imunológica do hospedeiro.

2. Conforme a Classificação Internacional de Doenças, a doença pelo HIV é caracterizada por uma disfunção grave do sistema imunológico do indivíduo infectado por esse vírus. Sua evolução é marcada por uma considerável destruição de linfócitos *T* CD4+ e pode ser dividida em 3 fases. Em relação aos aspectos clínicos do HIV, selecione a alternativa correta.

a) Durante a infecção primária do HIV, pode ocorrer sarcoma de Kaposi.
b) Durante o período assintomático, que pode durar até dois anos, nenhum HIV é sintetizado.
c) Durante o período em que ocorrem as infecções oportunistas, o HIV não pode ser detectado no diagnóstico clínico.
d) A resposta de anticorpos à infecção primária pelo HIV pode ser detectada no período de 4 a 7 dias pós-infecção.
e) Pessoas com alto nível de RNA viral em seu plasma são mais suscetíveis à infecção por Aids sintomática (infecções oportunistas) em comparação às com baixos níveis.

3. O NAT para HIV, HCV (vírus da hepatite C) e vírus da hepatite B complementa os testes sorológicos oferecidos nos hemocentros do país, ampliando a segurança transfusional. Esse TM utiliza uma plataforma automatizada com grande capacidade de processamento que permite analisar, ao mesmo tempo, até 552 bolsas de sangue por rotina, com alta rastreabilidade e sensibilidade para detecção do HIV e HCV. Dessa forma, é possível detectar agentes patogênicos transmissíveis por transfusão sanguínea em períodos menores do que os testes convencionais utilizados atualmente

nos hemocentros. O objetivo é analisar até 3,5 milhões de bolsas de sangue anualmente, cobrindo integralmente a hemorrede pública brasileira (Fonte: Bio-Manguinhos/Fiocruz 2014). Dito isto, o que é o NAT?
a) É um teste sorológico.
b) É um teste que permite detectar antígenos virais.
c) É um teste que detecta cópias de RNA por mL de sangue.
d) É um método com baixa sensibilidade e pouco custo.
e) É um método que pode ser empregado em TRs.

4. O diagnóstico da infecção pelo HIV é feito a partir da coleta de sangue ou por fluido oral. No Brasil, há exames laboratoriais e TRs que detectam os anticorpos contra o HIV em cerca de 30 min. Esses testes são realizados gratuitamente pelo Sistema Único de Saúde, nas unidades da rede pública e nos Centros de Testagem e Aconselhamento (Fonte: Ministério da Saúde). Em relação ao diagnóstico laboratorial do é correto afirmar, que:
a) todas as etapas para o rastreamento do HIV podem ser realizadas de forma autônoma pelo laboratório.
b) *carga viral* é o termo utilizado para descrever a quantidade de vírus infeccioso produzido pelos linfócitos *T* CD4 em cultura de células.
c) após a infecção pelo HIV, anticorpos contra o vírus já podem ser detectados precocemente em relação aos testes de reação em cadeia da polimerase poder detectar os ácidos nucleicos virais específicos.
d) a realização de dois TRs positivos para o HIV não exige a realização de teste laboratorial confirmatório.
e) os testes de quarta geração detectam apenas antígenos gp120 e gp41.

5. O diagnóstico inicial da infecção por HIV é realizado pela detecção de anticorpos contra a proteína p24 do HIV no soro do paciente ao utilizar ELISA. Já os testes complementares utilizam WB e IB. Em relação a esses ensaios, é correto afirmar que:
a) eles se baseiam na reação de ligação antígeno-epítopo.
b) eles detectam a IgG e a IgM.
c) eles são indicados para identificar infecções recentes.
d) eles detectam as proteínas gp41 ou gp24.
e) eles são considerados testes de primeira geração.

Referências

BRASIL. Ministério da Saúde. Secretaria de Vigilância em Saúde. *Protocolo clínico e diretrizes terapêuticas para manejo da infecção pelo HIV em adultos.* Brasília, DF: Ministério da Saúde, 2018a. Disponível em: http://www.aids.gov.br/pt-br/pub/2013/protocolo-clinico-e-diretrizes-terapeuticas-para-manejo-da-infeccao-pelo-hiv-em-adultos. Acesso em: 24 set. 2019.

BRASIL. Ministério da Saúde. Secretaria de Vigilância em Saúde. *Manual técnico para o diagnóstico da infecção pelo HIV em adultos e crianças*. Brasília, DF: Ministério da Saúde, 2018b. Disponível em: http://www.aids.gov.br/pt-br/node/57787. Acesso em: 24 set. 2019.

BRASIL. Ministério da Saúde. Secretaria de Vigilância em Saúde. *Boletim epidemiológico HIV-AIDS*. Brasília, DF: Ministério da Saúde, 2018c. Disponível em: http://www.aids.gov.br/pt-br/pub/2018/boletim-epidemiologico-hivaids-2018. Acesso em: 24 set. 2019.

BRASIL. *TELELAB*. Brasília, DF, [2019?]. Disponível em: https://telelab.aids.gov.br/. Acesso em: 24 set. 2019.

BRASIL. Ministério da Saúde. *Portaria nº 29, de 17 de dezembro de 2013*. Aprova o Manual Técnico para o Diagnóstico da Infecção pelo HIV em Adultos e Crianças e dá outras providências. Brasília, DF, 2013. Disponível em: http://bvsms.saude.gov.br/bvs/saudelegis/svs/2013/prt0029_17_12_2013.html. Acesso em: 24 set. 2019.

BROOKS, G. F. *et al*. *Microbiologia médica de Jawetz, Melnick e Adelberg*. 26. ed. Porto Alegre: AMGH, 2014. (Série Lange).

KAMEDA, K.; CORREA, M. C. D. V.; CASSIER, M. A incorporação do teste diagnóstico baseado na amplificação de ácidos nucleicos (NAT) para triagem de sangue no SUS: arranjos tecnológicos para a nacionalização do "NAT brasileiro". *Physis*, v. 28, n. 1, e280108, 2018. Disponível em: http://www.scielo.br/pdf/physis/v28n1/0103-7331-physis-28-01-e280108.pdf. Acesso em: 24 set. 2019.

LEVINSON, W. *Microbiologia médica e imunologia*. 13. ed. Porto Alegre: AMGH, 2016. (Série Lange).

MCMICHAEL, A. J. *et al*. The immune response during acute HIV-1 infection: clues for vaccine development. *Nature Reviews Immunology*, v. 10, n. 1, p. 11–23, 2010. Disponível em: https://www.ncbi.nlm.nih.gov/pubmed/20010788. Acesso em: 24 set. 2019.

MELO, E. B.; BRUNI, A. T.; FERREIRA, M. M. C. Inibidores da HIV-integrase: potencial abordagem farmacológica para tratamento da Aids. *Química Nova*, v. 29, n. 3, p. 555–562, 2006. Disponível em: http://quimicanova.sbq.org.br/imagebank/pdf/Vol29No3_555_25-DV05059.pdf. Acesso em: 24 set. 2019.

MIRANDA, A. Evolução natural da infecção por HIV: aspectos clínicos. *Revista Portuguesa de Medicina Geral e Familiar*, v. 19, n. 6, p. 587–597, 2003. Disponível em: http://www.rpmgf.pt/ojs/index.php/rpmgf/article/view/9993/9731. Acesso em: 24 set. 2019.

SEPKOWITZ, K. AIDS: the first 20 years. *New England Journal of Medicine*, v. 344, n. 23, p. 1764–1772, 2001.

SILVA FILHO, N.; SOUZA, L. do R. Associação entre o diagnóstico adaptativo, indicadores de evolução clínica e o teste de relações objetais em pacientes com infecção pelo HIV-1, doentes ou não. *Psicologia, Saúde & Doenças*, v. 5, n. 2, p. 195–213, 2004. Disponível em: http://www.scielo.mec.pt/pdf/psd/v5n2/v5n2a05.pdf. Acesso em: 24 set. 2019.

TORTORA, G. J.; FUNKE, B. R.; CASE, C. L. *Microbiologia*. 12. ed. Porto Alegre: Artmed, 2017.

Diagnóstico sorológico da dengue

Objetivos de aprendizagem

Ao final deste texto, você deve apresentar os seguintes aprendizados:

- Caracterizar a dengue: conceito, sorotipos, vetores, genoma viral e proteínas.
- Reconhecer a imunopatologia das formas clínicas da dengue.
- Identificar os testes de diagnóstico da dengue.

Introdução

A dengue é uma arbovirose transmitida pela picada do mosquito *Aedes aegypti*. A dengue pode ser assintomática ou apresentar amplo espectro clínico, o que varia de doença febril a formas graves, podendo levar a óbito. Não há tratamento específico, dessa forma, o diagnóstico precoce da doença e a detecção de sinais de alarme, que indicam evolução desfavorável, são fundamentais para o controle da doença.

Neste capítulo, você vai conhecer o genoma viral do vírus da dengue (DENV), seus vetores e a sua patogenicidade. E por fim, você também irá entender como é realizado o diagnóstico laboratorial.

O vírus da dengue

A dengue é uma doença aguda, infecciosa, não contagiosa, sistêmica e de etiologia viral. O vírus DENV é representado por quatro sorotipos, ou seja, quatro cepas diferentes do mesmo vírus que são chamadas de DENV-1, DENV- 2, DENV-3 e DENV-4 e que pertencem ao gênero *Flavivirus* e à família *Flaviviridae*. O vírus é transmitido pela picada de mosquitos fêmeas do gênero *Aedes*, sendo o *Aedes aegypti* o vetor primário, que se encontra distribuído nas regiões tropicais e subtropicais do mundo, predominantemente em áreas urbanas e semiurbanas (ARAÚJO *et al.*, 2017). A fêmea do mosquito contrai o vírus ao picar um indivíduo virêmico. Depois de um período de 8 a 14 dias, os mosquitos se tornam infectantes e provavelmente permanecem assim durante toda a vida (1 a 3 meses) (BROOKS *et al.*, 2014).

O mosquito *Aedes aegypti* também é o vetor para o vírus da febre amarela (Figura 1) e da febre chikungunya. Os seres humanos são o reservatório do DENV, porém, também há o ciclo silvestre envolvendo macacos como reservatório e outras espécies *Aedes* como vetores (LEVINSON, 2016). Os vírus são mantidos em ciclos florestais envolvendo pequenos primatas e mosquitos *Aedes* arborícolas (Figura 1). Os DENVs, no entanto, são os únicos arbovírus que se adaptaram aos seres humanos e ao ambiente doméstico a tal ponto que o ciclo da floresta não é mais necessário para a sua manutenção. Atualmente, o principal ciclo de transmissão do DENV envolve somente seres humanos e mosquitos nos grandes centros urbanos tropicais (LOPES; NOZAWA; LINHARES, 2014).

O DENV está mundialmente distribuído em regiões tropicais. As regiões tropicais e subtropicais ao redor do mundo em que existem vetores do *Aedes* são áreas endêmicas. Os padrões variáveis da doença provavelmente estão relacionados ao crescimento da população urbana, à superpopulação e à ineficiência de esforços de controle do mosquito (BROOKS *et al.*, 2014). Entre 2000 e 2015, a taxa de mortalidade por dengue aumentou 500%, passando de 0,04 a 0,24 óbitos a cada 100 mil habitantes. Apesar disso, esse valor ainda é considerado baixo (ARAÚJO *et al.*, 2017).

A partícula dos flavivírus mede de 40 a 60 nm de diâmetro e o seu genoma é formado por RNA de fita simples. O genoma codifica três proteínas estruturais: proteína C do capsídeo, proteína do envelope pré-M (precursora de M) e proteína E (Figura 2). Além destas, o genoma codifica sete proteínas não estruturais (NS1, NS2A, NS2B, NS3, NS4A, NS4B, NS5) que desempenham funções reguladoras e de expressão do vírus, como a replicação, a virulência e a patogenicidade.

O ciclo replicativo desses vírus tem início com a ligação ao receptor na superfície celular (não se conhece ainda qual estrutura serve como receptor, porém, diversas moléculas presentes na superfície celular têm se mostrado capazes de interagir com partículas de flavivírus). Após a adsorção, a partícula é endocitada, ocasionando a indução da fusão do envelope do vírus com as membranas celulares, o que provoca mudanças conformacionais da proteína E para, então, liberar o nucleocapsídeo no citoplasma. Após a decapsidação, o genoma de RNA é liberado para o citoplasma.

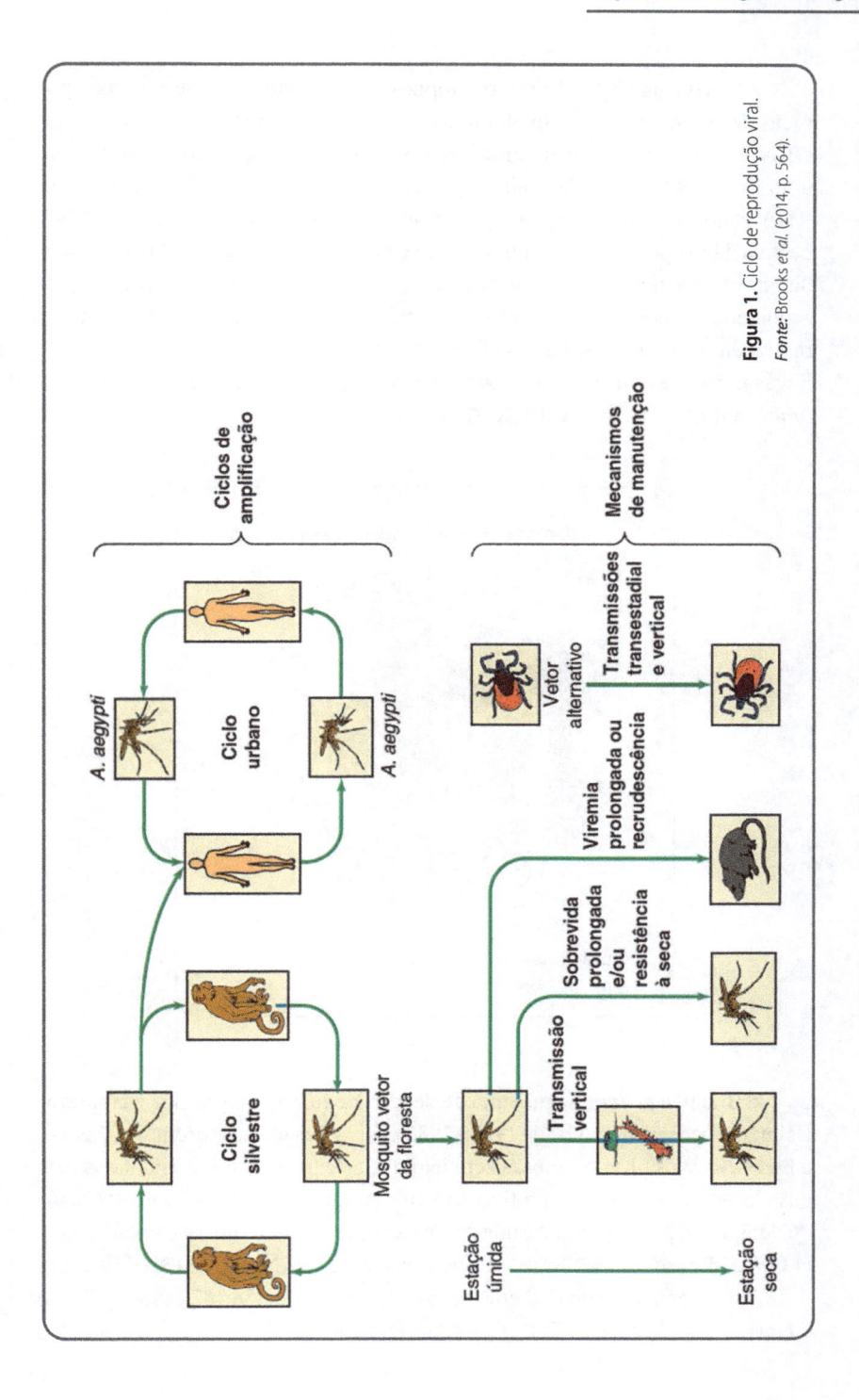

Figura 1. Ciclo de reprodução viral.
Fonte: Brooks *et al.* (2014, p. 564).

Os flavivírus se replicam no citoplasma, associados às membranas, por meio de interações que envolvem as pequenas proteínas hidrofóbicas NS, o RNA viral e, presumivelmente, alguns fatores do hospedeiro. A síntese de uma fita de RNA de polaridade negativa é a primeira etapa da replicação do RNA genômico, que, por sua vez, servirá de molde para novas fitas de RNA de polaridade positiva. A finalização do ciclo replicativo se dá pela montagem das novas partículas virais próximas ao retículo endoplasmático, no qual o nucleocapsídeo é envelopado. A transição até a membrana plasmática é realizada pelas vesículas que se fundem à membrana celular, e a liberação de novas partículas virais ocorre principalmente por exocitose (SANTOS, 2008 apud LOPES; NOZAWA; LINHARES, 2014).

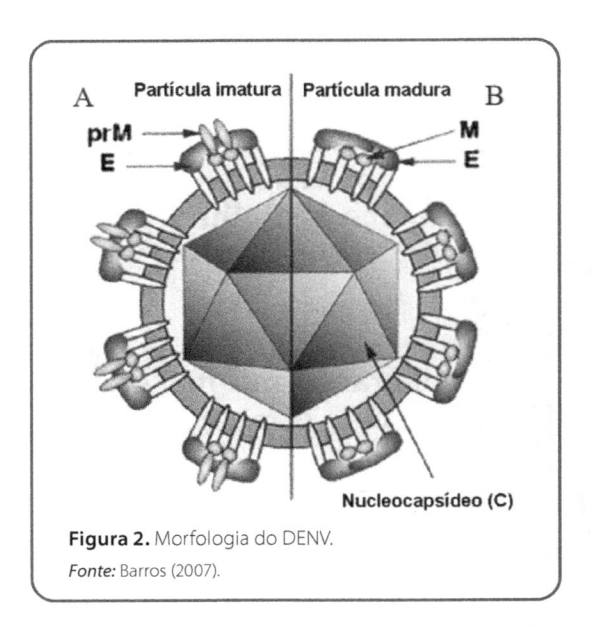

Figura 2. Morfologia do DENV.
Fonte: Barros (2007).

No Brasil, a primeira epidemia de dengue documentada clínica e laboratorialmente ocorreu nos anos de 1981 e 1982 e foi associada aos sorotipos DENV-1 e DENV-4. Nos últimos anos, as epidemias de dengue foram ocasionadas pela circulação de mais de um sorotipo. Em 2015, foram registrados 1.649.008 casos de dengue no país. A região Sudeste teve o maior número de casos notificados (1.026.226 casos — 62,20%), seguida pelas regiões Nordeste (311.519 casos —18,9%), Centro-Oeste (220.966 casos — 13,4%), Sul (56.187 casos — 3,4%) e Norte (34.110 casos — 2,1%) (ARAÚJO *et al.*, 2017).

Estima-se que ocorram 50 milhões ou mais casos de dengue anualmente no mundo inteiro, com 400 mil casos de febre hemorrágica da dengue, que é a principal causa de mortalidade infantil em diversos países asiáticos. O risco de síndrome da febre hemorrágica é de cerca de 0,2% durante a primeira infecção por dengue, mas é de pelo menos 10 vezes maior durante uma infecção por um segundo sorotipo de DENV. A taxa de fatalidade para febre hemorrágica da dengue pode alcançar 15%, mas ser reduzida a menos de 1% com o tratamento correto (BROOKS *et al.*, 2014).

Não existe farmacologia antirretroviral para o DENV, dessa forma, os surtos podem ser controlados com o uso de inseticidas e a drenagem das águas paradas, que servem como local de procriação para os mosquitos. A proteção pessoal inclui o uso de repelentes contra mosquitos e roupas que cubram todo o corpo (LEVISON, 2016). A vacina tetravalente contra a dengue é constituída pela substituição dos genes que codificam as proteínas da pré-membrana (prM) e do envelope (E) da cepa utilizada na vacina de febre amarela (YF 17D 204) pelos respectivos genes de cada um dos quatro sorotipos da dengue. Trata-se de uma vacina combinada que contém as cepas recombinantes resultantes de CYD1, CYD2, CYD3 e CYD4 em uma única preparação (CYD1-4) (Figura 3) (GUY *et al.*, 2011).

Fique atento

A presença de IgM (imunoglobulina M) específica para o DENV em pacientes com a doença aguda é útil para detectar o número de infecções recentes, no entanto, a IgM pode persistir por mais de oito meses. Nos países em que a dengue é endêmica e onde muitos sorotipos de DENV estão circulando, pode ser difícil interpretar um resultado positivo em pacientes com doença febril, pois é possível que a presença de IgM reflita infecção referente a oito meses anteriores (XAVIER *et al.*, 2014).

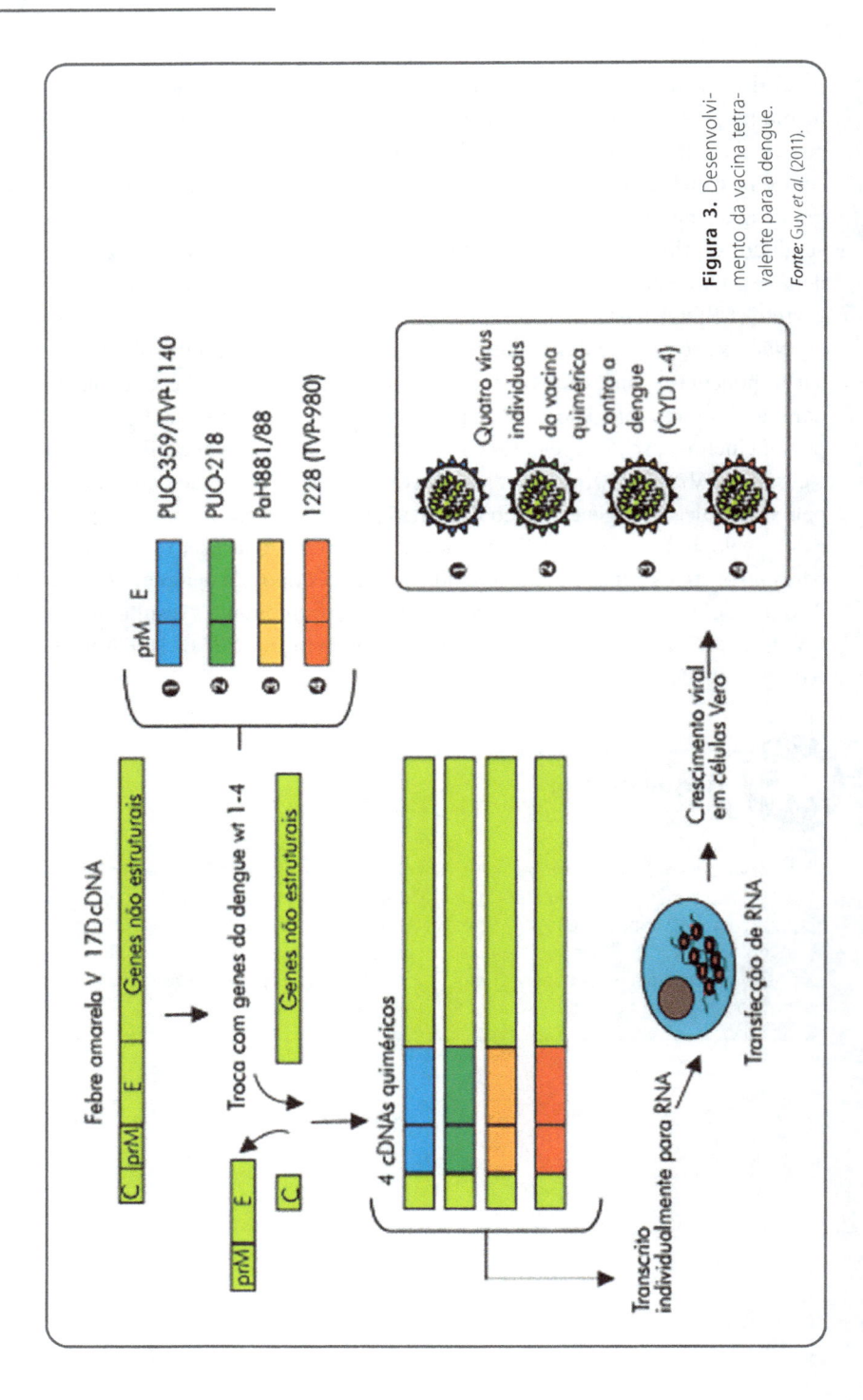

Figura 3. Desenvolvimento da vacina tetravalente para a dengue. *Fonte:* Guy et al. (2011).

Aspectos clínicos da dengue

A dengue clássica inicia subitamente como uma síndrome semelhante à gripe, causando febre, mal-estar, tosse, cefaleia, dores graves nos músculos e nas articulações, linfonodos aumentados, erupção maculopapular e leucopenia. Depois de aproximadamente uma semana, os sintomas regridem, mas a fraqueza pode persistir. Embora seja desagradável, essa forma típica da dengue é raramente fatal e apresenta poucas sequelas (LEVINSON, 2016). O quadro inicial é o mesmo da dengue clássica, porém, em seguida, desenvolvem-se o choque e a hemorragia, principalmente no trato gastrintestinal e na pele. A síndrome do choque hemorrágico se deve à produção de grandes quantidades de anticorpos de reação cruzada no momento da segunda infecção de dengue (LEVINSON, 2016).

A patogênese ocorre da seguinte forma: o paciente se recupera da dengue clássica, causada por um dos quatro sorotipos do DENV, e produz anticorpos contra aquele sorotipo. Quando o paciente é infectado por outro sorotipo do DENV, há uma resposta anamnéstica heterotípica (contra antígenos de um sorotipo diferente) e grandes quantidades de anticorpos de reação cruzada contra o primeiro sorotipo são então produzidas.

Existem duas hipóteses sobre o que ocorre em seguida: a primeira é a de que imunocomplexos compostos por vírus e anticorpos são formados e ativam o complemento, causando aumento da permeabilidade vascular e trombocitopenia; a segunda é a de que os anticorpos intensificam a entrada do vírus em monócitos e macrófagos, com a consequente liberação de grandes quantidades de citocinas. Ambos os cenários resultam em choque e hemorragia (LEVINSON, 2016).

A doença clínica começa de 4 a 7 dias (podendo ser de 3 a 14 dias) após a picada do mosquito. O início da febre pode ser súbito, ou podem ocorrer sintomas de mal-estar, calafrios e cefaleia. A dor surge rapidamente, sobretudo nas costas, nas articulações, nos músculos e nos globos oculares. A febre dura de 2 a 7 dias, correspondendo ao pico da carga viral. A temperatura pode ceder em torno do terceiro dia e aumentar novamente cerca de 5 a 8 dias após seu aparecimento. Dores musculares e dor nos ossos são características. Frequentemente, há um aumento dos linfonodos. Antes que ocorra o agravamento da dengue, alguns sinais de alarme podem surgir e, por meio desses sinais, tem sido possível identificar os pacientes que podem evoluir para uma forma grave da doença, visando a prevenir gravidade e reduzir a mortalidade por dengue (BRASIL, 2016).

A resposta imunológica secundária é inapropriada e os anticorpos são insuficientes para a inativação. Isto propicia a entrada dos vírus nos monócitos, que se difundem para os tecidos linfoides, para a medula óssea e para todas as áreas em que houver macrófagos fixos. A síndrome hemorrágica se deve à capilaridade generalizada induzida pelas citocinas, em especial aos fatores de necrose tumoral (TNF), às interleucinas (IL-2, IL-6, IL-8 e IL-10) e ao interferon γ, que estão aumentados, facilitando, assim, o extravasamento de plasma e eritrócitos (ARAÚJO *et al.*, 2017).

A característica-chave da patologia da febre hemorrágica da dengue é a vascularidade capilar aumentada, com fuga do plasma para os espaços intersticiais e nível aumentado de citocinas vasoativas, o que pode levar alguns pacientes ao choque. Os monócitos são as principais células-alvo do tecido sanguíneo infectadas pelo DENV.

Evidências circunstanciais sugerem que a infecção secundária pela dengue do tipo 2, seguida de uma infecção do tipo 1, é um fator de risco especial para doença grave. A patogênese da síndrome grave envolve anticorpos pré-existentes contra a dengue. Acredita-se que os complexos de vírus-anticorpos sejam formados poucos dias após a segunda infecção da dengue, e que os anticorpos não neutralizantes promovam a infecção de maiores números de células mononucleares, seguida de liberação de citocinas, mediadores vasoativos e pró-coagulantes, resultando na coagulação intravascular disseminada observada na síndrome de febre hemorrágica (BROOKS *et al.*, 2014).

Saiba mais

Casos confirmados de dengue são os casos suspeitos com confirmação laboratorial por meio de sorologia IgM, NS1 teste rápido ou ELISA (teste de imunoabsorção enzimática, do inglês *enzyme-linked immunosorbent assay*), isolamento viral, PCR (proteína C-reativa) e imuno-histoquímica.

No curso de uma epidemia, a confirmação pode ser feita por meio de critério clínico-epidemiológico, exceto nos primeiros casos da área, que deverão ter confirmação laboratorial. Além disso, os casos graves devem ser preferencialmente confirmados em laboratório. Havendo a impossibilidade de realizar confirmação laboratorial específica, deve-se considerar a confirmação por vínculo epidemiológico com um caso confirmado laboratorialmente (BRASIL, 2016).

Diagnóstico laboratorial

Os exames inespecíficos podem ser compostos por hemograma completo, velocidade de hemossedimentação (VHS), dosagem de fibrinogênio, tempo de tromboplastina parcial ativada (PTT/TTPA), tempo de ação da protrombina (TAP), dosagem do complemento C3, D-dímero, dosagem de proteínas totais e frações, ureia, creatinina, eletrólitos (sódio, potássio e cloro), transaminases (ALT e AST) e PCR e gasometria (ARAÚJO et al., 2017). Conforme preconiza o Ministério da Saúde (MS), os exames complementares obrigatórios são: hemograma completo e dosagem de albumina sérica e transaminases. Outros exames poderão ser realizados de acordo com a necessidade, como glicemia, ureia, creatinina, eletrólitos, gasometria e ecocardiograma. No caso de resposta inadequada, caracterizada pela persistência do choque, deve-se analisar o hematócrito (Ht), investigar as hemorragias e avaliar a coagulação (BRASIL, 2016).

Na dengue clássica, já no segundo dia de febre, é possível observar, no hemograma, leucograma com leucopenia e neutropenia, sendo que, no quarto ou quinto dia, a leucometria pode apresentar de 2 a 4 mil leucócitos com apenas 20 a 40% de neutrófilos. O flavivírus causa inibição significativa da hematopoese com trombocitopenia, reticulocitopenia (diminuição no número dos reticulócitos) e medula hipocelular do terceiro ao sexto dia.

Na dengue hemorrágica, há um aumento do Ht para a confirmação da hemoconcentração, sendo que o número de neutrófilos se eleva no quinto dia de febre, podendo ocorrer até neutrofilia e granulações tóxicas. A contagem de linfócitos se eleva, com presença de linfócitos atípicos, imunócitos e plasmócitos em número significativo (5 a 10%), o que sugere haver uma resposta imunológica secundária. Na dengue hemorrágica em pacientes adultos, a contagem de plaquetas é inferior a 100 mil plaquetas/mm^3 e a plaquetopenia se manifesta mais frequentemente em 70 a 80% dos casos. O tempo de protrombina (TP) se encontra aumentado. Nos casos graves, os fatores de coagulação estão alterados, com diminuição do fibrinogênio e dos fatores V, VII, IX e X, o que ocasiona prolongamento do TAP e PTT e aumento dos produtos de degradação da fibrina (PDF). A VHS das hemácias (Hcs) se encontra aumentada devido, principalmente, ao processo inflamatório. A PCR, utilizada para monitorizar a fase aguda, está aumentada por conta da ativação das interleucinas secretadas pelos monócitos, que irão estimular o tecido hepático na sua liberação (XAVIER et al., 2014).

> **Link**
>
> Acesse o *link* a seguir para saber mais sobre os exames laboratoriais em casos de dengue.
>
> https://qrgo.page.link/uADjN

Testes confirmatórios

Para a confirmação laboratorial, são indicados: o teste ELISA, que é solicitado a partir do sexto dia do início dos sintomas, e a detecção de antígenos virais por NS1, isolamento viral, RT-PCR (transcriptase reversa-reação da cadeia da polimerase) e imuno-histoquímica, que são solicitados até o quinto dia do início dos sintomas. Se positivos, confirmam o caso, no entanto, caso os resultados sejam negativos, uma nova amostra para sorologia IgM deve ser realizada para confirmação ou descarte (BRASIL, 2016).

São disponibilizados testes rápidos para pesquisa de antígenos e anticorpos na dengue, para demonstração das imunoglobulinas dos tipos A, M e G (IgA, IgM e IgG) (Quadro 1). Com esses testes rápidos, é possível detectar a presença dos antígenos de superfície dos tipos NS1, NS2, NS3 e NS4. O teste rápido para detecção da IgA se baseia na técnica imunocromatográfica rápida para detecção qualitativa da IgA antidengue a partir de amostras biológicas do paciente (sangue total, soro ou plasma) nas áreas endêmicas. Na detecção secundária, a IgA mostra maior sensibilidade, podendo apresentar detecção mais precoce quando comparada a outras imunoglobulinas circulantes. O ensaio imunocromatográfico em fase sólida na determinação de IgG e IgM, para detecção rápida, qualitativa e diferencial dos anticorpos IgG e IgM contra o vírus, em sangue total, plasma ou soro, é muito utilizado à beira do leito do paciente. A IgM é detectável aproximadamente no quinto dia, podendo permanecer detectável por até 30 a 60 dias, enquanto a IgG pode aparecer em torno do 14º dia e persistir por toda a vida. Na infecção secundária, há um aumento da IgG cerca de um a dois dias após o início dos sintomas, induzindo resposta de IgM após 20 dias de infecção (XAVIER *et al.*, 2014).

Quadro 1. Interpretação dos testes rápidos quanto à detecção dos antígenos IgG e IgM

Anticorpos	Resultado	Interpretação
IgM	+	Infecção primária
IgG	+	Infecção secundária ou dengue contraída no passado
IgM/IgG	+	Infecção primária tardia ou infecção secundária precoce
IgM/IgG	–	Não foram detectados anticorpos IgM e IgG, nesse caso, deve-se repetir o teste entre o terceiro e o quinto dia, se houver suspeita clínica

Legenda:
(+) teste rápido positivo
(–) teste rápido negativo

Fonte: Adaptado de Xavier *et al.* (2014).

Existem testes rápidos imunocromatográficos para detectar antígenos da dengue (detecção de proteínas não estruturais) que são realizados com amostras de sangue total, plasma ou soro. Estes detectam a NS1, especialmente nos primeiros dias da doença, estendendo-se até nove dias depois. A quantificação de circulação livre da NS1 pode fornecer um diagnóstico específico e precoce da infecção pelo DENV e potencialmente prever o desenvolvimento da dengue hemorrágica (XAVIER *et al.*, 2014).

O diagnóstico sorológico assume fundamental importância na classificação da infecção primária ou secundária, já que a dengue hemorrágica surge com maior frequência nas infecções secundárias. Os anticorpos podem ser medidos com o teste ELISA. A principal limitação dessa técnica é a alta reatividade cruzada observada não só entre os quatro sorotipos da dengue, mas também em relação a outros flavivírus. A detecção desses anticorpos no soro durante a infecção primária é caracterizada pelo aumento gradativo de IgM e posteriormente de IgG, ao final da primeira semana de infecção (Figura 4). Na infecção secundária, o aumento dos anticorpos IgG é maior e mais precoce, sendo detectado até mesmo durante a fase aguda da doença, enquanto a IgM não aparece ou é detectada em baixos níveis, geralmente em fase mais tardia (XAVIER *et al.*, 2014).

O isolamento do vírus é normalmente realizado apenas para fins de pesquisa ou epidemiológicos. A técnica considerada padrão ouro para isolamento viral na dengue se dá por meio da inoculação em culturas de células de mamíferos. A identificação da cepa viral é, em geral, feita com técnicas de imunofluorescência (XAVIER *et al.*, 2014).

Há métodos que se baseiam na RT-PCR para rápida identificação e detecção do genoma viral (BROOKS *et al.*, 2014). O método de RT-PCR é rápido, sensível e simples na detecção dos quatro sorotipos em amostras clínicas humanas, biópsias, autópsias e tecidos, sendo o único método que pode detectar o vírus dentro de um prazo clinicamente significativo (um a dois dias) (XAVIER *et al.*, 2014).

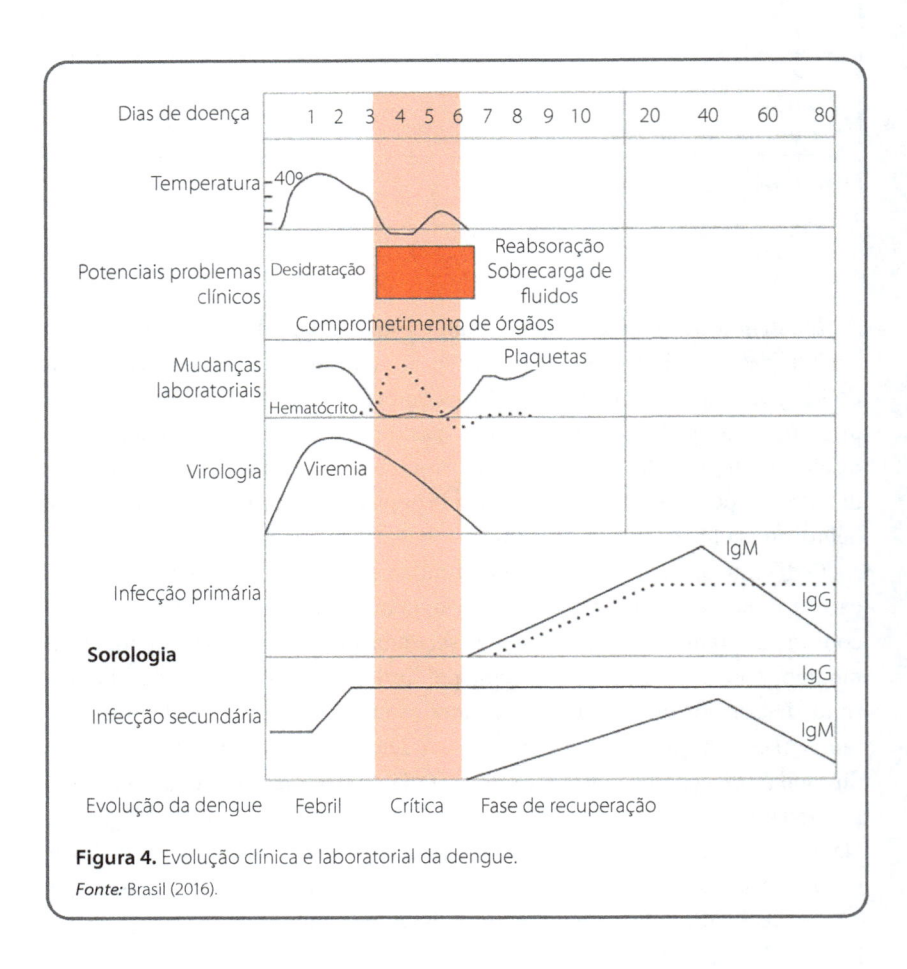

Figura 4. Evolução clínica e laboratorial da dengue.
Fonte: Brasil (2016).

Exemplo

Teste rápido para detecção de Ag-IgG/IgM
O anticorpo IgM antivírus da dengue, se presente na amostra, irá se ligar ao conjugado do antígeno (Ag) da dengue. O imunocomplexo é então capturado pelo reagente pré-revestido, formando uma linha M de cor púrpura, o que indica um resultado positivo e sugere uma infecção nova. O antígeno NS1 da dengue, quando presente na amostra, liga-se ao conjugado do Ag do dengue. O imunocomplexo é então capturado na membrana pelo anticorpo antidengue NS1 pré-revestido, formando uma linha T de cor púrpura que indica um resultado positivo para o Ag. A ausência de linhas G, M ou T sugere um resultado negativo. Cada teste contém um controle interno (linha C) que deverá exibir cor púrpura, correspondente ao imunocomplexo de anticorpos de controle, tanto no lado esquerdo como no lado direito, independentemente do desenvolvimento das cores em qualquer uma das linhas de teste. Se a linha C não desenvolve cor no painel, o resultado do teste é inválido e a amostra deve ser testada novamente com outro dispositivo. Um resultado inválido no painel não invalida o resultado de outro teste (CTK Biotech, Inc.).

Exercícios

1. O hemograma, constituído pela contagem de leucócitos, Hcs, hemoglobina, Ht, índices hematimétricos (VCM, HCM, CHCM, RDW), plaquetas e descrição do esfregaço sanguíneo, é um excelente recurso para o diagnóstico inicial de doenças. Em casos de suspeita de dengue, esse exame se torna obrigatório. Nesse contexto, considere que, para um dado paciente, foi solicitado o hemograma. Dos resultados a seguir, qual apresenta infecção primária da dengue?
   a) Leucocitose, neutropenia, reticulocitopenia.
   b) Leucopenia, neutropenia, reticulocitopenia.
   c) Leucopenia, neutropenia, reticulocitose.
   d) Leucopenia, neutrofilia, reticulocitopenia.
   e) Leucocitose, neutrofilia, reticulocitose.

2. O RNA genômico tem três proteínas estruturais (CAP, prM/M e ENV) e sete proteínas não estruturais (NS1, NS2a, NS2b, NS3, NS4a, NS4b e NS5). A proteína ENV detém importantes funções biológicas do vírus, como a indução de resposta imune protetora e a interação com receptores na superfície das células-alvo. As NSs estão envolvidas na modulação da resposta do hospedeiro e na replicação do RNA viral. Das proteínas citadas a seguir, indique aquela que é identificada

no soro de pacientes antes mesmo do RNA viral ser detectado por RT-PCR, sendo, portanto, um importante marcador da fase aguda da infecção da dengue.
a) NS1.
b) NS2.
c) NS3.
d) NS5.
e) ENV.

3. O teste ELISA exige uma única amostra de soro e pode ser realizado a partir do sexto dia dos sintomas, permanecendo positivo por 30 a 90 dias. Para o diagnóstico da dengue de infecção primária (indivíduo nunca exposto ao DENV anteriormente), qual amostra de soro coletada quatro dias após o início dos sintomas poderia ser conclusiva?
a) Aumento de IgM.
b) Aumento de IgG.
c) Aumento de IgE.
d) Aumento de IgA.
e) Aumento de IgD.

4. Acredita-se que o DENV tenha chegado ao Brasil no período colonial, trazido da África pelos escravos. Há referências de epidemias de dengue desde 1916, em São Paulo, e, em 1923, no Rio de Janeiro. Sobre o DENV, assinale a resposta correta.
a) A dengue é a mais importante doença viral infectocontagiosa transmitida que afeta o homem.
b) A dengue tem distribuição mundial em regiões equatoriais.
c) A dengue pode causar febre hemorrágica grave.
d) O genoma da dengue codifica apenas três proteínas.
e) O DENV é um adenovírus.

5. Os exames específicos podem ser caracterizados por determinações, como isolamento do vírus, reações sorológicas, imuno-histoquímica, teste de proteínas não estruturais e determinações de anticorpos ou antígenos específicos. Esses exames devem contribuir, principalmente para fins de vigilância epidemiológica, com o isolamento e a identificação da tipagem do vírus no soro. Para a classificação de infecção primária ou secundária, qual metodologia é utilizada?
a) Imuno-histoquímica.
b) Cultura microbiológica.
c) PCR.
d) Isolamento viral.
e) Teste sorológico.

Referências

ARAÚJO, V. E. M. de *et al.* Aumento da carga de dengue no Brasil e unidades federadas, 2000 e 2015: análise do Global Burden of Disease Study 2015. *Revista Brasileira de Epidemiologia*, v. 20, supl. 1, p. 205–216, 2017. Disponível em: https://dx.doi.org/10.1590/1980-5497201700050017. Acesso em: 27 set. 2019.

BARROS, M. C. E. S. *Expressão de proteínas do vírus da Dengue em células de inseto utilizando o sistema baculovírus de expressão*. 2007. Dissertação (Mestrado em Patologia Molecular) – Universidade de Brasília, Brasília, DF, 2007. Disponível em: http://repositorio.unb.br/handle/10482/2971. Acesso em: 27 set. 2019.

BRASIL. Ministério da Saúde. Secretaria de Vigilância em Saúde. Departamento de Vigilância das Doenças Transmissíveis. *Dengue*: diagnóstico e manejo clínico: adulto e criança. 5. ed. Brasília, DF: Ministério da Saúde, 2016. Disponível em: https://portalarquivos2.saude.gov.br/images/pdf/2016/janeiro/14/dengue-manejo-adulto-crianca-5d.pdf. Acesso em: 27 set. 2019.

BROOKS, G. F. *et al. Microbiologia Médica de Jawetz, Melnick e Adelberg*. 26. ed. Porto Alegre: AMGH, 2014. (Lange).

GUY, B. *et al.* Desenvolvimento de uma vacina tetravalente contra dengue. *Revista Pan-Amazônica de Saúde*, v. 2, n. 2, p. 51–64, 2011. Disponível em: http://scielo.iec.gov.br/pdf/rpas/v2n2/v2n2a08.pdf. Acesso em: 27 set. 2019.

LEVINSON, W. *Microbiologia médica e imunologia*. 13. ed. Porto Alegre: AMGH, 2016. (Série Lange).

LOPES, N.; NOZAWA, C.; LINHARES, R. E. C. Características gerais e epidemiologia dos arbovírus emergentes no Brasil. *Revista Pan-Amazônica de Saúde*, v. 5, n. 3, p. 55-64, 2014. Disponível em: http://scielo.iec.gov.br/pdf/rpas/v5n3/v5n3a07.pdf. Acesso em: 27 set. 2019.

XAVIER, A. L. R. *et al.* Manifestações clínicas na dengue: diagnóstico laboratorial. *Jornal Brasileiro de Medicina*, v. 102, n. 2, p. 7-14, 2014. Disponível em: http://files.bvs.br/upload/S/0047-2077/2014/v102n2/a4189.pdf. Acesso em: 27 set. 2019.

Sistema imune das doenças

Objetivos de aprendizagem

Ao final deste texto, você deve apresentar os seguintes aprendizados:

- Identificar as reações de hipersensibilidade, imunodeficiências e doenças autoimunes.
- Descrever a imunologia de tumores.
- Reconhecer a imunologia dos transplantes e as provas laboratoriais associadas.

Introdução

Uma função essencial do sistema imune é discriminar o que é próprio do que não é próprio. O sistema imune possui mecanismos efetores que são capazes de eliminar microrganismos patogênicos, bem como células próprias. No entanto, também podem ocorrer respostas contra antígenos próprios, chamadas de respostas autoimunes, as quais se assemelham às respostas imunes normais contra patógenos, porém, nesse caso, antígenos próprios, ou autoantígenos, levam à produção de células autorreativas efetoras e anticorpos, chamados de autoanticorpos, contra o antígeno próprio. Quando as reações contra antígenos próprios ocorrem e são reguladas de forma inapropriada, elas causam uma variedade de síndromes crônicas, denominadas doenças autoimunes.

Neste capítulo, você aprenderá sobre as reações de hipersensibilidade, bem como sobre as doenças autoimunes e a rejeição a transplantes. Por fim, verá a resistência dos tumores dirigidos ao sistema imune.

Reações de hipersensibilidade

A resposta imune adaptativa é um componente crítico de defesa do hospedeiro contra infecções, sendo essencial à saúde. As respostas imunes adaptativas são, às vezes, direcionadas contra antígenos não associados a agentes infecciosos, o que pode causar doenças. Uma circunstância na qual isso ocorre é quando reações de hipersensibilidade imunomediadas, conhecidas comumente como reações alérgicas, são produzidas em resposta a antígenos ambientais inofensivos, como pólen, comida e medicamentos.

As reações de hipersensibilidade, causadas por respostas imunes, são classificadas em quatro grandes grupos (Figura 1). Os tipos I a III são mediados por anticorpos e distinguem-se por meio dos diferentes tipos de antígenos reconhecidos e das diferentes classes de anticorpos envolvidas. As respostas tipo I são mediadas por IgE, que induz a ativação de mastócitos, ao passo que as respostas tipos II e III são mediadas por IgG, que pode engajar mecanismos efetores mediados pelo complemento e mecanismos fagocíticos em vários graus, dependendo da subclasse de IgG e da natureza do antígeno envolvido. As respostas tipo II são dirigidas contra os antígenos da superfície da célula ou da matriz, ao passo que as respostas tipo III são dirigidas contra os antígenos solúveis, e a lesão tecidual envolvida é causada pelas respostas desencadeadas pelos imunocomplexos. Uma categoria especial de resposta tipo II envolve anticorpos IgG contra receptores de superfície celular, que interrompem as funções normais do receptor, causando ativação descontrolada ou bloqueando a função do receptor.

As reações de hipersensibilidade tipo IV são mediadas por células T, podendo ser subdivididas em três grupos. No primeiro grupo, a lesão tecidual é causada pela ativação dos macrófagos pelas células T_H1, o que resulta em uma resposta inflamatória. No segundo, a lesão é causada pela ativação das respostas inflamatórias eosinofílicas pelas células T_H2, ao passo que, no terceiro, a lesão é causada diretamente pelas linfócitos T citotóxicos (CTLs, do inglês *cytotoxic T lymphocytes*). As manifestações clínicas das doenças de hipersensibilidade estão descritas na Figura 1.

	Tipo I	Tipo II		Tipo III	Tipo IV		
Reagente imune	IgE	IgG	IgG	IgG	Células T$_H$1	Células T$_H$2	CTL
Antígeno	Antígeno solúvel	Antígeno associado à célula ou à matriz	Receptor de superfície celular	Antígeno solúvel	Antígeno solúvel	Antígeno solúvel	Antígeno associado à célula
Mecanismo efetor	Ativação de mastócitos	Complemento, células FcR+ (fagócitos, células NK)	Anticorpos alteram a sinalização	Complemento, fagócitos	Ativação de macrófagos	Produção de IgE, ativação de eosinófilos, mastocitose	Citotoxicidade
Exemplo de reação de hipersensibilidade	Rinite alérgica, asma alérgica, eczema atópico, anafilaxia sistêmica, algumas alergias a fármacos	Algumas alergias a fármacos (p. ex., penicilinas)	Urticária crônica (anticorpo contra FcεRI de cadeia α)	Doença do soro, reação de Arthus	Dermatite alérgica de contato, reação da tuberculina	Asma crônica, rinite alérgica crônica	Rejeição de enxerto, dermatite atópica de contato à hera venenosa

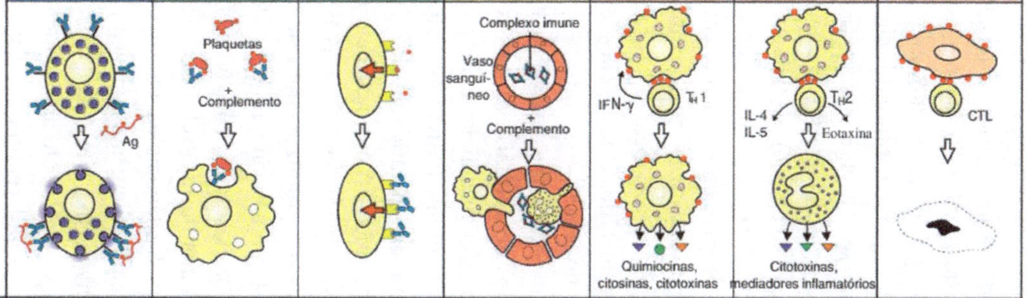

Figura 1. Reações de hipersensibilidade imunológica. (IFN, interferon; NK, *natural killer*).
Fonte: Murphy (2014, p. 573).

O risco de desenvolver uma doença alérgica envolve componentes genéticos e ambientais. Em um estudo, cerca de 40% da população testada mostrou tendência exagerada a produzir respostas IgE a uma ampla variedade de alérgenos ambientais comuns. Este estado é denominado atopia, o qual tem uma forte base familiar, e sabe-se que é influenciado por múltiplos *loci* genéticos. Os indivíduos atópicos têm níveis totais mais elevados de IgE na circulação e níveis mais elevados de eosinófilos do que indivíduos não atópicos, sendo mais suscetíveis ao desenvolvimento de doenças alérgicas, como rinoconjuntivite alérgica, asma alérgica e eczema atópico (MURPHY, 2014).

As reações de hipersensibilidade imediata tipo 1 ocorrem quando um antígeno (alérgeno) se liga à IgE na superfície de um mastócito, seguidas pela consequente liberação de diversos mediadores. Os sintomas são eritema e edema (inchaço e vermelhidão), além de coceira quando que esses mediadores (p. ex., histamina) já se encontram pré-formados. A fase tardia da inflamação mediada por IgE ocorre aproximadamente seis horas após a exposição ao antígeno, ocorrendo devido à ação de mediadores que são sintetizados após a degranulação celular. Esses mediadores causam um influxo de células inflamatórias, como neutrófilos e eosinófilos, e ocorrem sintomas como eritema e endurecimento do tecido.

Os alérgenos envolvidos nas reações de hipersensibilidade são substâncias, como pólen, pelos de animais, alimentos (sementes, crustáceos) e vários fármacos, contra as quais a maioria das pessoas não apresenta qualquer sintoma. No entanto, alguns indivíduos respondem a essas substâncias com a produção de grandes quantidades de IgE e, como resultado, manifestam vários sintomas alérgicos. A elevação de IgE é o resultado de um aumento na mudança de classe para IgE nas células B, provocada por grandes quantidades de interleucina (IL-4), produzida por células Th-2. Indivíduos não alérgicos respondem ao mesmo antígeno, produzindo IgG, que não causa a liberação de mediadores por mastócitos e basófilos (não existem receptores para IgG nessas células). A manifestação clínica que ocorrerá depende, principalmente, da rota de entrada do alérgeno e da localização dos mastócitos que carreiam a IgE específica para o alérgeno. Por exemplo, alguns indivíduos expostos ao pólen no ar desenvolvem rinites e conjuntivites, ao passo que indivíduos que ingerem alérgenos no alimento apresentam diarreia. Além disso, indivíduos que respondem a um alérgeno com o surgimento de urticária apresentam IgE específica para o alérgeno em mastócitos na pele, ao passo que os que respondem com rinite apresentam mastócitos específicos para o alérgeno na mucosa do nariz.

A forma mais grave de hipersensibilidade tipo I é a anafilaxia sistêmica, na qual broncoconstrição grave e hipotensão (choque) podem ser potencialmente fatais. As causas mais comuns de anafilaxia são alimentos, como amendoim e crustáceos, veneno de abelhas e fármacos, como a penicilina. No caso de profissionais da área médica, as reações de hipersensibilidade tipo I contra luvas de látex são de importância particular, podendo manifestar-se na forma de urticária, asma e até mesmo anafilaxia sistêmica (LEVINSON, 2016). O Quadro 1, a seguir, apresenta as manifestações clínicas das doenças de hipersensibilidade.

Quadro 1. Manifestações clínicas das doenças de hipersensibilidade

Tipo	Mediada por anticorpos ou células	Reações imunes
I (imediata, anafilática)	Anticorpo (IgE)	O antígeno (alérgeno) induz anticorpos IgE, os quais se ligam a mastócitos e basófilos. Em uma nova exposição ao alérgeno, este estabelece uma ligação cruzada com a IgE ligada às células, o que causa degranulação e liberação de mediadores (p. ex., histamina).
II (citotóxica)	Anticorpo (IgG)	Os antígenos presentes em uma superfície celular combinam-se com o anticorpo IgG, o que leva à lise mediada por complemento dessas células (p. ex., reações transfusionais ou de Rh) ou à anemia hemolítica autoimune.
III (imuno-complexo)	Anticorpo (IgG)	Imunocomplexos antígeno-anticorpos são depositados nos tecidos, o complemento é ativado e as células polimorfonucleares são atraídas para o local. Estas liberam enzimas lisossomais, causando dano ao tecido.
IV (tardia)	Célula	Linfócitos T ativados/sensibilizados por antígeno liberam linfocinas em um segundo contato com o mesmo antígeno. As linfocinas induzem inflamação e ativam macrófagos, os quais, por sua vez, liberam vários mediadores inflamatórios.

Fonte: Adaptado de Levinson (2016).

A reação de hipersensibilidade tipo II (citotóxica) ocorre quando um anticorpo direcionado a antígenos da membrana celular ativa o complemento, gerando o complexo de ataque à membrana, que danifica a membrana celular. O anticorpo (IgG ou IgM) liga-se ao antígeno por meio de sua porção Fab, funcionando como uma ponte para o complemento por meio de sua região Fc. Como resultado, ocorre a lise mediada pelo complemento, observada nas anemias hemolíticas, nas reações de transfusão associadas ao sistema ABO ou na doença hemolítica associada ao Rh. Além da lise, a ativação do complemento atrai fagócitos ao local, com consequente liberação de enzimas, que danificam as membranas celulares (LEVINSON, 2016).

A reação de hipersensibilidade tipo III (por imunocomplexos), por sua vez, ocorre quando complexos antígeno-anticorpos induzem uma reação inflamatória nos tecidos. Em geral, os imunocomplexos são logo removidos pelo sistema reticuloendotelial, porém, às vezes, eles persistem e são depositados nos tecidos, resultando em distúrbios graves. Em infecções microbianas ou virais persistentes, os imunocomplexos são depositados em órgãos (p. ex., nos rins), o que resulta em dano. Em doenças autoimunes, os antígenos "próprios" podem induzir a produção de anticorpos, que se ligam aos antígenos dos órgãos ou se depositam nestes na forma de complexos, principalmente nas articulações (artrite), nos rins (nefrite) ou nos vasos sanguíneos (vasculite). Sempre que imunocomplexos são depositados, eles ativam o sistema complemento. Assim, células polimorfonucleares são atraídas para o local, culminando em inflamação e lesão do tecido (LEVINSON, 2016).

A artrite reumatoide é uma doença autoimune crônica e inflamatória que afeta as articulações, sendo comumente observada em mulheres jovens. É uma doença sistêmica que envolve não apenas as articulações, mas também outros órgãos, principalmente os pulmões e o pericárdio. O soro e o líquido sinovial desses pacientes apresentam o "fator reumatoide" (anticorpos IgM e IgG que se ligam ao fragmento Fc da IgG humana normal). Depósitos de imunocomplexos (contendo IgG normal e fator reumatoide) nas membranas sinoviais e nos vasos sanguíneos ativam o complemento e atraem células polimorfonucleares, causando inflamação. Os pacientes apresentam altos títulos do fator reumatoide e baixos títulos de complemento no soro, sobretudo durante períodos em que a doença é mais ativa. Já o lúpus eritematoso sistêmico é uma doença autoimune crônica e inflamatória que afeta diversos órgãos, principalmente a pele da face, as articulações e os rins. Em seguida, anticorpos são formados contra o DNA e outros componentes do núcleo das células. Esses anticorpos formam imunocomplexos, que ativam o complemento.

A ativação do complemento produz C5a, que atrai neutrófilos, que, por sua vez, liberam enzimas, danificando o tecido (LEVINSON, 2016).

Por fim, a hipersensibilidade tardia tipo IV (mediada por células) ocorre em função de linfócitos T, e não de anticorpos (Figura 2). Ela pode ser transferida por células T imunologicamente ativas (sensibilizadas), mas não pelo soro. A resposta é "tardia", isto é, inicia horas ou dias após o contato com o antígeno. O macrófago captura o antígeno, processa-o, e apresenta um epítopo em sua superfície, em associação a uma proteína do complexo principal de histocompatibilidade (MHC) de classe II. A célula T auxiliar (Th-1) é ativada e produz interferon γ, que ativa os macrófagos. Esses dois tipos de células medeiam a hipersensibilidade tardia.

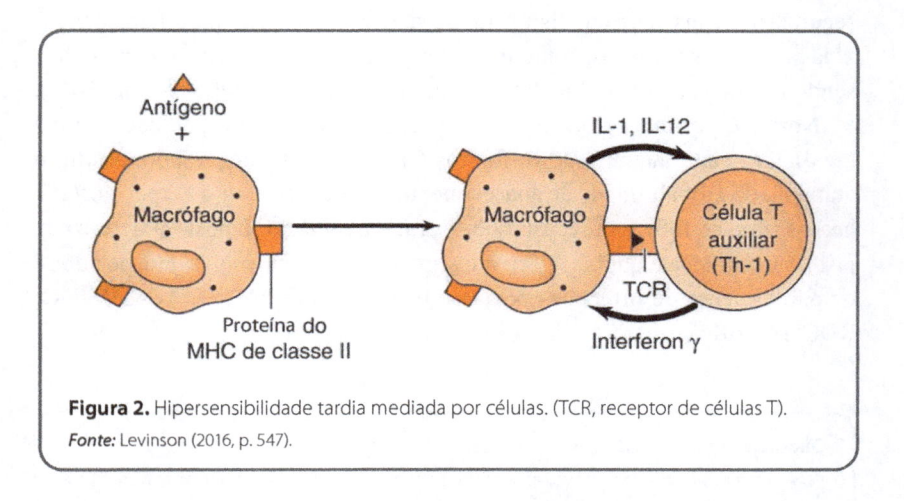

Figura 2. Hipersensibilidade tardia mediada por células. (TCR, receptor de células T).
Fonte: Levinson (2016, p. 547).

As manifestações de hipersensibilidade celular ocorrem após a sensibilização por compostos químicos simples (níquel, formaldeído), materiais oriundos de plantas (urtiga, carvalho venenoso), fármacos aplicados topicamente (p. ex., sulfonamidas, neomicina), alguns cosméticos, sabões e outras substâncias. A hipersensibilidade celular é particularmente induzida na pele. Após o novo contato da pele com o agente ofensivo, o indivíduo sensibilizado desenvolve dermatite de contato, caracterizada por eritema, coceira, vesículas, eczema ou necrose da pele dentro de 12 a 48 horas, em razão do ataque de células T citotóxicas. Testes adesivos em pequenas áreas da pele podem identificar o antígeno ofensivo (LEVINSON, 2016).

Imunodeficiência

Imunodeficiências podem ocorrer em um dos quatro componentes principais do sistema imune: células B (produção de anticorpos); células T; complemento; e células fagocitárias. Essas deficiências podem ser congênitas (Quadro 2) ou adquiridas. Infecções recorrentes ou oportunistas são comumente observadas: infecções recorrentes por bactérias indicam uma deficiência de células B, ao passo que infecções recorrentes por certos fungos, vírus e protozoários são indicativos de uma deficiência das células T (LEVINSON, 2016).

As imunodeficiências podem ser primárias ou secundárias. As imunodeficiências primárias consistem em distúrbios do sistema imune em que a falha é intrínseca às células que compõem esse sistema. Já as doenças imunes secundárias consistem em distúrbios do sistema imune em que a falha é induzida por fatores externos, como infecções virais, neoplasias e medicamentos, sendo frequentemente induzidas por microrganismos (BROOKS et al., 2014).

No HIV, por exemplo, ocorre a progressiva perda de capacidade imune (avaliada pela contagem de linfócitos $CD4^+$ viáveis), ocorrendo, assim, o aumento da probabilidade de aparecimento de doenças, como herpes-zóster e herpes simples, tuberculose, candidíase oral, sarcoma de Kaposi (caracterizado por lesão cutânea e queixas gastrintestinais), toxoplasmose, criptosporidíase e aparecimento de infecções por *Mycobacterium* (SOARES; ARMINDO; ROCHA, 2014).

Quadro 2. Imunodeficiências congênitas

Componente deficiente e nome da doença	Deficiência específica	Defeito molecular	Características clínicas
Célula B			
Ligada ao X (doença de Bruton)	Ausência de células B; níveis muito baixos de Ig	Tirosina-quinase mutante	Infecções bacterianas recorrentes, principalmente no trato respiratório, causadas por bactérias piogênicas, como pneumococos

(Continua)

(Continuação)

Quadro 2. Imunodeficiências congênitas

Componente deficiente e nome da doença	Deficiência específica	Defeito molecular	Características clínicas
Célula B			
IgA seletiva	Níveis muito baixos de IgA	Falha nos genes que coordenam a troca de cadeia pesada	Infecções recorrentes, principalmente sinusais e dos pulmões, causadas por bactérias piogênicas
Célula T			
Aplasia tímica (síndrome de DiGeorge)	Ausência de células T	Desenvolvimento defeituoso das bolsas faríngeas; não é uma doença genética	Infecções por vírus, fungos e protozoários; tetania
Candidíase mucocutânea crônica	Deficiência na resposta de células T a *Candida*	Desconhecido	Infecções da pele e de membranas mucosas por *Candida*
Células B e T combinadas			
Imunodeficiência combinada grave (SCID)	Deficiência nas funções de células T e B	Receptor defeituoso para IL-2, recombinases defeituosas, quinases defeituosas, ausência de proteínas do MHC de classe II ou deficiência de ADA ou PNP	Infecções por bactérias, vírus, fungos e protozoários

(Continua)

(Continuação)

Quadro 2. Imunodeficiências congênitas

Componente deficiente e nome da doença	Deficiência específica	Defeito molecular	Características clínicas
Complemento			
Angiedema hereditário	Deficiência do inibidor da C1 protease	Grande quantidade gerada de C3a, C4a e C5a	Edema, principalmente edema laríngeo
C3b	C3 insuficiente	Desconhecido	Infecções piogênicas, principalmente por *S. aureus*
C6,7,8	C6,7,8 insuficiente	Desconhecido	Infecções por *Neisseria*
Fagócitos			
Doença granulomatosa crônica	Deficiência na atividade bactericida em razão da ausência do ataque oxidativo	Atividade deficiente de NADPH-oxidase	Infecções piogênicas, principalmente por *S. aureus* e *Aspergillus*

Fonte: Adaptado de Levinson (2016).

Fique atento

A desnutrição grave pode reduzir o suplemento de aminoácidos para as células e, portanto, reduzir a síntese de IgG. A redução da leptina, produzida pelos adipócitos, leva a redução da resposta inflamatória, atividade de macrófagos, alteração de perfil Th-1 para Th-2 e queda de produção de proteínas do sistema complemento. Esse quadro predispõe à ocorrência de infecções por bactérias piogênicas (LEVINSON, 2016). Além disso, pode-se citar a doença viral sarampo, uma doença infecciosa aguda de alta transmissibilidade associada às imunodeficiências.

Doenças autoimunes

As doenças autoimunes são ocasionadas pela perda da tolerância a antígenos teciduais "próprios", ou seja, reações imunes a antígenos próprios podem se desenvolver, resultando em uma doença autoimune. A etapa mais importante na geração de uma doença autoimune é a ativação de células T auxiliares (CD4-positivas) autorreativas. As células autorreativas Th-1 e Th-2 podem induzir tanto reações mediadas por células quanto mediadas por anticorpos, respectivamente.

Muitas doenças autoimunes apresentam predisposição genética, e há uma forte associação de algumas doenças autoimunes com especificidades de certos antígenos leucocitários humanos (HLA, do inglês *human leukocyte antigen*), principalmente no caso dos genes de classe II. A artrite reumatoide, por exemplo, ocorre dominantemente em indivíduos que carregam o gene de *HLA-DR4*. Há duas hipóteses para explicar a relação entre certos genes do HLA e doenças autoimunes: uma delas sugere que esses genes codificam proteínas do MHC de classes I ou II que apresentam autoantígenos com maior eficiência do que proteínas do MHC que não estão associadas a doenças autoimunes; a outra sugere que células T autorreativas escapam da seleção negativa no timo porque se ligam fracamente às proteínas do MHC de classes I ou II na superfície do epitélio tímico.

O desenvolvimento de uma doença autoimune é multifatorial, visto que que muitas pessoas que carreiam genes do HLA com predisposição conhecida não desenvolvem a doença. Ou seja, os genes do HLA são necessários, mas não são suficientes para causar uma doença autoimune. As doenças relacionadas ao MHC de classe II (p. ex., atrite reumatoide, hipertireoidismo e lúpus eritematoso sistêmico) ocorrem mais frequentemente em mulheres, ao passo que doenças associadas ao MHC de classe I (p. ex., espondilite anquilosante e síndrome de Reiter) ocorrem mais comumente em homens. Fatores hormonais estão associados a essas doenças. O lúpus eritematoso sistêmico, por exemplo, surge ou é exacerbado durante a gravidez (ou imediatamente após o parto), suportando a premissa de que hormônios possuem um papel importante na predisposição de mulheres a doenças autoimunes (LEVINSON, 2016).

Fatores ambientais também estão associados; por exemplo, a faringite causada por *Streptococcus pyogenes* predispõe à febre reumática; iniciadores ambientais incluem certos fármacos, como a procainamida, que podem causar lúpus eritematoso sistêmico. Existem dois mecanismos principais pelos quais os fatores ambientais podem iniciar doenças autoimunes: o mimetismo molecular, no qual agentes infecciosos possuem antígenos que geram uma resposta imune capaz de reagir de forma cruzada com componentes de células humanas; e a lesão tecidual, que libera antígenos intracelulares (sequestrados) que induzem uma resposta imune. Em suma, as doenças autoimunes ocorrem em pessoas com uma predisposição genética determinada pelos seus genes do MHC e que são expostas a um agente (LEVINSON, 2016).

O Quadro 3, a seguir, apresenta as principais doenças autoimunes, de acordo com o tipo de resposta imune que causa a doença e o alvo da resposta autoimune.

O lúpus eritematoso sistêmico e a artrite reumatoide são doenças que envolvem múltiplos órgãos. No lúpus, autoanticorpos são formados contra DNA, histonas, proteínas nucleolares e outros componentes do núcleo celular. Os indivíduos que apresentam os genes *HLA-DR2* e *HLA-DR3* são predispostos ao desenvolvimento do lúpus eritematoso sistêmico. O agente que induz estes autoanticorpos não é conhecido. A maioria dos sinais clínicos é causada por imunocomplexos que ativam o complemento e, consequentemente, danificam tecidos. Por exemplo, o exantema característico que surge nas bochechas resulta de uma vasculite causada pela deposição de imunocomplexos, assim como a artrite e a glomerulonefrite comumente observadas.

Os imunocomplexos encontrados nos glomérulos contêm anticorpos (IgG, IgM ou IgA) e o componente C3 do complemento, mas não fibrinogênio. Entretanto, a anemia, a leucopenia e a trombocitopenia são causadas por anticorpos citotóxicos, e não por imunocomplexos. O diagnóstico do lúpus eritematoso sistêmico é baseado tanto na detecção de anticorpos antinucleares (ANAs), por meio de testes de anticorpos fluorescentes, quanto na detecção de anticorpos anti-dsDNA (dupla-fita de DNA), por meio do ensaio imunoadsorvente ligado à enzima (ELISA).

Na artrite reumatoide, são formados autoanticorpos contra IgG, os quais são chamados de fatores reumatoides e são da classe IgM. Pessoas com genes *HLA-DR4* estão predispostas à artrite reumatoide. O agente que induz a produção dos autoanticorpos não é conhecido. No interior das articulações inflamadas, a membrana sinovial é infiltrada por células T, plasmócitos e macrófagos, e o líquido sinovial apresenta altos níveis de citocinas inflamatórias, produzidas por macrófagos, como TNF, IL-1 e IL-8. O principal sinal clínico é a inflamação das pequenas articulações dos pés e das mãos. O diagnóstico da artrite reumatoide baseia-se na detecção do fator reumatoide no soro.

Quadro 3. Doenças autoimunes

Tipo de resposta imune	Doença autoimune	Alvo principal da resposta imune
Anticorpo contra receptores	■ Miastenia grave ■ Doença de Graves ■ Diabetes resistente à insulina ■ Miastenia de Lambert-Eaton	■ Receptor de acetilcolina ■ Receptor do hormônio estimulante da tireoide ■ Receptor de insulina ■ Receptor do canal de cálcio
Anticorpo contra outros componentes celulares que não os receptores	■ Lúpus eritematoso sistêmico ■ Artrite reumatoide[1] ■ Febre reumática ■ Anemia hemolítica ■ Púrpura trombocitopênica idiopática ■ Síndrome de Goodpasture ■ Anemia perniciosa ■ Tireoidite de Hashimoto[1] ■ Diabetes melito dependente de insulina[1] ■ Doença de Addison ■ Glomerulonefrite aguda ■ Poliarterite (periarterite) nodosa ■ Síndrome de Guillain-Barré ■ Granulomatose de Wegener ■ Pênfigo ("fogo selvagem") ■ Nefropatia por IgA	■ DNA de dupla-fita, histonas ■ Tecido das articulações ■ Tecidos cardíacos e das articulações ■ Membrana das hemácias ■ Membranas das plaquetas ■ Membrana basal dos rins e dos pulmões ■ Fatores intrínsecos e células parietais ■ Tireoglobulina ■ Células das ilhotas pancreáticas ■ Córtex suprarrenal ■ Membrana basal glomerular ■ Artérias de pequeno e médio calibre ■ Proteína mielínica ■ Enzimas citoplasmáticas de neutrófilos ■ Desmogleína dos desmossomos epiteliais ■ Glomérulos
Mediada por células	■ Encefalomielite alérgica e esclerose múltipla ■ Doença celíaca	■ Reação à mielina, levando à desmielinização dos neurônios cerebrais ■ Enterócitos

[1]Estas doenças envolvem tanto uma resposta mediada por células significativa quanto uma resposta mediada por anticorpos.

Fonte: Adaptado de Levinson (2016).

A doença celíaca, por sua vez, caracterizada por diarreia, distensão abdominal dolorosa, fezes gordurosas e atrasos de desenvolvimento, é induzida pela ingestão de gliadina, uma proteína encontrada no trigo, na cevada e no centeio. A gliadina é o antígeno que estimula o ataque de células T citotóxicas aos enterócitos, o que resulta na atrofia das vilosidades intestinais. Uma dieta livre de glúten normalmente leva à melhora marcante do quadro (LEVINSON, 2016).

Imunologia dos tumores

Tumores malignos podem desencadear uma resposta imune contra o tumor, causando a sua regressão. No curso de transformações neoplásicas, novos antígenos, denominados antígenos associados a tumor (AATs), desenvolvem-se na superfície celular, e o hospedeiro passa a reconhecer as células como "não próprias".

As respostas imunes agem, provavelmente, como um sistema de vigilância que detecta e elimina clones de células neoplásicas recém-surgidas. Algumas células tumorais conseguem burlar a vigilância por meio da "modulação", internalizando o antígeno de superfície, a fim de que este não mais represente um alvo para o ataque imune. As respostas imunes celulares que afetam células de tumor incluem: células *natural killer* (NK), que agem sem a presença de anticorpos; células *killer* (K), que mediam a citólise dependente de anticorpos (citotoxicidade celular dependente de anticorpos); células T citotóxicas; e macrófagos ativados. Antígenos tumorais podem, também, estimular o desenvolvimento de anticorpos específicos. Alguns desses anticorpos são citotóxicos, ao passo que outros, chamados de anticorpos de bloqueio, intensificam o crescimento do tumor, talvez devido a bloquearem o reconhecimento dos antígenos tumorais pelo hospedeiro. Tumores humanos que surgem espontaneamente podem apresentar novos antígenos celulares de superfície, contra os quais o hospedeiro desenvolve tanto anticorpos citotóxicos quanto respostas imunes celulares (LEVINSON, 2016).

Alguns tipos de células tumorais são reconhecidos por uma variedade de células do sistema imune, como NK e T reguladoras (T_{reg}), as quais podem eliminá-los. Se as células tumorais não forem completamente eliminadas, surgem variantes, que, por fim, escapam do sistema imune e proliferam para formar um tumor (Figura 3) (MURPHY, 2014).

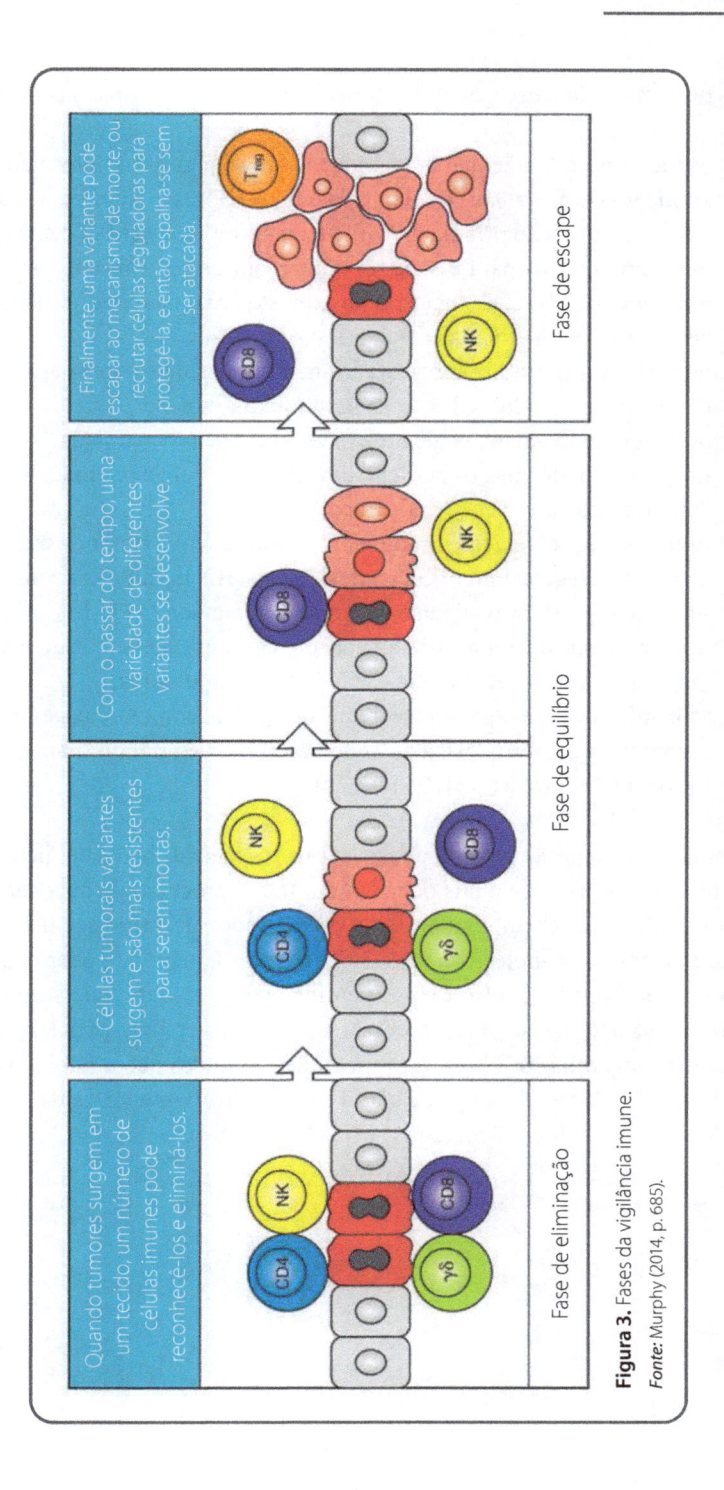

Sistema imune das doenças | 225

Figura 3. Fases da vigilância imune.
Fonte: Murphy (2014, p. 685).

Fase de eliminação — Quando tumores surgem em um tecido, um número de células imunes pode reconhecê-los e eliminá-los.

Fase de equilíbrio — Células tumorais variantes surgem e são mais resistentes para serem mortas. Com o passar do tempo, uma variedade de diferentes variantes se desenvolve.

Fase de escape — Finalmente, uma variante pode escapar ao mecanismo de morte, ou recrutar células reguladoras para protegê-la, e então, espalha-se sem ser atacada.

Os tumores podem escapar do reconhecimento imune de diversas formas:

- os tumores podem ter baixa imunogenicidade: alguns tumores não têm peptídeos de proteínas novas que possam ser apresentados pelas moléculas do complexo principal de histocompatibilidade (MHC) e, assim, parecem normais para o sistema imune, outros perdem uma ou mais moléculas do MHC, e a maioria não expressa proteínas coestimuladoras, necessárias para ativar as células T virgens;
- os antígenos tumorais apresentados na ausência de sinais coestimuladores fazem as células T se tornarem tolerantes a eles;
- os tumores podem, inicialmente, expressar antígenos, aos quais o sistema imune responde, mas os perdem, devido à internalização induzida por anticorpos ou à variação antigênica;
- tumores frequentemente produzem moléculas, como fator de transformação do crescimento (TGF), interleucina (IL) 10, indo-leamina-2,3-dioxigenase (IDO) ou ligante de morte programada 1 (PD-L1), as quais inibem a resposta imune diretamente ou recrutam células T reguladoras (T_{reg}), que podem secretar citocinas imunossupressoras;
- as células tumorais podem secretar moléculas, como o colágeno, que forma uma barreira física ao redor do tumor, evitando o acesso de linfócitos (Figura 4) (MURPHY, 2014).

Antígenos de rejeição tumoral podem surgir por meio de mutações pontuais em proteínas próprias, as quais ocorrem durante o processo de oncogênese. Uma mutação pontual em uma proteína própria pode permitir que um novo peptídeo se associe a moléculas do MHC de classe I, além de poder ocorrer uma mutação pontual dentro de um peptídeo próprio, que pode se ligar a proteínas do MHC, causando a expressão de um novo epítopo para a ligação de célula T. Em ambos os casos, estes peptídeos mutados não terão induzido tolerância por deleção clonal de células T em desenvolvimento, podendo ser reconhecidos por células T maduras (MURPHY, 2014).

Mecanismos pelos quais os tumores escapam do reconhecimento imune

Baixa imunogenicidade	Tumor tratado como antígeno próprio	Modulação antigênica	Supressão imune induzida por tumor	Sítio privilegiado induzido por tumor
Nenhum ligante peptídeo: MHC Nenhuma molécula de adesão Nenhuma molécula coestimuladora	Antígenos tumorais são captados e apresentados por APCs na ausência de coestimulação de células T tolerizadas	Anticorpo contra antígenos de superfície de células tumorais pode induzir endocitose e degradação do antígeno; seleção imune de variante com perda de antígenos	Fatores (p. ex.: TGF-β, IL-10, IDO) secretados por células tumorais inibem diretamente as células T; indução de células T_{reg} por tumores.	Fatores secretados por células tumorais criam barreira física ao sistema imune.

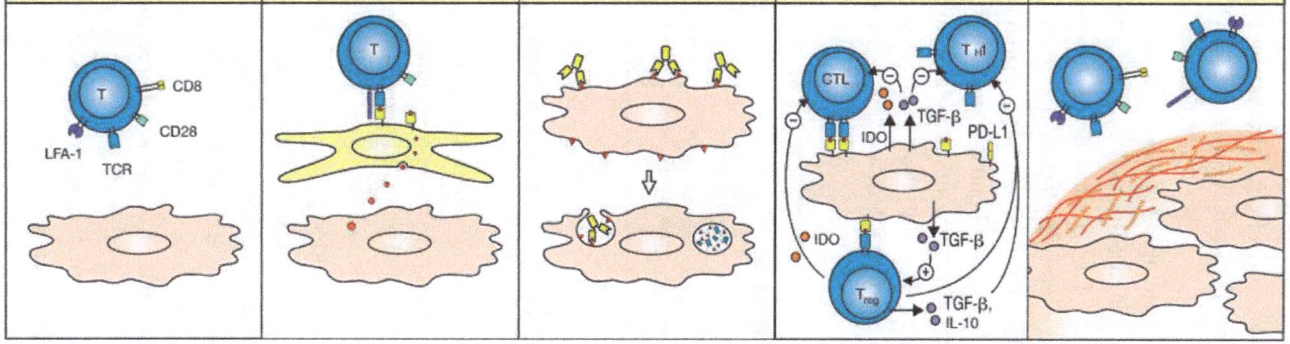

Figura 4. Mecanismos de resistência tumoral. (APC, célula apresentadora de antígeno; CTL, linfócito T citotóxico; TCR, receptor de célula T).

Fonte: Murphy (2014, p. 686).

Os anticorpos monoclonais que reconhecem antígenos tumorais específicos podem ser utilizados na terapia contra tumores, visto que podem lisar as células tumorais por meio do recrutamento de células efetoras, como as células NK, ativando-as via seus receptores Fc ou pela união de um anticorpo a uma toxina potente. Quando um anticorpo se liga à célula tumoral e é endocitado, a toxina é liberada do anticorpo e pode matar a célula tumoral, e, se o anticorpo for acoplado a um radioisótopo, a ligação do anticorpo à célula tumoral liberará radiação suficiente para matar a célula tumoral. Além disso, as células tumorais vizinhas podem receber uma dose letal de radiação, mesmo que não estejam ligadas ao anticorpo. Fragmentos de anticorpos têm sido utilizados para substituir anticorpos inteiros na combinação com toxinas ou radioisótopos. Os efeitos desses anticorpos podem ser amplificados quando combinados com quimioterapia convencional (MURPHY, 2014).

> **Exemplo**
>
> A vacina eficaz contra o papilomavírus humano (HPV) induz anticorpos que protegem contra à infecção por HPV.

Imunologia dos transplantes

O transplante de tecidos para substituir órgãos doentes é uma importante terapia médica, porém as respostas imunes adaptativas aos tecidos enxertados constituem o principal impedimento ao transplante bem-sucedido. A rejeição é causada por respostas imunes a aloantígenos do enxerto, que são proteínas que variam de indivíduo para indivíduo dentro da espécie, sendo, portanto, percebidos como estranhos pelo receptor.

Quando tecidos que contêm células nucleadas são transplantados, as respostas das células T às moléculas do MHC altamente polimórficas quase sempre disparam uma resposta contra o órgão enxertado. A compatibilidade entre o tipo de MHC do doador e do receptor aumenta o índice de sucesso dos enxertos; porém, a identidade perfeita só é possível quando o doador e o receptor são parentes, e, nesses casos, diferenças genéticas em outros *loci* ainda podem desencadear a rejeição, apesar de menos grave. As respostas imunes são as barreiras mais importantes contra a eficácia dos transplantes de tecidos, visto que os destroem por meio de resposta imune adaptativa às suas proteínas estranhas. Essas respostas podem ser mediadas por células T CD8, por células T CD4, ou por ambas. Os anticorpos também podem contribuir para a rejeição de segunda instância dos enxertos de tecido (MURPHY, 2014).

O sucesso do transplante de órgãos e tecidos depende dos HLAs do doador e do receptor, os quais são codificados pelos genes do HLA. Essas proteínas são aloantígenos, isto é, diferem entre membros de uma mesma espécie. Se as proteínas do HLA das células do doador diferirem das proteínas presentes nas células do receptor, isso resultará em uma reação imune. Os genes que codificam as proteínas HLA estão agrupados no MHC, localizado no braço curto do cromossomo 6. Três destes genes (*HLA-A*, *HLA-B* e *HLA-C*) codificam proteínas do MHC de classe I. Diversos *loci* HLA-D determinam proteínas do MHC de classe II (DP, DQ e DR) (Figura 5) (LEVINSON, 2016).

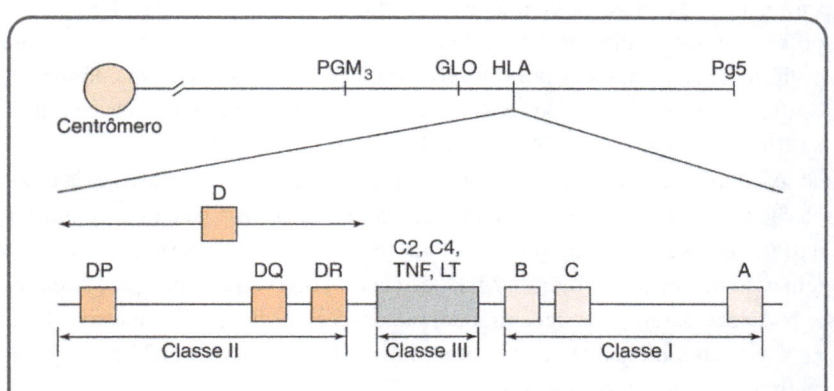

Figura 5. Complexo gênico para os antígenos leucocitários humanos (HLAs). A, B e C são *loci* de classe I. DP, DQ e DR são *loci* de classe II. C2 e C4 são *loci* do complemento. (LT, linfotoxina; TNF, fator de necrose tumoral. PGM3, GLO e Pg5 são genes adjacentes não relacionados.)
Fonte: Levinson (2016, p. 521).

Na resposta imune, a produção de anticorpos envolve a cooperação de três tipos de células: células apresentadoras de antígenos (células dendríticas e macrófagos), células T auxiliares e células B. Após o antígeno ser reconhecido, fragmentos do antígeno aparecem na superfície da célula, e, em associação com proteínas do MHC de classe II, o complexo antígeno-proteína do MHC de classe II liga-se a receptores na superfície das células T auxiliares específicas para o antígeno. Esse fenômeno leva à ativação das células T auxiliares, que passam a produzir interleucinas, como IL-2, IL-4 e IL-5. Essas interleucinas ativam células B, induzindo-as a produzir anticorpos específicos para o antígeno. As células B ativadas proliferam-se e diferenciam-se, formando plasmócitos, que, por sua vez, secretam os anticorpos (LEVINSON, 2016).

As proteínas do MHC de classe I são glicoproteínas, encontradas na superfície de praticamente todas as células nucleadas. Aproximadamente 20 proteínas diferentes são codificadas pelos genes alélicos localizados no *locus* A, 40, no *locus* B, e 8, no *locus* C. A cadeia pesada da proteína é altamente polimórfica e apresenta regiões hipervariáveis em sua porção N-terminal. O polimorfismo dessas moléculas é importante para o reconhecimento do que é próprio e do que é não próprio, e, se essas moléculas forem mais similares, a habilidade de aceitar enxertos será melhorada de forma correspondente. A cadeia pesada também contém uma região constante, onde a proteína CD8 da célula T citotóxica se liga. As proteínas do MHC de classe II são encontradas na superfície de células B, nos macrófagos, nas células dendríticas do baço e nas células de Langerhans da pele. São glicoproteínas altamente polimórficas, compostas por dois polipeptídeos ligados não covalentemente, os quais apresentam regiões constantes, onde as proteínas CD4 das células T auxiliares se ligam (LEVINSON, 2016).

A habilidade das células T de reconhecer antígenos é dependente da associação entre o antígeno e as proteínas de classe I ou II. As células T reconhecem antígenos somente quando estes são apresentados na superfície das células (em associação a proteínas do MHC de classe I ou II), ao passo que as células B não apresentam essa necessidade, podendo reconhecer antígenos solúveis no plasma por meio de seus monômeros de IgM em suas superfícies, os quais agem como receptores de antígenos (LEVINSON, 2016).

Saiba mais

Para reduzir a rejeição de tecidos transplantados, medidas imunossupressoras são utilizadas, como, por exemplo, ciclosporina, tacrolimo, sirolimo, corticosteroides, azatioprina, anticorpos monoclonais, belatacepte e radiação. Infelizmente, a imunossupressão aumenta intensamente a suscetibilidade do receptor a doenças oportunistas e neoplasias. Observa-se, também, que, embora esses fármacos inibam a reação ao aloenxerto, a tolerância ao tecido enxertado não se desenvolve, de modo que a maioria dos pacientes precisa consumir esses fármacos para o resto da vida (LEVINSON, 2016).

Os enxertos são classificados como: autoenxerto (transferência de tecidos do próprio indivíduo para outro local no corpo); enxerto singênico (transferência de tecidos entre indivíduos geneticamente idênticos — gêmeos idênticos); xenoenxerto (transferência de tecidos entre espécies diferentes); e aloenxerto (enxerto entre membros de uma mesma espécie que sejam geneticamente diferentes). Os aloenxertos são, em geral, rejeitados, a não ser que fármacos imunossupressores sejam administrados ao organismo receptor, e a gravidade e rapidez da rejeição variam dependendo da quantidade de diferenças entre doador e receptor nos *loci* do MHC (LEVINSON, 2016).

A reação mediada por células T é a principal causa de rejeição de muitos tipos de tecidos, porém os anticorpos contribuem para a rejeição de certos transplantes, sobretudo nos transplantes de medula óssea. A aceitação ou a rejeição de um transplante é determinada pelas proteínas do MHC de classes I e II nas células do doador, sendo que as de classe II apresentam a principal influência. Os aloantígenos ativam células T, tanto auxiliares quanto citotóxicas, que carreiam receptores de células T específicos para os aloantígenos. As células T ativadas, então, proliferam e reagem contra os aloantígenos nas células do doador (LEVINSON, 2016).

Exercícios

1. As reações anafiláticas são reações alérgicas repentinas, generalizadas, potencialmente graves e fatais. As reações anafiláticas começam, frequentemente, com uma sensação de desconforto, seguida por sensações de formigamento e tontura. Em seguida, surgem rapidamente sintomas graves, os quais incluem coceira e urticária generalizada, inchaço, sibilos, dificuldade respiratória, síncope e/ou outros sintomas alérgicos. Essas reações podem ser fatais em pouco tempo. A melhor maneira de evitar um ataque é evitar o fator desencadeante. As pessoas afetadas devem trazer sempre consigo anti-histamínicos e uma seringa autoinjetável de epinefrina. As reações anafiláticas exigem tratamento de emergência. As reações descritas são desencadeadas por qual classe de imunoglobulina? E qual é o mecanismo efetor?
    a) IgG, anticorpos.
    b) IgG, NK.
    c) IgG, fagócitos.
    d) Anticorpo, citotoxidade.
    e) IgE, ativação de mastócitos.
2. A proteína do MHC (complexo principal de histocompatibilidade) é uma proteína atuante na resposta imune. Em relação às proteínas do MHC e aos genes que as codificam, assinale a alternativa correta.

a) Os genes que codificam as proteínas MHC de classe II são altamente polimórficos, diferentemente das de classe I.
b) Os genes que codificam as proteínas MHC de classes I e II estão localizados em cromossomos diferentes.
c) O indivíduo expressa genes do MHC de classes I e II herdados do pai e da mãe.
d) As proteínas MHC de classe I são encontradas na superfície de todas as células, e as de classe II, apenas na superfície de macrófagos.
e) As proteínas MHC de classe I possuem maior influência na rejeição de tecidos.

3. O receptor do enxerto é capaz de reconhecer as células do doador e montar uma resposta contra elas. Os principais responsáveis pelos processos de rejeição são as moléculas do MHC. Essas moléculas são codificadas por genes altamente polimórficos e são amplamente expressas. Em relação à reação do enxerto *versus* hospedeiro, assinale a alternativa correta.
a) Ocorre principalmente quando o doador é imunocomprometido.
b) Não ocorre quando o receptor é imunocompetente.
c) É causada principalmente por células T maduras presentes no enxerto.
d) Ocorre quando os haplótipos do doador e do receptor são idênticos.
e) Ocorre com todos do grupo ABO.

4. Em relação à imunidade dos tumores, assinale a alternativa correta.
a) As células cancerígenas são atacadas por células T citotóxicas e anticorpos.
b) Histaminas são marcadores para o câncer de pulmão.
c) As células cancerígenos perdem antígenos de superfície.
d) As células NK não participam da resposta celular.
e) Apenas a imunidade específica participa da resposta imune contra tumores.

5. Qual das seguintes doenças não é classificada como autoimune?
a) Glomerulonefrite.
b) Doença celíaca.
c) Anemia hemolítica.
d) Botulismo.
e) Lúpus eritematoso sistêmico.

Referências

BROOKS, F. *et al. Microbiologia médica de Jawetz, Melnick e Adelberg*. 26. ed. Porto Alegre: AMGH, 2014. (Lange).

LEVINSON, W. *Microbiologia médica e imunologia*. 13. ed. Porto Alegre: Artmed, 2016. (Série Lange).

MURPHY, K. *Imunobiologia de Janeway*. 8. ed. Porto Alegre: Artmed, 2014.

SOARES, R.; ARMINDO, R. D.; ROCHA, G. A imunodeficiência e o sistema imunitário: O comportamento em portadores de HIV. *Arquivos de Medicina*, v. 28, n. 4, p. 113–121, 2014. Disponível em: http://www.scielo.mec.pt/pdf/am/v28n4/v28n4a04.pdf. Acesso em: 26 out. 2019.

Imunoterapia e imunoprofilaxia

Objetivos de aprendizagem

Ao final deste texto, você deve apresentar os seguintes aprendizados:

- Explicar a imunoterapia e a imunoprofilaxia.
- Descrever os imunomoduladores.
- Reconhecer a importância e o mecanismo de ação dos imunoprofiláticos.

Introdução

As formas de manipulação da resposta imune para a prevenção do desenvolvimento de doenças são denominadas imunoprofilaxia. Já as formas como as moléculas efetoras do sistema imune, utilizadas para tratar situações clínicas, mais notadamente os anticorpos, são chamadas de imunoterapia.

Neste capítulo, você vai aprender as diferentes formas de imunoprofilaxia e imunoterapia, bem como as suas aplicações práticas. Além disso, vai estudar como agem as substâncias imunomoduladoras (que regulam positiva ou negativamente uma resposta imune) e como funcionam os imunoprofiláticos, mais notadamente as vacinas, bem como a importância delas para a prevenção de doenças infectocontagiosas.

Manipulação da resposta imune

A imunologia investiga o sistema de defesa humano, incluindo as células e moléculas participantes desse processo. O ponto final da resposta imune é o surgimento dos anticorpos: moléculas efetoras das duas vias imunitárias (humoral e celular), agindo sobre ambas. A imunidade pode ser considerada **inata**, compreendendo células e moléculas de ação rápida e fagocítica, como macrófagos e proteínas do sistema complemento; ou **adaptativa**, que se desenvolve ao longo da vida e compreende os linfócitos e os anticorpos (LEVINSON, 2016). Assim, é importante lembrar que as duas vias (a inata e a adaptativa) conversam e ativam uma a outra. O processo que ocorre desde a entrada do antígeno no organismo até a produção de anticorpos específicos é o que chamamos de resposta imune.

Graças à capacidade do sistema imune de desenvolver mecanismos de memória imunológica, é possível estimular uma resposta imunológica duradoura, sem a necessidade de desenvolver um quadro clínico que possa ameaçar a saúde do paciente (MURPHY, 2014). Assim, a prevenção por meio de vacinas, que estimulam a formação de anticorpos, bem como a transferência de anticorpos maternos para o feto e o neonato, são exemplos de **imunoprofilaxia**, isto é, a prevenção da manifestação de doenças por meio de componentes do sistema imunológico (MANGTANI *et al.*, 2014; NIEWIESK, 2014).

Em algumas situações, pode ser necessário manipular a resposta imune em benefício do paciente. É possível tratar uma doença utilizando para tal antígenos ou anticorpos, no que é conhecido como **imunoterapia**. A imunoterapia pode ser realizada de diferentes maneiras, e é possível utilizar anticorpos prontos, sem a necessidade de esperar a resposta imunológica do próprio paciente. Isso é útil em situações nas quais a espera pela resposta imune adaptativa pode levar a danos teciduais irreversíveis ou à morte do paciente, como num acidente ofídico com a inoculação de veneno (ALMEIDA *et al.*, 2012). Pode-se ainda utilizar anticorpos monoclonais para tratar doenças que cursam com o aumento de antígenos específicos, como doenças autoimunes (SHINJO *et al.*, 2013) ou o câncer (EGGERMONT *et al.*, 2018). Por fim, podemos estimular a indução de tolerância imunológica contra alérgenos por meio da inoculação de doses pequenas e crescentes dessas substâncias (FERREIRA, 2015).

Os **imunomoduladores** são substâncias de natureza química cujo objetivo é modificar uma resposta imunológica já existente, de acordo com situações clínicas específicas, atuando principalmente na resposta imunológica contra microrganismos, câncer (KHALIL *et al.*, 2016), doenças autoimunes (ROSMAN; SHOENFELD; ZANDMAN-GODDARD, 2013) ou respostas inflamatórias sistêmicas (LIMA, 2007), ou ainda agindo na inibição da rejeição a transplantes (MARCÉN, 2009). Essas substâncias podem ser fármacos, como os corticosteroides, inibidores de células T e agentes citotóxicos, ou citocinas pró e anti-inflamatórias (MURPHY, 2014).

Imunoterapia aplicada ao tratamento do câncer

O sistema imune tem um papel primordial na vigilância contra o desenvolvimento do câncer, por meio da atuação de linfócitos T direcionados a antígenos específicos do tumor. Além disso, ele é muito importante na manutenção da doença após o seu início.

Existem três maneiras de o sistema imune impedir a instalação de células tumorais: protegendo o organismo de neoplasias induzidas por vírus e tentando eliminá-los; eliminando patógenos e evitando a criação de um microambiente favorável ao desenvolvimento neoplásico; identificando e eliminando células cancerosas por meio da expressão de linfócitos T citotóxicos específicos para antígenos neoplásicos, evitando assim a sua proliferação (LIMA *et al.*, 2012).

Para se desenvolver e proliferar, as células malignas precisam fugir da vigilância imunológica. Esse escape imunológico é caracterizado pela resistência ao sistema imune e pelo crescimento desordenado e exacerbado, que leva as células tumorais a assumirem um comportamento biológico agressivo, com a possibilidade de se instalar em outros tecidos e órgãos adjacentes, provocando metástase (LIMA *et al.*, 2012).

Na fase de escape imunológico, as células tumorais que adquiriram a capacidade de contornar o reconhecimento e a destruição pelo sistema imune emergem como tumores visíveis e de crescimento progressivo. A progressão do equilíbrio para a fase de escape pode ocorrer porque a população de células tumorais muda em resposta às funções de edição do sistema imunológico, ou porque o sistema imunológico do hospedeiro muda em resposta ao aumento da imunossupressão induzida pelo câncer, ou ainda pela própria deterioração do sistema imunológico (SCHREIBER; OLD; SMYTH, 2011).

Para contornar esses problemas, a imunoterapia antitumoral surge como tratamento potencial. Nesse sentido, várias estratégias foram desenvolvidas para aproveitar o poder do sistema imunológico e direcioná-lo para erradicar os tumores (MAKHOUL *et al.*, 2018). Geralmente, a imunoterapia antitumoral é feita utilizando-se de anticorpos monoclonais específicos para proteínas superexpressas nas células de câncer, como a proteína HER-2 (KAUMAYA; FOY, 2012), ou bloqueando a ação de proteínas expressas pelas células tumorais com efeito de evasão imunológica (CAO *et al.*, 2015).

Nesse contexto, os anticorpos monoclonais que agem na regulação do sistema imune são potentes em tornar os tumores novamente visíveis pelo sistema imune. As duas principais vias implicadas são as das proteínas PD-1/PD-L1 e CTLA-4 (CAO *et al.*, 2015).

A proteína PD-1 tem função regulatória na resposta imune, diminuindo a ativação imunitária e promovendo a tolerância imunológica ao suprimir a atividade pró-inflamatória de linfócitos T. Essa proteína é expressa durante a ativação inicial das células T, e um dos seus ligantes (a proteína PD-L1) apresenta expressão aumentada em diferentes tipos de câncer, diminuindo a resposta imune contra o tumor. A interação entre PD-1 e PD-L1 interrompe a ativação das células T citotóxicas, induz a apoptose das células T e reduz a produção de citocinas citotóxicas, suprimindo assim as respostas imunes antitumorais.

Já existem anticorpos monoclonais que têm como alvo tanto PD-1 quanto PD-L1. Um deles é o Atezolizumabe, cujo nome comercial é Tecentriq®, o qual reconhece e se liga à proteína PD-L1 superexpressa nos tumores, diminuindo a expressão dessa proteína e fazendo com que os tumores voltem a ser detectados pelo sistema imune. Isso ocorre com o aumento da ação de células T citotóxicas (TLC), bem como de células NK e macrófagos, e a produção de citocinas estimulatórias da resposta imunológica (FISHER *et al.*, 2017).

Esse medicamento está aprovado para tumores de mama triplo-negativos — o subtipo mais agressivo — e para câncer de pulmão de pequenas células, carcinoma urotelial e câncer de pulmão de não pequenas células, todos em estágio metastático. As pesquisas mais recentes indicam que todos os tumores que apresentem superexpressão de PD-L1 são candidatos ao tratamento com Atezolizumabe, que apresenta vantagens como aumento de sobrevida e até a remissão completa da doença. O mecanismo de evasão tumoral pela via PD-1/PD-L1 é demonstrado na Figura 1.

Outro anticorpo monoclonal utilizado no tratamento do câncer é o Herceptin®, nome comercial do Trastuzumabe. Esse medicamento é ofertado na rede pública de saúde, desde 2012, para casos iniciais de câncer de mama, e desde 2018, para casos em que há metástases. Essa forma de imunoterapia tem como alvo a proteína HER-2, uma proteína receptora para o fator de crescimento epidermal humano 2 (EGF-2), que se apresenta em quantidade excessiva nos tumores de mama. Esse cenário aumenta o estímulo para a divisão celular, o que leva ao desenvolvimento de câncer (KAUMAYA; FOY, 2012). O Trastuzumabe se liga à proteína HER-2, inibindo a ativação dessa molécula e impedindo o estímulo à divisão celular, o que resulta na diminuição do tumor.

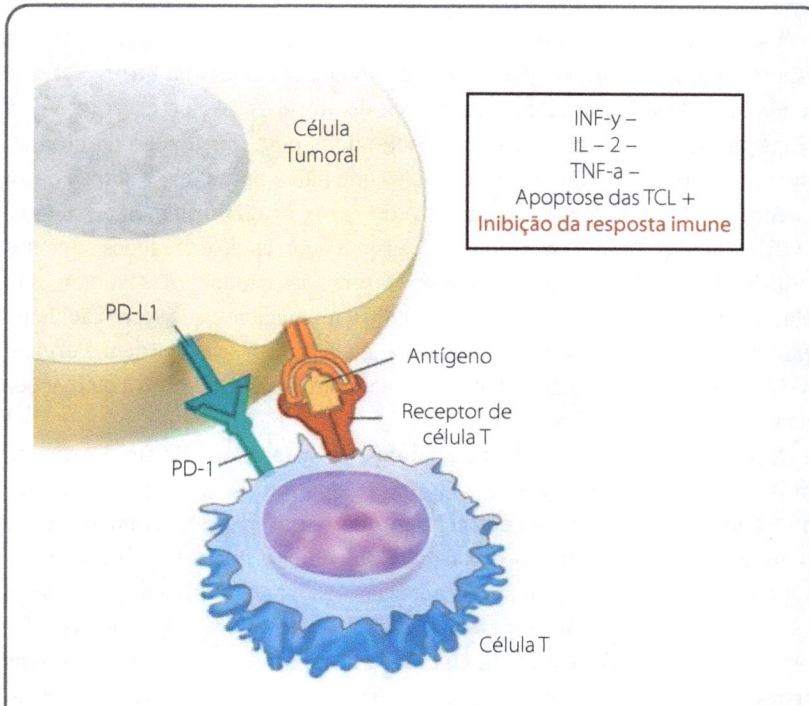

Figura 1. Mecanismo de evasão tumoral mediado pela via PD-1/PD-L1: as células tumorais aumentam a quantidade da proteína PD-L1, a qual interage com a proteína PD-1 das células T, que estimula a morte das células TCLs por apoptose, e menor produção das citocinas Interferon-γ, Interleucina-2 e fator de necrose tumoral α, levando à inibição da resposta imune dirigida contra o tumor.
Fonte: Adaptada de Fisher *et al.* (2017).

Soroterapia antiveneno

Os soros antiofídicos são utilizados há mais de um século (CUNHA, 2017) e constituem o único tratamento efetivo para picadas de cobras e outros animais peçonhentos (MORAIS; MASSALDI, 2009). O mecanismo de ação desses soros é a ligação direta de anticorpos com as toxinas presentes no veneno, neutralizando as suas funções. A produção de soros antivenenos é feita sempre a partir da inoculação do veneno em um animal — geralmente em cavalos (TUURI; REYNOLDS, 2011; ALMEIDA *et al.*, 2012).

A soroterapia antiveneno é utilizada em situações nas quais aguardar pela resposta imune do próprio paciente pode levar à lesão tecidual irreversível e até à morte. Assim, para diminuir o risco de morte ao paciente, recorre-se à utilização de anticorpos já prontos, produzidos pela inoculação no animal. Por serem produzidos em outras espécies que não a humana, os soros contra venenos também podem ser chamados de **soros hiperimunes heterólogos**. A utilização de animais também pode causar a ocorrência de reações adversas à administração do soro, que devem ser observadas e manejadas atentamente pela equipe multidisciplinar de atendimento a um paciente que sofreu acidente ofídico (ALMEIDA *et al.*, 2012). Essas reações podem ser de ordem alérgica, anafilática, por ativação do sistema complemento (doença do soro) ou reações febris (MORAIS; MASSALDI, 2009).

A produção de soros antivenenos inicia-se com a inoculação do veneno em baixas doses em um animal (Figura 2), que dará início à produção dos anticorpos específicos contra o veneno. Após esperar a resposta imune natural do animal, o sangue total ou o plasma é coletado, e inicia-se o processo de separação dos anticorpos e respectiva purificação, para inibir a quantidade de elementos indesejados na preparação final. Os soros produzidos são espécie--específicos. Para reduzir a antigenicidade desses soros, as imunoglobulinas separadas são tratadas com a enzima pepsina para separar somente a fração Fab dos anticorpos, responsável pela neutralização de toxinas (TUURI; REYNOLDS, 2011).

De acordo com dados do Ministério da Saúde, no período de 2007 a 2017, o Brasil contabilizou um total de 95.205 casos notificados, sendo mais de 45.700 causados por serpentes, mas apenas 24 mortes foram registradas no período. Isso se deve à utilização de soros antiofídicos para o tratamento de indivíduos acidentados (ACIDENTES..., 2019).

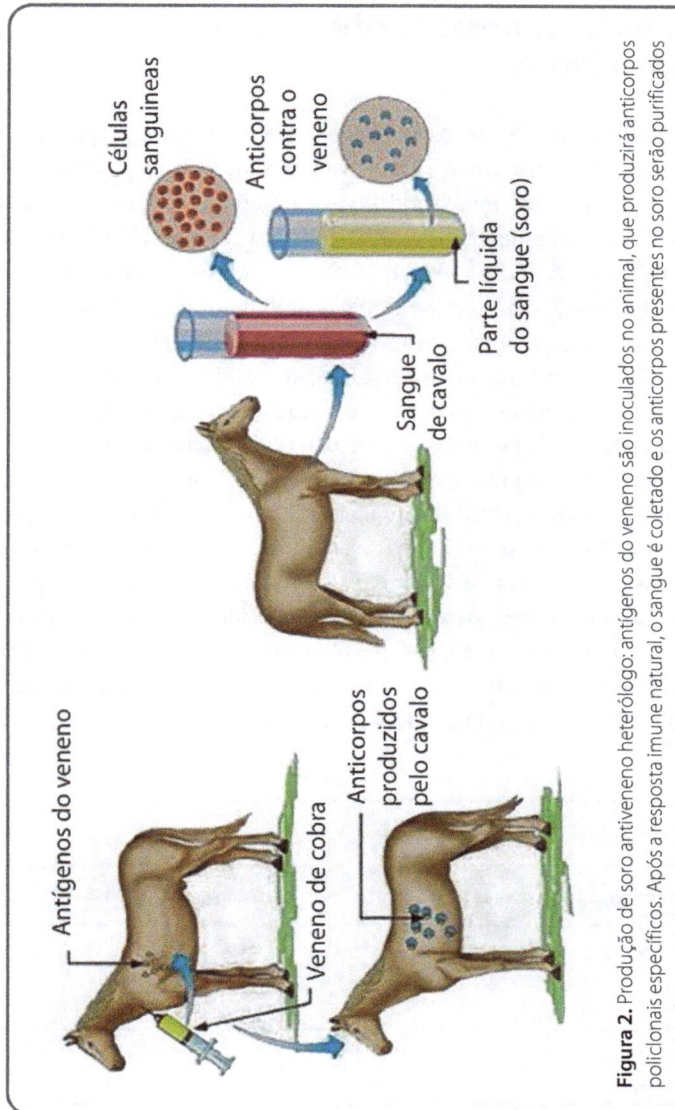

Figura 2. Produção de soro antiveneno heterólogo: antígenos do veneno são inoculados no animal, que produzirá anticorpos policlonais específicos. Após a resposta imune natural, o sangue é coletado e os anticorpos presentes no soro serão purificados e envasados para tratamento.

Fonte: Martins (2019, documento on-line).

Imunomoduladores: modificando a resposta imune

Imunomoduladores são fármacos utilizados para modificar a resposta imune por três mecanismos principais: imunossupressão, tolerância e imunoestimulação. Nesses mecanismos, modifica-se de um perfil pró-inflamatório para um perfil anti-inflamatório, mudando o curso das doenças (BRUNTON; HILAL-DANDAN; KNOLLMANN, 2019). Essa classe inclui uma gama de tratamentos distintos, como corticosteroides, inibidores de células T e agentes citotóxicos, ou citocinas pró e anti-inflamatórias (MURPHY, 2014).

Os medicamentos imunossupressores são usados para atenuar a resposta imune no transplante de órgãos e em doenças autoimunes (Quadro 1). Os anti-inflamatórios da família dos corticosteroides incluem a prednisona; os fármacos citotóxicos incluem a azatioprina e a ciclofosfamida; os inibidores de linfócitos T incluem derivados fúngicos e bacterianos, como a ciclosporina A, o tacrolimus (FK506 ou fujimicina) e a rapamicina (sirolimus) (MURPHY, 2014). Um dos principais efeitos de medicações imunossupressoras é que elas precisam ser administradas por toda a vida do indivíduo e, por agirem de modo inespecífico, este se torna mais suscetível a infecções e câncer. Os inibidores da calcineurina e os glicocorticoides são nefrotóxicos e diabetogênicos (BRUNTON; HILAL-DANDAN; KNOLLMANN, 2019).

Quadro 1. Fármacos imunossupressores e seus mecanismos de ação

Fármaco imunossupressor	Mecanismo de ação
Corticosteroides	Inibem a inflamação; inibem vários alvos, incluindo a produção de citocinas pelos macrófagos.
Azatioprina, ciclofosfamida, micofenolato	Inibem a proliferação de linfócitos, interferindo na síntese de DNA.
Ciclosporina A, tacrolimo (FK506)	Inibem a ativação de NFAT dependente de calcineurina; bloqueiam a produção de IL-2 e a proliferação pelas células T.

(Continua)

(Continuação)

Quadro 1. Fármacos imunossupressores e seus mecanismos de ação

Fármaco imunossupressor	Mecanismo de ação
Rapamicina (sirolimo)	Inibe a proliferação das células T efetoras pelo bloqueio da ativação de mTOR dependente de Rictor.
Fingolimode (FTY270)	Bloqueia o tráfego de linfócitos para fora dos tecidos linfoides por meio da interferência na sinalização pelo receptor esfingosina-1-fosfato.

Fonte: Adaptado de Murphy (2014, p. 669).

A prednisona e outros fármacos da classe dos glicocorticoides ligam-se a receptores internos das células e migram para o núcleo, onde vão regular a transcrição de diversos genes. Essas substâncias diminuem a produção de citocinas pró-inflamatórias e inibem a proliferação de linfócitos T e a ativação de linfócitos T citotóxicos (MURPHY, 2014). Neutrófilos e monócitos tratados com glicocorticoides exibem pouca quimiotaxia e diminuição da liberação das enzimas lisossômicas (BRUNTON; HILAL-DANDAN; KNOLLMANN, 2019). Cerca de 20% dos genes expressos em leucócitos podem ser regulados por glicocorticoides.

Esses medicamentos são amplamente utilizados para o tratamento de doenças alérgicas, inflamatórias e autoimunes, e para a indução de imunossupressão. Por apresentarem um amplo espectro de ação, eles têm muitos efeitos adversos, frequentemente incapacitantes e potencialmente fatais. Esses efeitos incluem atraso do crescimento em crianças, necrose avascular do osso, osteopenia, risco aumentado de infecção, cicatrização deficiente de feridas, cataratas, retenção de líquidos, ganho de peso, diabetes e afinamento da pele. Algumas das complicações podem ser fatais, como síndrome de Cushing exógena (MURPHY, 2014; BRUNTON; HILAL-DANDAN; KNOLLMANN, 2019). Assim, o uso terapêutico de corticosteroides requer um equilíbrio cuidadoso entre ajudar o paciente com a redução das manifestações inflamatórias da doença e evitar o dano pelos efeitos colaterais tóxicos do fármaco.

Drogas citotóxicas provocam imunossupressão ao causar a morte de células T em divisão, incluindo a azatioprina, a ciclofosfamida e o micofenolato. A toxicidade desses fármacos é tanta que eles foram inicialmente desenvolvidos para o tratamento do câncer, migrando posteriormente para a utilização imunossupressora. Dessa maneira, os efeitos adversos da imunossupressão por fármacos citotóxicos atingem todas as células em divisão celular, incluindo os tecidos epiteliais e a medula óssea, causando perda de cabelo, dificuldades digestivas e pancitopenia. Por serem mutagênicos, não podem ser utilizados por mulheres grávidas, por risco de lesão ao feto e morte, além do aumento da suscetibilidade a infecções por vírus e do desenvolvimento de câncer de pele (MURPHY, 2014; BRUNTON; HILAL-DANDAN; KNOLLMANN, 2019).

Por todos esses efeitos deletérios, altas doses desses fármacos só são utilizadas na preparação para o transplante de medula óssea, mas a combinação com corticoesteroides pode ser usada para tratamento de doenças autoimunes. A principal indicação desse fármaco é na prevenção de rejeição a transplantes (BRUNTON; HILAL-DANDAN; KNOLLMANN, 2019).

A azatioprina foi a primeira droga imunossupressora utilizada para transplantes. Trata-se de um análogo de purinas, que interage com a glutationa, formando 6-mercaptopurina, que é incorporada ao DNA durante a sua replicação e inibe o crescimento das cadeias, provocando morte da célula em divisão (BRUNTON; HILAL-DANDAN; KNOLLMANN, 2019). A azatioprina é menos tóxica que a ciclofosfamida, outro agente citotóxico que pertence à família das mostardas nitrogenadas, desenvolvidas inicialmente como armas químicas e com capacidade de induzir alquilações na molécula de DNA, impedindo a sua síntese e exercendo assim o seu efeito citotóxico (MURPHY, 2014). Os efeitos tóxicos da ciclofosfamida incluem cistite hemorrágica e câncer de bexiga. A indicação de tratamento com ciclofosfamida é em casos de câncer, lúpus eritematoso sistêmico grave e esclerose múltipla (BRUNTON; HILAL-DANDAN; KNOLLMANN, 2019).

Os inibidores de calcineurina influenciam na sinalização dos linfócitos T, impedindo a sua ativação e recrutamento, e incluem fármacos como ciclosporina, tacrolimus e rapamicina. A ciclosporina A é um decapeptídeo cíclico derivado de um fungo do solo da Noruega (*Tolypocladium inflatum*). O tacrolimus é um composto macrolídeo da bactéria filamentosa *Streptomyces tsukabaensis*, encontrada no Japão. A rapamicina é derivada do *Streptomyces hygroscopicus*, encontrado na Ilha de Páscoa (MURPHY, 2014). Esses compostos ligam-se a um grupo de proteínas intracelulares conhecidas como imunofilinas, interferindo em vias de sinalização intracelular e, com isso, bloqueando a multiplicação dos linfócitos (BRUNTON; HILAL-DANDAN;

KNOLLMANN, 2019). Uma das imunofilinas é justamente a calcineurina, inibida por esses fármacos, os quais agem principalmente em linfócitos e em alguns granulócitos, diminuindo ainda a expressão de interleucina-2 (Quadro 2).

Quadro 2. Fármacos imunossupressores e seus mecanismos de ação

Tipo de célula	Efeitos
Linfócito T	Expressão reduzida de IL-2, IL-3, IL-4, GM-CSF, TNF-α; proliferação reduzida após a queda da produção de IL-2; redução da exocitose dependente de Ca^{2+} das serinas esterases associadas aos grânulos; inibição da apoptose por antígenos.
Linfócito B	Inibição da proliferação secundária à queda na produção de citocinas pelos linfócitos T; inibição da proliferação após a ligação de imunoglobulinas de superfície; indução de apoptose após a ativação de células B.
Granulócito	Redução da exocitose dependente de Ca^{2+} das serinas esterases associadas aos grânulos.

Fonte: Adaptado de Murphy (2014, p. 671).

Pode-se ainda utilizar anticorpos poli ou monoclonais para auxiliar na imunomodulação, dirigidos para moléculas presentes na superfície dos linfócitos. Um desses fármacos é a globulina antitimocitária (ATG), um soro policlonal purificado produzido a partir do soro de coelhos imunizados com timócitos humanos. O ATG contém anticorpos que se ligam a diversos *clusters* de diferenciação e moléculas de MHC classe I e II na superfície dos linfócitos T humanos, causando citotoxicidade direta. Esse fármaco é utilizado preferencialmente para profilaxia da rejeição aguda a transplantes. Os efeitos colaterais incluem febre, calafrios, hipotensão, doença do soro e glomerulonefrite, além de leucopenia e trombocitopenia (BRUNTON; HILAL-DANDAN; KNOLLMANN, 2019).

Há diversos anticorpos monoclonais disponíveis para utilização. Um deles é o Alentuzumabe, que reconhece a proteína CD52, a qual é amplamente expressa em linfócitos T e B e em células NK, bem como em alguns granulócitos, causando a diminuição dessas células por pelo menos um ano. A indicação desse fármaco é a indução de imunossupressão (BRUNTON; HILAL-DANDAN; KNOLLMANN, 2019).

Vacinas: prevenindo infecções antes que elas ocorram

As vacinas são a principal forma de prevenir doenças infectocontagiosas na população. Segundo Plotkin, S. L. e Plotkin, S. A. (2008), nenhuma outra modalidade, nem mesmo antibióticos, teve tanto efeito na redução da mortalidade e no crescimento da população como as vacinas, o que demonstra a importância desse método de prevenção de doenças. A profilaxia contra doenças infecciosas é tão importante que a implementação de campanhas de vacinação foi capaz de eliminar uma doença que afligiu a humanidade por milênios: a varíola. Além disso, praticamente erradicou várias doenças com prevenção vacinal (Quadro 3). A cada ano, 2,5 milhões de mortes infantis são prevenidas por meio da vacinação (WORLD HEALTH ORGANIZATION, 2009).

Quadro 3. Efetividade das vacinas para algumas doenças comuns

Doença	Número máximo de casos (ano)	Número de casos em 2009	Porcentagem de queda
Difteria	206.939 (1921)	0	100
Sarampo	894.134 (1941)	61	99,99
Caxumba	152.209 (1968)	982	99,35
Coqueluche	265.269 (1934)	13.506	94,72
Pólio	20.000 (1984)	0	100
Rubéola	57.688 (1969)	4	99,99
Tétano	1.560 (1923)	14	99,10
Haemophilus influenzae tipo B	20.000 (1984)	25	99,98
Hepatite B	26.611 (1985)	3.020	87,66

Fonte: Adaptado de World Health Organization (2009).

As vacinas disponíveis atualmente atuam por estímulo da imunidade humoral, já que os anticorpos são responsáveis pelo surgimento da memória imunológica e da prevenção e eliminação de antígenos e microrganismos antes de estes iniciarem o seu desenvolvimento no organismo hospedeiro (ABBAS; LICHTMAN; PILLAI, 2015). Todavia, nem todas as doenças são candidatas à prevenção vacinal, uma vez que isso depende de fatores próprios do microrganismo, como a ausência de latência e a pouca variação antigênica. Assim, muitas doenças importantes ainda não apresentam vacina funcional, como malária, leishmaniose e HIV (MURPHY, 2014).

A principal vantagem das vacinas é estimular uma resposta imune por anticorpos antes que o indivíduo entre em contato com o microrganismo causador da doença na comunidade. Isso ocorre porque o primeiro contato com o microrganismo se dá na vacinação, que não é capaz de causar a doença no indivíduo que a recebe, mas estimula uma resposta de anticorpos. Já o segundo contato ocorre na comunidade, mas o indivíduo não mais adoece, uma vez que já apresenta uma resposta de anticorpos montada (memória imunológica), capaz de neutralizar o microrganismo sem causar a doença. Logo, podemos considerar a vacina como um mecanismo de **imunidade ativa artificial**, pois o organismo é estimulado a produzir anticorpos não pela infecção natural, que pode causar sintomas clínicos fortes e até a morte, mas de forma artificial, pelo contato com antígenos dos microrganismos que não causam a doença.

O planejamento do calendário vacinal leva em consideração uma série de aspectos epidemiológicos das doenças para evitar que o indivíduo entre em contato com o patógeno antes da vacinação. É por isso que esse calendário define diferentes idades para a administração de diferentes doenças, e deve ser seguido à risca (HOMMA *et al.*, 2011).

As vacinas são especiais em relação a outras intervenções de saúde, pois ajudam pessoas saudáveis a se manterem saudáveis. Além disso, elas beneficiam não só os indivíduos, mas comunidades e populações de países inteiros, além de ter um rápido impacto na população e no sistema de saúde de um país. Por fim, vacinas salvam vidas e custam muito mais barato do que o tratamento das complicações, internações e mortes. Por todos esses motivos, elas figuram entre as 10 maiores conquistas em saúde pública do século XX (WORLD HEALTH ORGANIZATION, 2009).

Quando um grande número de pessoas em uma população foi vacinado (aproximadamente 95% da população), surge o que é conhecido como imunidade comunitária ou imunidade de grupo. Nesse cenário, a transmissão da doença para pessoas não imunizadas é freada e, com isso, mesmo estas não adoecem, já que a doença não circula na população (MURPHY, 2014).

É graças à imunidade comunitária que crianças muito pequenas não adoecem, mesmo ainda não tendo atingido a idade necessária para receber a vacina contra muitas doenças. Por exigir uma transmissão de pessoa a pessoa, a imunidade comunitária só é possível para doenças contagiosas (DELVES et al., 2013). Quando a cobertura vacinal diminui, a imunidade de grupo é quebrada, e a doença pode reaparecer. É isso que acontece atualmente no Brasil para o sarampo, uma doença que voltou a apresentar altos números de ocorrências e até casos de morte (ESTADO..., 2019).

Mecanismo de ação das vacinas

Existem quatro mecanismos de produção utilizados para as vacinas atualmente aprovadas para uso humano: microrganismos vivos atenuados, microrganismos mortos (inativados), vacinas de subunidades antigênicas e vacinas conjugadas (contra toxinas) (MURPHY, 2014; ABBAS; LICHTMAN; PILLAI, 2015). Cada uma delas tem um mecanismo de ação distinto, apresentando vantagens e desvantagens — e o mesmo método pode não ser eficiente para doenças diferentes.

As vacinas que utilizam organismos vivos atenuados (VOVAs) são capazes de gerar as respostas imunológicas mais potentes e duradouras. Essas vacinas geralmente são aplicadas em dose única, induzindo a resposta imune humoral e celular (MURPHY, 2014). São produzidas utilizando cepas de microrganismos enfraquecidos, de forma que não possam causar doenças, mas a sua imunogenicidade é mantida (ABBAS; LICHTMAN; PILLAI, 2015).

A resposta imune forte sustentada pelas VOVAs é causada principalmente pelo maior tempo de contato dos microrganismos vivos com o organismo do hospedeiro, que entra em contato constante e prolongado com o antígeno, estimulando uma resposta de memória de células T e B. Outra vantagem dessas vacinas é que a resposta imune geralmente ocorre no local da infecção natural (DELVES et al., 2013). Os mecanismos de atenuação são variados, incluindo modificações das condições de temperatura da cultura e cultivo do microrganismo em espécie diferente da humana. Um exemplo de VOVA é a BCG (bacilo de *Calmette-Guérin*), utilizada para a prevenção da tuberculose.

As desvantagens do uso de VOVAs estão relacionadas ao fato de se tratar de organismos vivos. Assim, é possível (embora extremamente incomum) que o microrganismo apresente reversão da patogenicidade (torne-se novamente capaz de causar a doença). As VOVAs também não podem ser utilizadas, em hipótese alguma, por indivíduos com doenças que causem imunossupressão, como em casos de câncer, indivíduos transplantados e pacientes HIV positivos, bem como gestantes (MURPHY, 2014). Pode ainda ocorrer reação inflamatória no local de administração da vacina, levando a efeitos colaterais indesejáveis — mas geralmente leves e autolimitados — como febre, dor e eritema no local de administração (DELVES et al., 2013).

Outra via de produção de vacinas utiliza-se de microrganismos inativados, que apresentam alta segurança pela incapacidade de reversão da patogenicidade e de transmissão da doença, podendo ser utilizadas por gestantes e imunodeprimidos. A imunidade induzida por esse mecanismo de produção geralmente é a resposta humoral, mas essas vacinas costumam oferecer proteção limitada e por períodos curtos, requerendo múltiplos reforços para garantir a proteção, bem como o uso de adjuvantes (ABBAS; LICHTMAN; PILLAI, 2015). Os microrganismos são inativados por vários métodos químicos, em particular com o uso de formol ou detergente (PINTO; MATTA; DA-CRUZ, 2011). Um dos exemplos desse tipo de vacina são as utilizadas para a prevenção da influenza e a vacina contra a hepatite A.

A segunda geração de vacinas surgiu a partir da descoberta de que era possível induzir anticorpos não contra um microrganismo inteiro, mas para toxinas ou subunidades antigênicas. Nesse grupo, encontram-se vacinas extremamente seguras e acelulares, que empregam toxoides (toxinas purificadas e inativadas por tratamento químico), proteínas e polissacarídeos purificados (DINIZ; FERREIRA, 2010). Essas vacinas incluem a antitetânica e as vacinas voltadas para o controle da meningite meningocócica e da pneumonia. Como vantagens, essas vacinas apresentam composição conhecida, capacidade de produção em larga escala e total ausência de risco de patogenicidade (DELVES et al., 2013). No entanto, requerem administração em múltiplas doses para uma imunização efetiva, bem como o uso de adjuvantes.

As vacinas de subunidades antigênicas têm ação similar às vacinas contendo toxoides, mas em geral o antígeno é produzido por tecnologia do DNA recombinante e posteriormente purificado. A principal vacina produzida desse modo é a vacina contra hepatite B,

Adjuvantes são moléculas ou complexos macromoleculares que potencializam a resposta imune e aumentam a duração da resposta a antígenos, não causando, por si próprios, efeitos deletérios ao hospedeiro. Assim, ao serem combinados com um antígeno, resultam em resposta imune maior do que aquela produzida pelo antígeno administrado isoladamente. Os efeitos dos adjuvantes não se restringem apenas ao aumento da imunogenicidade, já que também podem promover a diminuição do período necessário para a indução da resposta imune, o aumento da duração da resposta de memória imunológica, a indução de imunidade em mucosas e a modulação da resposta imune, tanto celular como humoral (PINTO; MATTA; DA-CRUZ, 2011). Como consequências indesejadas, os adjuvantes podem aumentar a ocorrência de inflamação no local de administração, causando efeitos adversos (MURPHY, 2014).

Exercícios

1. Sobre a manipulação da resposta imune, analise as seguintes afirmativas:
   I. A imunoprofilaxia compreende ações de prevenção de doenças utilizando o sistema imune.
   II. A imunomodulação envolve aumentar a força da imunoterapia.
   III. A imunoterapia envolve o uso de anticorpos mono ou policlonais para o tratamento de câncer ou doenças autoimunes, por exemplo.
   Assinale a alternativa correta:
   a) I e III.
   b) I e II.
   c) Somente I.
   d) Somente II.
   e) II e III.

2. Existem diferentes mecanismos de produção das vacinas, cada um com suas vantagens e desvantagens. Uma vacina que não pode ser utilizada por indivíduos imunossuprimidos, mas que é capaz de incitar resposta imune forte em indivíduos imunocompetentes, foi produzida a partir de:
   a) microrganismos mortos.
   b) toxoides.
   c) microrganismos vivos atenuados.
   d) subunidades antigênicas.
   e) células animais.

3. A imunoterapia compreende a utilização de partes do sistema imunológico para o tratamento de doenças. Uma das principais afecções que podem ser tratadas com esse método é o câncer. Assim, um dos principais objetivos da imunoterapia contra tumores é:
   a) aumentar os efeitos da quimioterapia, melhorando a resposta citotóxica desses fármacos.
   b) tornar as células tumorais novamente detectáveis pelo sistema imune, que as ataca.
   c) induzir novamente o processo de tolerância imunológica, por meio do qual o sistema imune controla o câncer.
   d) aumentar a expressão das proteínas PD-1/PD-L1, reintroduzindo a tolerância imunológica.
   e) impedir a célula tumoral de se dividirem por meio da inibição de citocinas.

4. Sobre a soroterapia hiperimune, analise as seguintes afirmativas:
   I. Os anticorpos utilizados são monoclonais.
   II. Para a produção de soros para tratamento de venenos, há a necessidade de imunização de um animal, que vai produzir os anticorpos.

III. Soros hiperimunes podem ser produzidos a partir do plasma humano e são utilizados para a profilaxia da doença hemolítica do recém-nascido por incompatibilidade Rh.

Assinale a alternativa correta:
a) I e II.
b) Somente I.
c) I e III.
d) Somente II.
e) II e III.

5. Diversos imunomoduladores estão disponíveis para utilização, sendo a maioria deles fármacos imunossupressores. Um desses fármacos é a azatioprina, cujo mecanismo de ação é:

a) citotoxicidade mediada pela incorporação de um nucleotídeo falso no DNA, impedindo a divisão celular.
b) citotoxicidade mediada pela inibição da sinalização entre linfócitos T, mediada pelas imunofilinas.
c) inibição da resposta inflamatória por interferir na síntese de interleucina-2 pelos macrófagos.
d) citotoxicidade mediada pelo estímulo à apoptose pelos linfócitos T citotóxicos.
e) citotoxicidade mediada pela ativação da degranulação dos neutrófilos.

Referências

ABBAS, A. K.; LICHTMAN, A. H.; PILLAI, S. H. I. V. *Imunologia celular e molecular*. 8. ed. Rio de Janeiro: Elsevier, 2015.

ACIDENTES de trabalho por animais peçonhentos entre trabalhadores do campo, floresta e águas, Brasil 2007 a 2017. *Boletim Epidemiológico*, v. 50, 2019. Disponível em: https://portalarquivos2.saude.gov.br/images/pdf/2019/marco/29/2018-059.pdf. Acesso em: 1 nov. 2019.

ALMEIDA, J. S. C. B. *et al.* Soroterapia antiveneno: tratamento das reações adversas. *Revista Médica de Minas Gerais*, v. 22, supl. 8, p. S1–S48, 2012. Disponível em: http://rmmg.org/artigo/detalhes/651. Acesso em: 1 nov. 2019.

BRUNTON, L. L.; HILAL-DANDAN, R.; KNOLLMANN, B. C. *As bases farmacológicas da terapêutica de Goodman e Gilman*. 13. ed. Porto Alegre: Artmed, 2019.

CAO, Y. *et al.* Multiformat T-cell-engaging bispecific antibodies targeting human breast cancers. *Angewandte Chemie International Edition*, v. 54, n. 24, p. 7022-7027, 2015.

CUNHA, L. E. R. Soros antiofídicos: história, evolução e futuro. *Journal Health NPEPS*, v. 2, supl.1, p. 1–4, 2017. Disponível em: https://periodicos.unemat.br/index.php/jhnpeps/article/view/1808/1658. Acesso em: 1 nov. 2019.

DELVES, M. et al. *Roitt*: fundamentos de imunologia. 12. ed. Rio de Janeiro: Guanabara Koogan, 2013.

DINIZ, M. de O.; FERREIRA, L. C. de S. Biotecnologia aplicada ao desenvolvimento de vacinas. *Estudos Avançados*, v. 24, n. 70, p. 19–30, 2010. Disponível em: http://www.scielo.br/pdf/ea/v24n70/a03v2470.pdf. Acesso em: 1 nov. 2019.

EGGERMONT, A. M. M. et al. Adjuvant pembrolizumab versus placebo in resected stage III melanoma. *New England Journal of Medicine*, v. 378, p. 1789–1801, 2018.

ESTADO de São Paulo registra mais quatro mortes por sarampo. *Folha de São Paulo*, 2019. Disponível em: https://www1.folha.uol.com.br/cotidiano/2019/10/estado-de-sao-paulo-registra-mais-quatro-mortes-por-sarampo.shtml. Acesso em: 1 nov. 2019.

FERREIRA, M. B. Imunoterapia com ácaros. *Revista Portuguesa de Imunoalergologia*, v. 23, n. 2, p. 79–87, jun. 2015. Disponível em: http://www.scielo.mec.pt/pdf/imu/v23n2/23n2a03.pdf. Acesso em: 1 nov. 2019.

FISHER, P. B. et al. PD-1 and PD-L1 checkpoint signaling inhibition for cancer immunotherapy: mechanism, combinations, and clinical outcome. *Frontiers in Pharmacology*, v. 8, n. 8, 2017.

HOMMA, A. et al. Atualização em vacinas, imunizações e inovação tecnológica. *Ciência & Saúde Coletiva*, v. 16, n. 2, p. 445–458, 2011. Disponível em: http://www.scielo.br/pdf/csc/v16n2/v16n2a08.pdf. Acesso em: 1 nov. 2019.

KAUMAYA, P. T.; FOY, K. C. Peptide vaccines and targeting HER and VEGF proteins may offer a potentially new paradigm in cancer immunotherapy. *Future Oncology*, v. 8, n. 8, p. 961–987, 2012.

KHALIL, D. N. et al. The future of cancer treatment: immunomodulation, CARs and combination immunotherapy. *Nature Reviews Clinical Oncology*, v. 13, n. 5, p. 273–290, 2016.

LEVINSON, W. *Microbiologia médica e imunologia*. 13. ed. Porto Alegre: AMGH, 2016. (Lange).

LIMA, C. R. O. et al. Resposta imune e o papel dos Linfócitos T e B no microambiente tumoral: revisão de literatura. *Revista Científica Eletrônica de Medicina Veterinária*, v. 9, n. 18, 2012. Disponível em: http://faef.revista.inf.br/imagens_arquivos/arquivos_destaque/4lwzlhJgai55OWF_2013-6-25-18-1-43.pdf. Acesso em: 2 nov. 2019.

LIMA, H. C. Fatos e mitos sobre imunomoduladores. *Anais Brasileiros de Dermatologia*, v. 82, n. 3, p. 207–221, 2007. Disponível em: http://www.scielo.br/pdf/abd/v82n3/v82n03a02.pdf. Acesso em: 2 nov. 2019.

MAKHOUL, I. et al. Breast cancer immunotherapy: an update. *Breast Cancer*: Basic and Clinical Research, v. 12, p. 1–15, 2018.

MANGTANI, P. et al. Protection by BCG vaccine against tuberculosis: a systematic review of randomized controlled trials. *Clinical Infectious Diseases*, v. 58, n. 4, p. 470–480, 2014.

MARCÉN, R. Immunosuppressive drugs in kidney transplantation. *Drugs*, v. 69, p. 2227, 2009.

MARTINS, F. *Soro antiofídico*: como é feito e como age. Brasil, 2019. Disponível em: http://caminhadaprimitiva.blogspot.com/2016/05/soro-antiofidico-como-e-feito-e--como-age.html. Acesso em: 2 nov. 2019.

MORAIS, V. M.; MASSALDI, H. Snake antivenoms: adverse reactions and production technology. *Journal of Venomous Animals and Toxins including Tropical Diseases*, v. 15, n. 1, p. 2–18, 2009. Disponível em: http://www.scielo.br/pdf/jvatitd/v15n1/02.pdf. Acesso em: 2 nov. 2019.

MURPHY, K. M. *Imunobiologia de Janeway*. 8. ed. Porto Alegre: Artmed, 2014.

NIEWIESK, S. Maternal antibodies: clinical significance, mechanism of interference with immune responses, and possible vaccination strategies. *Frontiers in Immunology*, v. 5 p. 446, 2014.

PINTO, E. F.; MATTA, N. E.; DA-CRUZ, A. M. Vacinas: progressos e novos desafios para o controle de doenças imunopreveníveis. *Acta Biológica Colombiana*, v. 16, n. 3, p. 197–212, 2011.

PLOTKIN, S. L.; PLOTKIN, S. A. A short history of vaccination. In: PLOTKIN, S. A.; ORENSTEIN, W. A.; OFFIT, P. A. (ed.). *Vaccines*. 5. ed. Philadelphia: Saunders & Elsevier, 2008. p. 1–16.

ROSMAN, Z.; SHOENFELD, V.; ZANDMAN-GODDARD, G. Biologic therapy for autoimmune diseases: an update. *BMC Medicine*, v. 11, 2013. Disponível em: https://bmcmedicine.biomedcentral.com/articles/10.1186/1741-7015-11-88. Acesso em: 2 nov. 2019.

SCHREIBER, R. D.; OLD, L. J.; SMYTH, M. J. Cancer immunoediting: integrating immunity's roles in cancer suppression and promotion. *Science*, v. 331, p. 1565–1570, 2011.

SHINJO, S. K. *et al*. Dermatomiosite e polimiosite: da imunopatologia à imunoterapia (imunobiológicos). *Revista Brasileira de Reumatologia*, v. 53, n. 1, p. 105–110, 2013. Disponível em: http://www.scielo.br/pdf/rbr/v53n1/v53n1a10.pdf. Acesso em: 2 nov. 2019.

TUURI, R. E.; REYNOLDS, S. Scorpion envenomation and antivenom therapy. *Pediatric Emergency Care*, v. 27, n. 7, p. 667–675, 2011. doi:10.1097/pec.0b013e3182228dfa

WORLD HEALTH ORGANIZATION. *State of the world's vaccines and immunization*. 3. ed. Geneva: WHO, 2009. Disponível em: https://apps.who.int/iris/bitstream/handle/10665/44169/9789241563864_eng.pdf;jsessionid=362D9ABA5DFE718580076077B2A9A213?sequence=1. Acesso em: 2 nov. 2019.